Yoga für Jugendliche

„If you can dream it, you can do it"

- Walt Disney -

(oder doch Tom Fitzgerald?)

Für alle Teenager und die, die es einmal waren.
Mögest du möglichst viele deiner Träume verwirklichen!

Hinweise

Das vorliegende Buch wurde sorgfältig erarbeitet. Dennoch erfolgen alle Angaben ohne Gewähr. Weder die Autorin noch der Verlag können für eventuelle Nachteile oder Schäden, die aus den im Buch vorgestellten Informationen resultieren, Haftung übernehmen.

Sollte diese Publikation Links auf Webseiten Dritter enthalten, so übernehmen wir für deren Inhalte keine Haftung, da wir uns diese nicht zu eigen machen, sondern lediglich auf deren Stand zum Zeitpunkt der Erstveröffentlichung verweisen.

NEU
MIT AUDIO-
DATEIEN ZUM
DOWNLOAD

SANDRA WALKENHORST

YOGA für Jugendliche

STRESS VERRINGERN DURCH ACHTSAMKEIT UND ENTSPANNUNG

MEYER & MEYER VERLAG

Yoga für Jugendliche
Bibliografische Information der Deutschen Nationalbibliothek
Die Deutsche Nationalbibliothek verzeichnet diese Publikation in der Deutschen Nationalbibliografie; detaillierte bibliografische Details sind im Internet über <https://www.dnb.de> abrufbar.

2., überarbeitete Auflage 2024
Auckland, Beirut, Dubai, Hägendorf, Hongkong, Indianapolis, Kairo, Kapstadt, Manila, Maidenhead, Neu-Delhi, Singapur, Sydney, Teheran, Wien
Member of the World Sport Publishers' Association (WSPA)

Gesamtherstellung: Print Consult GmbH, München

MIX
Papier | Fördert gute Waldnutzung
FSC® C084279

978-3-8403-7919-2
E-Mail: verlag@m-m-sports.com
www.dersportverlag.de

Inhalt

Vorwort
von Patrick Kammerer alias Seom

Das Leben vieler Menschen scheint stürmisch. Letztendlich suchen viele nach paradiesischen Lebensumständen, während sie die Winde ihres Alltages herausfordern.

Ich wünsche mir eine Welt voller Sanftheit und Güte. Eine Welt, in der Liebe und Vertrauen in den Herzen der Menschen schwingen und sich als leuchtende Frequenz in allen Beziehungen ausbreiten. Diese Welt beginnt in unseren Herzen. Genau deshalb liebe ich dieses Buch besonders. Es führt Jugendliche voller Leichtigkeit und Gefühl in die heilende Kraft von Yoga. Für eine Welt, in der Freude, Achtsamkeit und Hingabe den Kurs im Inneren halten. Den Kurs in das Paradies. Denn das Paradies ist kein Ort, sondern ein Zustand.

» „Finde zurück durch das Jetzt und das Hier,
denn der Schlüssel zum Glück steckt in der Tür."
SEOM - NEPAL «

Patrick Kammerer - Seom
Oktober 2023

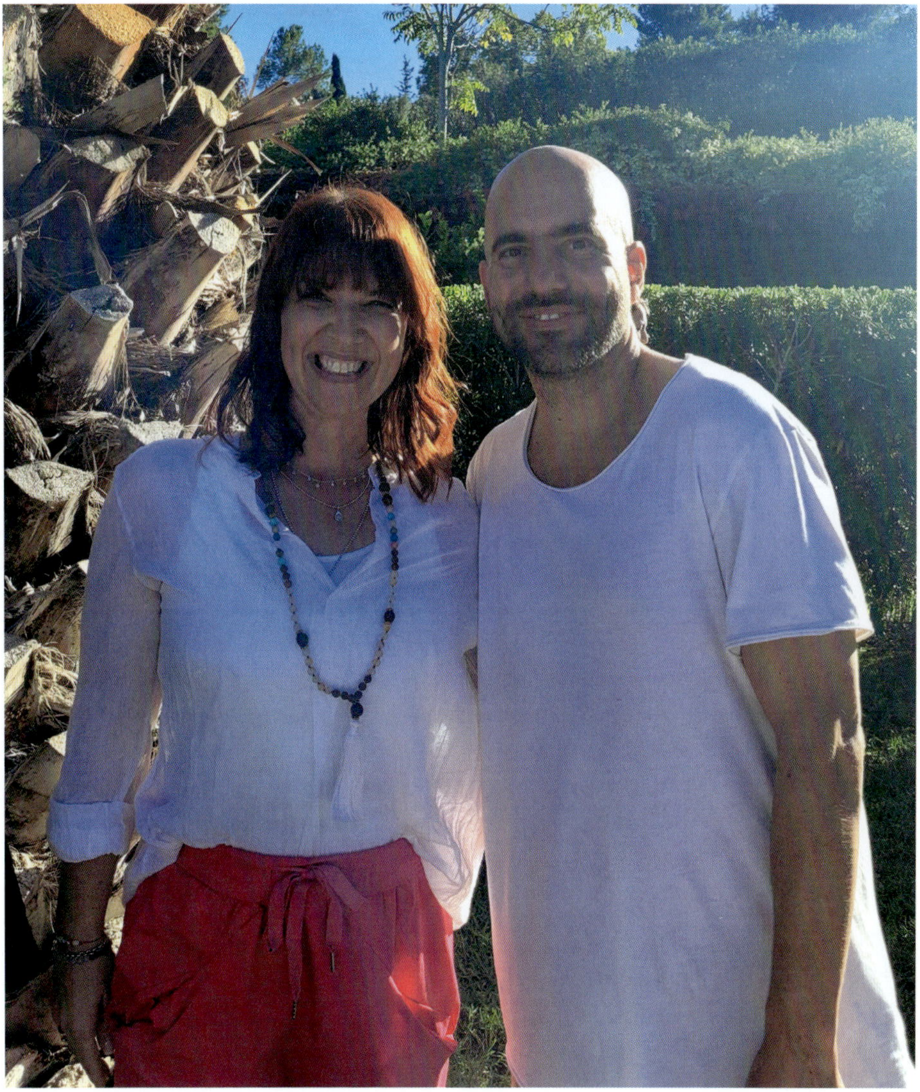

Patrick Kammerer ist Musiker, Autor und Coach. Sein Wunsch ist es, die Welt zu einem besseren Ort zu machen und so begleitet er Menschen auf ihrem Weg. Sei es über seine Musik, mit seinem Podcast, seinen Büchern oder im Coaching. Im November 2023 erschien der Film *Soultribe*, indem auch Patrick zu sehen ist. Ein Visionär, der die Gabe hat, Geschichten zu erzählen, die Menschen ganzheitlich berühren.

Mehr zu Patrick findest du auf seiner Seite: https://seommusic.de/

Vorwort von Diana Sans

» „Entspann dich, Liebes. Alles ist gut. Du bist völlig in Ordnung, genau so, wie du bist." «

Es gibt vieles, was ich meinem 15-jährigen Selbst gerne sagen würde. Und oft wünsche ich mir, ich hätte den Weg des Yoga schon viel früher in meinem Leben eingeschlagen.

Ich erinnere mich gut an die Zeit meiner Pubertät, als heftige Gefühlsausbrüche, tiefe Traurigkeit und massive Unsicherheit an der Tagesordnung waren. Unsere pubertären Entwicklungsjahre sind geprägt von grenzenloser Verletzlichkeit, der Verlorenheit zwischen der Welt des Kindes und der des Erwachsenen und dem Wunsch nach Zugehörigkeit. In hilflosem Staunen beobachten wir die Veränderung unseres Körpers und unserer Persönlichkeit, ohne recht zu verstehen, wie uns geschieht.

Heranwachsen war nie einfach. Trotzdem erscheint mir meine Jungend in den 80er-Jahren als friedliche Idylle, gemessen an den Herausforderungen, denen sich die heutige Generation von Teenagern gegenübersieht. Die digitale Revolution hinterlässt tiefe Spuren in unserer Psyche und unserem sozialen Miteinander. Angst, Isolation und Depression greifen in nie dagewesenem Ausmaß um sich und machen deutlich, dass wir in Schule und Familie neue Ansätze brauchen, um eine gesunde und freudvolle Entwicklung zu unterstützen.

Die spirituellen Traditionen des Ostens liefern uns hier über Jahrhunderte erprobte, zeitlose Methoden, um unser Körper-Geist-System in Einklang zu bringen und Stress abzubauen. Sie beantworten viele der großen Sinnfragen der Menschheit und zeigen uns wirkungsvolle Wege, um in den stürmischen Gewässern der postdigitalen Pubertät geschickt zu navigieren.

Sandra Walkenhorst setzt mit diesem Buch einen wichtigen Hebel an, um die kritischen Entwicklungsjahre von Jugendlichen unterstützend zu begleiten, empathisch und auf Augenhöhe, damit auch die nächste Generation in ihr volles Potential hineinwachsen kann. Lebensnah und gänzlich ohne erhobenen Zeigefinger hilft sie uns, die Pubertät zu verstehen und inspiriert uns dann im Praxisteil des Buchs, mit vielfältigen Übungen für Körper und Geist zu experimentieren.

Ich frage mich, ob es in der heutigen Zeit permanenter Reizüberflutung eine wichtigere Aufgabe für Eltern und Pädagogen geben kann, als jungen Menschen zu vermitteln, wie sie das Nervensystem harmonisieren, den Geist beruhigen und im eigenen Körper wirklich zuhause sein können. „Yoga für Jugendliche“ zeigt uns, wie die turbulente Zeit der Pubertät zu einer spannenden Reise werden kann, auf der wir generationsübergreifend miteinander wachsen und voneinander lernen.

Mögen wir dabei uns selbst und einander mit einem Lächeln begegnen.

Diana Sans im Oktober 2023
Yogalehrerin & Autorin

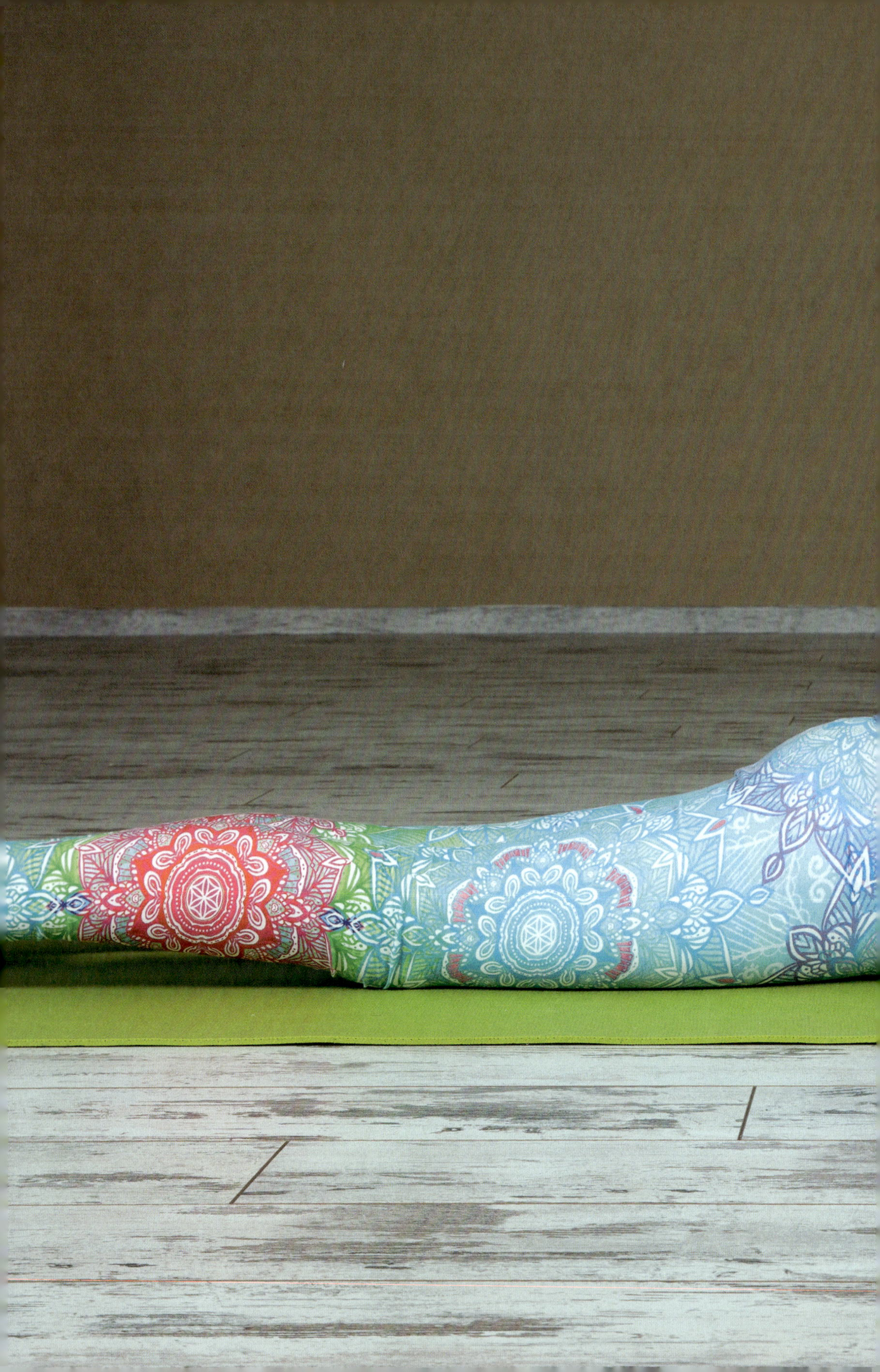

I Theorie

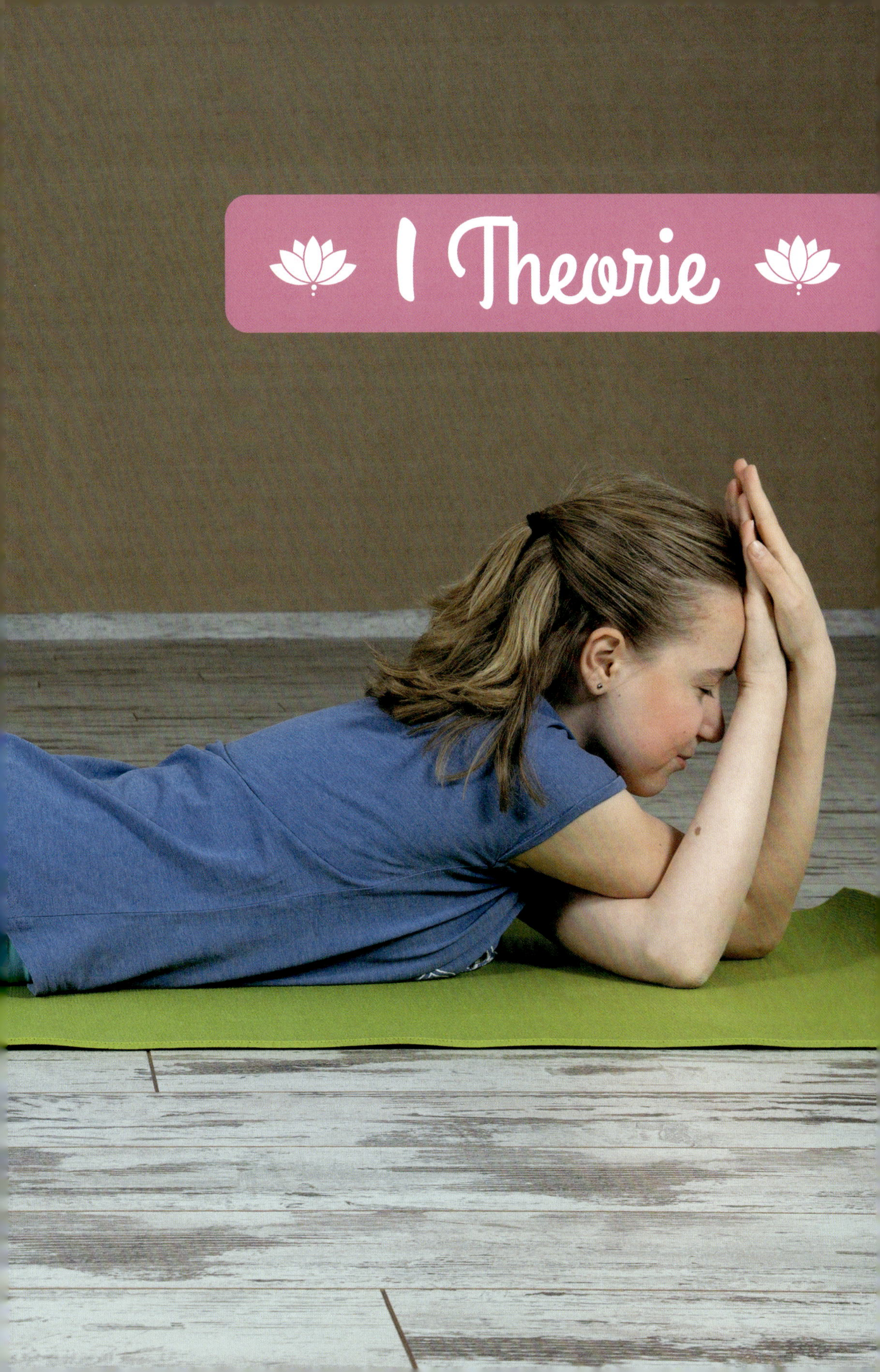

Kapitel 1
Warum dieses Buch?

Bevor ich etwas zur Entstehung dieses Buches schreibe, möchte ich vor allem erst einmal DANKE sagen! Danke an alle, die ich bisher in meinen Aus- und Weiterbildungen und mittels meiner Bücher begleiten und inspirieren durfte. Danke, dass mein Herzensthema so viel Anklang findet. Euch ist zu verdanken, dass nun die überarbeitete 2. Auflage des Buches in die Welt kommen durfte.

Für mich ist wesentlich, nahbar, authentisch und echt zu sein. Deshalb ist mir auch der Transfer in die Praxis so wichtig. Denn ich habe eine Vision und die lebe ich nicht nur im Bereich meiner Selbstständigkeit mit Yoga und Coaching, sondern auch in meiner pädagogischen Tätigkeit als Diplom-Sozialpädagogin. Davon profitieren auch meine Ausbildungsteilnehmer, denn ich bin weiterhin in der Praxis tätig und kenne vor allem die aktuelle Situation an unseren Schulen und die Bedarfe der Jugendlichen sehr genau. Meine Vision ist es, unseren Jugendlichen etwas an die Hand zu geben, das sie ganzheitlich stärkt. Dazu gehört nicht nur ein gesunder Körper, sondern auch die Fähigkeit der Selbstregulation, Resilienz und ein stabiles Selbst.

Ich arbeite seit 30 Jahren mit großen und kleinen Menschen. 21 Jahre war ich Lehrerin an einer Schule mit Förderschwerpunkt geistige Entwicklung. Mittlerweile bin ich mit einer Teilzeitstelle bei einem Träger der Jugendhilfe als Teamleitung für die Schulbegleitung/Teilhabeassistenz tätig. Neben vielen wunderbaren Eigenschaften, die meine Arbeit mit sich bringt, ist eine Besonderheit, dass ich im Laufe der Jahre alle Altersstufen unterrichten und begleiten durfte.

Mein Weg als Yogalehrerin begann aufgrund der Tatsache, dass ich Yoga auch meinen Schülern zugänglich machen wollte. Ich durfte vor nunmehr 25 Jahren erfahren, was Yoga alles kann und welche Bereicherung hierdurch in mein Leben kam. Ich begann, Yoga und Entspannung bereits zu Beginn meiner Tätigkeit als Lehrerin in meinen Unterricht zu integrieren. Damals war Yoga an Schulen noch kaum bekannt. Da ich immer tiefer in die Materie eintauchen wollte, kam ich nach einigen Jahren zu dem Entschluss, eine Ausbildung zur Yogalehrerin zu machen. So begann mein Weg als (Kinder-)Yogalehrerin 2010 und „außerhalb" meiner Schule war ich die ersten Jahre im Grundschulbereich unterwegs. Als dann mein Sohn langsam ins Teenageralter kam, wuchs ich im Yoga quasi mit. Auch meine Yogakinder wurden langsam zu Teenagern. Immer wieder habe ich hier die Erfahrung machen dürfen, dass Yoga gerade in diesem Alter eine unglaubliche Unterstützung sein kann. Da ich von Natur aus neugierig bin und immer alles genau wissen und verstehen möchte, begann ich, mich noch einmal sehr ausführlich mit der Thematik zu beschäftigen.

- ◊ Was passiert im Körper und vor allem im Gehirn eines Jugendlichen?
- ◊ Warum sind sie, wie sie sind?
- ◊ Warum schlagen viele Menschen die Hände über dem Kopf zusammen, wenn es um die Arbeit mit Jugendlichen geht?

Diese und noch mehr Fragen haben mich sowohl als Mutter, aber auch als Sozialpädagogin und Yogalehrerin beschäftigt und so begann ich zu forschen. Daraus entstand bereits 2018 die Weiterbildung „Yoga für Jugendliche", die von Beginn an unglaublich erfolgreich war. Ich konnte feststellen, welch große Unsicherheiten und auch Vorurteile zu dieser Altersgruppe vorhanden waren.

Besonders berührt hat mich die Aussage einer Teilnehmerin in einer der ersten Weiterbildungen, die in der Schlussrunde sagte, dass sie auch ein bisschen traurig sei, denn hätte sie das ganze Wissen über Jugendliche und ihre Entwicklung schon bei ihren Kindern in der Pubertät gehabt, hätte das für sie und auch ihre Kinder einiges erleichtert.

Auch im privaten Umfeld konnte ich Ähnliches häufig erleben. Erzählte ich, dass ich einen Sohn im Teenageralter habe, dann kamen nicht selten Aussagen, wie: „O weh, das ist eine harte Zeit." Oder: „Na ja, da muss man irgendwie durch." Wie bitte? Das schockierte mich ganz schön.

Wenn ich erzähle, wie toll dieses Alter ist und was da alles so Großartiges passiert, dann ernte ich häufig ungläubige Blicke. Ja, das Teenageralter ist, meines Erachtens, viel besser als sein Ruf!

Diese Erlebnisse und auch, dass mir bisher ein Buch gefehlt hat, das all das vereint, nämlich wie wir Teenager auf ihrem Weg ins Erwachsensein unterstützend begleiten können, sei es durch Yoga, Achtsamkeit, Meditation etc., gepaart mit theoretischem Basiswissen zu Entwicklung, Pädagogik und Hirnforschung, hat mich dazu gebracht, dieses hier zu schreiben. Deshalb hältst du es nun in Händen, die mittlerweile zweite Auflage meines Buches, das eine Lanze brechen möchte für dieses spannende Alter und dir gleichzeitig auch Wissen an die Hand geben möchte, um die Jugendlichen etwas besser zu verstehen.

Außerdem bekommst du Ideen, wie du Menschen in dieser Phase des Lebens begleiten und unterstützen kannst, dazu gehört auch ein bisschen Selbstreflexion und Selbsterforschung. Wir alle waren schließlich auch mal Teenager.

Natürlich gibt es auch einen Praxisteil. Was du im Praxisteil jedoch nicht finden wirst, ist eine Beschreibung und Auflistung der einzelnen Asanas. Zum einen gibt es natürlich hiervon eine ganze Menge. Zum anderen ist bereits sehr gelungene Literatur zu Ausführung, Beschreibung, Alignement vorhanden. Weshalb ich mein Augenmerk darauf gelegt habe, praktische Ideen zusammenzubringen. Es sollen Ideen sein, die sich leicht in den Alltag integrieren lassen und somit wirklich umsetzbar sind.

Quasi to go. Yoga ist Leben und im besten Fall gelingt es uns, Yoga und Achtsamkeit in unseren Alltag zu integrieren. Also nicht nur Asanapraxis auf der Matte, sondern kleine Do's für zwischendurch, es spielt keine Rolle, ob in der Schule, am Nachmittag, vor dem Einschlafen, im Bus.

◊ Was mache ich, wenn ich aufgeregt bin?

◊ Wie kann ich mich fokussieren?

◊ Was hilft bei Unruhe?

Der Praxisteil kann Ideen geben. Die Autorin übernimmt keine Verantwortung für die Ausführung der Übungen.

Dieses Buch hat noch eine weitere Besonderheit: Da ich ein Fan von Gemeinschaft und Miteinander bin, habe ich mir ein paar Experten an Bord geholt, die dieses Buch bereichert haben und es nun zu dem gemacht haben, was es ist. Die Experten stelle ich dir im nächsten Kapitel etwas ausführlicher vor!

Ich habe für dieses Buch, wie auch in meinen vorangegangen, die Ansprache „du" gewählt. Wir blicken gemeinsam auf dasselbe Thema: den Menschen im Jugendalter, so sind wir verbunden. Da fühlt sich für mich „du" einfach stimmiger an. Ich hoffe, das passt so für dich! Ich habe, zur Vereinfachung, die männliche Anrede gewählt, natürlich sind im Zeichen von Gender und Inklusion immer alle gemeint! In meinem ersten Buch *Thai-Kinderyoga* habe ich bereits ein Kapitel den Jugendlichen gewidmet, deshalb kommt dir vielleicht das eine oder andere bekannt vor (falls du das Buch kennst).

Einiges an Wissen zu Entwicklung, Pädagogik und anderen Themen stammt aus meinem Studium und auch aus meinen eigenen Aus- und Weiterbildungen, die ich im Laufe der Jahre machen durfte. Ich habe, neben der von mir verwendeten Literatur, zu den Themen, Untersuchungen oder bekannten Menschen Literaturhinweise bzw. interessante Internetseiten herausgesucht, falls du tiefer in manche Themen eintauchen magst.

Und nun wünsche ich dir viel Freude und Inspiration mit diesem spannenden Alter.

Mögen wir unseren Teenagern hilfreiche und authentische Begleiter sein.

JUST breathe

Kapitel 2
Ein Dank an die Experten

Dieses Buch ist etwas Besonderes für mich. Natürlich ist das bei jedem meiner Bücher so, denn jedes ist eine Herzensangelegenheit, verbunden mit einem Herzensthema. Dieses unterscheidet sich jedoch darin, dass ich mir diesmal Experten ins Boot geholt habe. Das sind Menschen, die ich sehr schätze, als Lehrer, Kollegen, Freunde und Wegbegleiter. Es sind Menschen, die ebenfalls mit Jugendlichen arbeiten oder die eine Expertise haben, die ich passend zum Thema fand. Und natürlich sollten auch diejenigen zu Wort kommen, die es betrifft, nämlich die Jugendlichen selbst!

Deshalb ist in diesem Buch die Danksagung am Anfang und ich wünsche mir, dass alle Experten Wertschätzung, in Form deiner Aufmerksamkeit, erhalten. Ich bin sehr dankbar und glücklich, dass diese wunderbaren Menschen dieses Buch mit ihrer Expertise und vor allem auch mit ihrer Liebe zum Tun bereichern.

Und ja, es macht mich auch ein bisschen stolz, diese inspirierenden Menschen hier zusammengebracht zu haben. Es berührt mich sehr, zu sehen, mit welcher Hingabe sie hier mitgewirkt haben. Ob als meine Lehrer, Freunde, Kollegen, Schüler oder Wegbegleiter: Danke von Herzen an euch! Nun möchte ich sie hier kurz vorstellen:

Benjamin Olzem ist Herzmensch, Freund und sehr geschätzter Kollege. Er ist nicht nur Yogalehrer für Kinder & Jugendliche sowie Thai-Kinderyoga, sondern auch Erzieher & Facherzieher für Integration. Seine Leidenschaft gilt dem Tanz und der Natur und diese verknüpft er sehr individuell und einzigartig mit Yoga. Wir teilen die Neugierde für kleine Dinge und für Menschen und ich schätze seine Sicht auf Menschen sehr. Wenn wir gemeinsam arbeiten, entstehen daraus immer besondere Momente, mit viel Freude und Leichtigkeit, aber auch mit großer Tiefe und individuellem Erleben. Benjamin ist zudem der 2. Vorsitzende und Pädagogische Leiter des Berliner Vereins Moment.mal - soziales Yoga für Kinder, welcher sich dafür einsetzt, Kindern und Jugendlichen Yoga zu ermöglichen. Eine sehr wertvolle und unterstützenswerte Arbeit. Wenn du Lust hast, hier mitzuwirken (was vielfältig möglich ist), dann findest du den Verein hier: https://www.moment-mal.org/ Mehr zu Benjamin findest du hier: https://m.facebook.com/justMeetBO

Dr. Maria Wolke ist Psychologin und Yogalehrerin. Auf sie aufmerksam geworden bin ich durch einen Zufall (wobei es ja keine Zufälle gibt ...). Maria hat einen tollen Artikel geschrieben zu Wut bei Jugendlichen und dies mit Yoga verknüpft. Der Artikel hat mich so begeistert, dass ich sie direkt angeschrieben habe und ihr von meinem Buchprojekt berichtet habe. Es folgte ein ziemlich langes Telefonat, bei dem der Funke gleich übersprang - et voilà, ich konnte sie gewinnen.

Maria hat auch bereits ein Buch geschrieben, das ich sehr empfehlen kann: *Resilient durch Yoga: Psychische Erkrankungen umfassend behandeln*. Mehr über sie erfährst du hier: http://www.mariawolke.com/

Florian Palzinsky ist sicher vielen bekannt im Bereich Meditation. Wir begegneten uns vor einigen Jahren auf einem Festival. Seine Art zu unterrichten und seine Sicht auf die Welt haben mich sogleich fasziniert. Florian ist Yogalehrer und hat zudem zwölf Jahre als buddhistischer Mönch in Thailand und Sri Lanka gelebt. Neben einem sehr faszinierenden Lebenslauf sind seine Tiefgründigkeit und seine Klarheit für mich sehr bemerkenswert. Ich kann wirklich nur von Herzen empfehlen, ihn einmal live zu erleben. Mehr zu Florian findest du hier: https://www.yogaundmeditation.at/

Eberhard Bärr ist einer der Experten im Bereich der Yogaphilosophie im deutschsprachigen Raum. Er lebte 15 Jahre in Indien und hat ein tiefes Wissen über die alten Weisheitstexte und vor allem der Vedanta-Lehre. Ich kann nur von Herzen empfehlen, ihn einmal live zu erleben. Es ist unglaublich beeindruckend, ihm zuzuhören und von ihm lernen zu dürfen.

Wenngleich er mit Erwachsenen arbeitet, wird er uns vor allem ein paar Ideen für unsere eigene Innenschau geben. Ich bin sehr dankbar, in ihm so einen inspirierenden Lehrer gefunden zu haben. In seinem Buch *Upasana* (2020) gibt Eberhard das Wissen seiner gemeinsamen Seminare mit seinem Lehrer Sukumar auf einfache und verständliche Weise weiter. Mehr über Eberhard findest du auf seiner Seite: https://upasana.de/

Mona Bekteši lernte ich durch unseren Verlag kennen und schätzen. Sie hat die Bücher *Yoga in der Schule* (2020) und *Yoga im modernen Sportunterricht* (2022) veröffentlicht, welche beide tolle Praxisbücher sind. Zudem haben wir 2023 ein gemeinsames Buch geschrieben: *Achtsamkeit und Entspannung in der Schule*, welches Lehrern ein einfaches 4-Wochen-Programm an die Hand gibt, das sich leicht in den Unterrichtsalltag integrieren lässt. Ich freue mich sehr, dass sie mit ihrer Expertise auch in diesem Buch vertreten ist. Als Lehrerin an einer weiterführenden Schule kennt sie genau die Möglichkeiten der Integration von Yoga in den Unterricht sowie die Nöte der Jugendlichen.

Mona arbeitet unter anderem auch in der Lehreraus- und -fortbildung und gibt dort ihr Wissen zu praxisnahem Yoga im Kontext Schule weiter. Uns verbindet der gemeinsame Wunsch, Yoga noch mehr an Schulen zu etablieren und deshalb bin ich sehr dankbar für unsere Verbindung, denn gemeinsam kann ja bekanntlich einiges entstehen! Mehr zu Mona und ihrer Arbeit findest du unter: https://www.yoga-in-der-schule.de/

Stefanie Arend gehört zu den bekanntesten Yin-Yogalehrerinnen in Deutschland und ich bin sehr dankbar, dass ich bei ihr lernen durfte. Stefanie verfügt über ein unglaublich tiefes und fundiertes Wissen, das sie auf eine, wie ich finde, sehr liebevolle und wertschätzende Weise vermittelt. Sie ist Autorin diverser Bücher, die zu den Standardwerken im Yogabereich gehören und auch in viele Sprachen übersetzt wurden.

Selbst Mutter zweier Töchter, kennt Stefanie den Alltag mit Jugendlichen und deren Herausforderungen. Ich bin sehr berührt und glücklich, dass sie für dieses Buch eine Übungsreihe „Yin für Teens" konzipiert hat, die du im Praxisteil findest! Stefanie und ihre Arbeit findest du unter: https://www.yinyoga.de/

Marc Fenner, auch bekannt als YogiCoach und Gründer der *YogiCompany*, gehört für mich zu den Experten von Yoga Nidra in unserem Land. Bekannt war mir Marc erst einmal über seinen Shop. Schließlich durfte ich ihn 2019 auf einem Festival live kennenlernen und auch erleben. 2022 habe ich dann bei ihm die Ausbildung zur Yoga-Nidra-Lehrerin absolviert, was meine Arbeit erneut bereichert hat.

Ich habe Marc als unglaublich feinsinnig und präzise in seiner Anleitung von Yoga Nidra erleben dürfen, weshalb ich mir gewünscht habe, ihn auch für dieses Buch zu gewinnen. Und, wie du siehst, er hat glücklicherweise zugestimmt. So wirst du ein Yoga Nidra für Jugendliche im Praxisteil von ihm finden. Wenn du mehr über seine Arbeit erfahren magst, findest du hier Infos: https://www.yogicoach.de/

Michael Walkenhorst ist Erzieher, psychologischer Berater, Coach und Supervisor mit einem einzigartigen eklektischen Ansatz. Wir sind nicht nur privat seit über einem Vierteljahrhundert ein Paar, sondern arbeiten auch zusammen und haben gemeinsam zwei Bücher geschrieben: *Yoga trifft Coaching* (2020) und *Coaching für Kinder und Jugendliche* (2022). Zu beiden haben wir jeweils auch Ausbildungen konzipiert.

Michael arbeitet seit über 30 Jahren mit Menschen aller Altersstufen. In seiner Praxis begleitet er auch Kinder und Jugendliche und verfügt über ein enormes Wissen an psychologischen Tools und Coachingtechniken. Mehr über ihn und unsere gemeinsamen Projekte findest du unter: http://www.psyoco.de/

Mira ist 16 Jahre alt und meine Yogini der ersten Stunde. Seit der ersten Klasse ist sie in meinem Yogakurs und hat eine ganz besondere Art. Früh hat sie begonnen, Entspannungsgeschichten zu schreiben. Sie ist unter anderem Model in meinem Buch *Thai-Kinderyoga* (2019), wie auch in diesem. Ein besonderes Erlebnis war der Filmdreh mit dem Sender *KIKA*. Mira ist die Hauptdarstellerin in „Schau in meine Welt: Mira voll entspannt", in dem sie Einblicke in ihre Yogawelt gibt.

Louis, mein 19-jähriger Sohn, also mittlerweile dem Teenageralter entwachsen, und ein großartiger Lehrer für mich. Louis hat früh begonnen, mit mir Yoga zu üben und auch, wenn er zurzeit eher pausiert (außer Thai-Teensyoga), so hat er doch vieles aus dem Yoga adaptiert, vor allem im Hinblick auf die Philosophie und Psychologie. Er war außerdem Model in allen meinen Büchern und unterstützt mich auch immer bei Videos, Konferenzen etc.

Laura Rothenburger hat mich wunderbar beraten und mir eine kleine Einführung in das Fingerhalten des Jin Shin Jyutsu gegeben. Eine wunderbare Physiophilosophie, die unglaublich gut zum Yoga passt. Du findest sie bei der Handerkundung im Praxisteil. Mehr über Laura findest du hier: https://www.laura-rothenburger.de/

Danke an Stefan Gutman, der auch in diesem Buch wieder für die schönen Bilder verantwortlich zeichnet.

Danke an meine tollen Models Tanja, Mira, Ella, Danilo und Louis. Ihr seid einfach großartig, vergesst das nie und glaubt an euch und eure Träume.

Danke an meinen wunderbaren Verlag. Danke an Robert Meyer, der vom ersten Buch an an meine Herzensthemen geglaubt hat und auch an Alexa Deutz, meine Lektorin.

Danke an Angela, dafür dass ich immer eine Heimat in deinem wunderbaren Studio habe, ob für Shootings, Ausbildungen oder Videodrehs.

Ein Herzensdank geht auch an Patrick Kammerer alias Seom und an Diana Sans für ihre liebevollen Worte zu der Neuauflage dieses Buches und die Wertschätzung meiner Arbeit! Ich bin sehr beschenkt, euch in diesem Buch zu wissen.

Danke Lia für die wunderbaren Kissen und Bolster und deine sinnstiftende Arbeit.

Danke Gosia, du hast den Namen *Happy Soul Schmiede* völlig zu Recht. Du machst Menschen glücklich mit deinem Tun.

Danke Silke, Nicole und Sabine für euer konstruktives Feedback!

Danke an Dr. Britta Lange für deine Beratung und deine Unterstützung.

Danke an meinen Vater Peter Lobenstein, der die Grafiken für dieses Buch gemacht hat und natürlich für vieles mehr!

Danke an meine Familie, Freunde, Lehrer, Schüler und Wegbegleiter. Ohne euch wäre das alles nicht möglich gewesen!

Last, not least an dieser Stelle natürlich auch ein großes Dankeschön an dich. Danke, dass du dieses Buch gekauft hast und Lust hast, in die Welt der Teens zu reisen. Danke, dass du dich für meine Arbeit interessierst. Wir alle gemeinsam können dazu beitragen, diese Welt zu einem besseren Ort zu machen. Genau jetzt!

Namasté *Sandra*

Kapitel 3
Kennst du ...?

Kennst du Bibis Beauty Palace (Bianca Claßen), Julien Bam, Gronkh (der im echten Leben Erik Range heißt), Unge (ungespielt) oder Paluten (mit bürgerlichem Namen Patrick Mayer)?

Sagt dir alles nichts? Sie gehören zu den angesagtesten YouTubern in Deutschland. Neben Kanälen wie *freekickerz* (der sich mit Fußball beschäftigt) und *Kurzgesagt - in a Nutshell* (ein Wissenschaftschannel) sind sie für unsere Kids und Teens, das, was für meine Generation Sendungen wie „Formel 1“ oder Stars wie Nena waren.

Die Jugendlichen unserer Zeit schauen in der Regel kein Fernsehen mehr. Heute wird über diverse Kanäle gestreamt, einerlei, ob Videos, Serien oder Filme. Hinzu kommen Menschen, die sich auf diesen Plattformen einen Namen gemacht haben und mitunter regelrechte Superstars geworden sind. So hört man hin und wieder auch von den Teens den Berufswunsch „YouTuber“ oder Influencer.

Warum erzähle ich dir das? Nun, weil ich es wichtig finde, dass wir uns mit der Lebenswelt der Teenager auseinandersetzen und wissen, was sie interessiert. Was ist gerade in? Welche Videospiele oder Serien werden geschaut? Welche Musik läuft in den in den Over-Ear- oder In-Ear-Kopfhörern? Jede Zeit hat ihre Stars und ihre In-Produkte. Das war bei uns auch nicht anders und findet sich in jeder Generation wieder.

Ich möchte hier noch anmerken, dass unsere Teens tatsächlich auch viele Kanäle schauen, die wirklich einen tollen Content (qualifizierten Inhalt) bieten, wie man sehen kann, wenn man sich etwas näher mit dem Thema beschäftigt. Da gibt es unter anderem auch Kanäle zur Aufklärung, wie z. B. *Gewitter im Kopf - Leben mit Tourette*, in dem die Freunde Jan und Tim über Jans Leben mit dem Tourettesyndrom (das er Gisela nennt) berichten und so Vorurteile abbauen wollen.

Oder auch *maiLab* von Mai Thi Nguyen-Kim, ihres Zeichens Chemikerin und Wissenschaftsjournalistin, die sich vieler unterschiedlicher Themen sehr spannend annimmt, unter anderem hat sie auch ein Video zum Thema „Yoga wissenschaftlich geprüft" gemacht. Du siehst also, es ist viel Interessantes und auch Lehrreiches dabei, und auch für uns Erwachsene lohnt sich ein Blick in diese Welt.

Ebenso spannend ist die eigene Sprache unserer Teens. Mitunter muss ich nachfragen, was manche Wörter so bedeuten, wie z. B. „bashen" oder „Beef". *Bashen* bedeutet so viel wie siegen und ist vor allem auch bei Gamern ein vielgenutzter Begriff und *Beef* ist ein Streit oder Kampf. Ein *Gönjamin* ist einer, der sich Luxus gönnt und ein *Lauch* ist ein Schwächling/Trottel. Nur, um mal einen kurzen Einblick zu geben ...

Lost war das Jugendwort des Jahres 2020 und bedeutet so viel wie verloren, ahnungslos. Das Jugendwort des Jahres wurde über viele Jahre vom Langenscheidt-Verlag in München gewählt, Anfang 2019 übernahm dann der Pons Verlag Stuttgart. *Lost* hat im Übrigen mit 48 Prozent der Stimmen die beiden Konkurrenzwörter *cringe* (peinlich oder unangenehm) und *wyld/wild* (Beschreibung für etwas Krasses oder etwas Besonderes) überholt.

Nun gibt es bereits weiter Jugendworte der jeweiligen Jahre und diese sind:
2021: *cringe* (das 2020 bereits in die engere Wahl kam)
2022: *smash* (etwas mit jemandem anfangen)
2023 wurde das Jugendwort des Jahres erstmals auf der Frankfurter Buchmesse bekannt gegeben. Den ersten Platz (mit 39% der Stimmen) belegte *goofy*, was soviel heißt wie tolpatschig oder albern. Wir kennen Goofy als Freund von Micky Maus, weshalb sich auch die ältere Generation unter diesem Begriff etwas vorstellen kann. Platz zwei belegte das Wort *Side Eye* (ein skeptischer Blick von der Seite) und den dritten Platz belegt ein Begriff, der

ursprünglich aus der Gaming-Szene kommt, nämlich *NPC* (Non-Playable-Charakter). Das ist jemand der nicht mitspielt, quasi ein passiver Charakter.

Wenn du dich an deine eigene Jugend erinnerst, fallen dir da doch sicher auch einige Wörter ein, die du damals *gefeiert* hast? Und wahrscheinlich erinnerst du dich dann auch daran, dass unsere Eltern, Großeltern und Lehrer bisweilen die Köpfe über unsere, vielleicht sogar manchmal als unflätig empfundene Sprache geschüttelt haben.

So ist es völlig normal, dass Jugendliche sich abgrenzen von der Welt der Erwachsenen. Das dient unter anderem auch der Identitätsfindung sowie der Selbstinszenierung. Die Gemeinschaft der Peergroup (eine Gruppe Gleichaltriger, die als Bezugsgruppe eine wichtige soziale Rolle einnimmt) ist eine extrem wichtige, weil man sich hier gemeinsam von der Gruppe der Erwachsenen und der der Kinder abgrenzt.

Tauchen wir nun also ein wenig ein in diese spannende Welt der Pubertät und des Teeniedaseins, die wir alle bereits, mehr oder weniger lange, hinter uns haben. Vielleicht fallen dir wieder einige Dinge aus deiner eigenen Jugend ein und vielleicht erkennst du dich in dem einen oder anderen Jugendlichen wieder. In jedem Fall bist du ein gutes Beispiel für die Teens, denn an dir sehen sie: Man übersteht diese verrückte Zeit!

Tipp

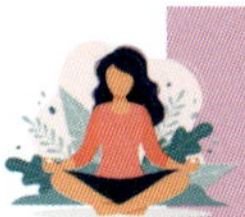

Erinnere dich an deine eigene Pubertät.
An welche Herausforderungen erinnerst du dich?
Was war besonders schön?
Welche Menschen haben dich begleitet?
Wer hat Eindruck hinterlassen und warum?

Zusatzinfo

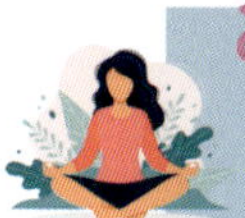

Ein weiterer Faktor der Abgrenzung ist sicherlich auch die Musik, die sich gerade im Jugendalter meist deutlich verändert. Die Forschungsgruppe Medien (FGM) konnte zeigen, dass wir auch als Erwachsene noch einen starken Bezug zu Liedern aus unserer Pubertät haben und die stärkste emotionale Bindung hierzu zwischen 14 und 16 Jahren entsteht (https://www.dasgehirn.info/grundlagen/pubertaet/summer-69).

Kapitel 4
Yoga für Teens – auch das noch?!

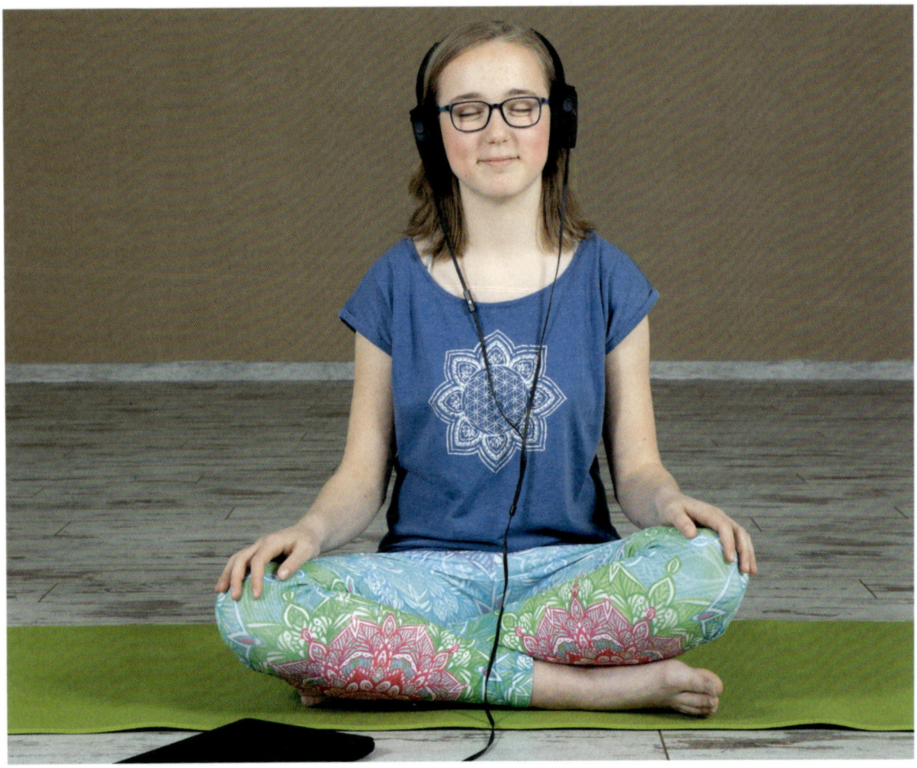

Häufig sind Jugendliche schon gut getaktet. Die Schule wird fordernder und in unserer heutigen, leistungsorientierten Gesellschaft sind die Tage in der Regel voll durchgeplant. Braucht es da etwa noch etwas obendrauf? Und warum dann ausgerechnet Yoga?

Zahlreiche Studien belegen, dass Yoga Körper und Seele guttut. Und das gilt ganz schlicht und ergreifend für jedes Alter. Da wir uns hier jedoch mit dem jugendlichen Alter beschäftigen, schauen wir uns einmal an, warum gerade für Teens Yoga, Meditation, Achtsamkeit und Entspannung eine große Unterstützung sein können. Betrachten wir zuerst, ganz praktisch, die körperlichen Aspekte.

Durch sanfte Atemübungen lernen die Jugendlichen, die sogenannte *Bremse* ihres Gehirns zu stimulieren, nämlich den Parasympathikus. Dies kann unter anderem Stress verringern. Die Körperwahrnehmung ist bei den meisten Jugendlichen sensibilisiert. Der Körper verändert sich bisweilen rasant und das kann Unsicherheit und auch Angst hervorrufen.

Im Yoga lenken wir die Sicht auf die positiven Aspekte. Wir fördern das eigene Wohlfühlen und sorgen für den Körper. Hierzu gehört auch die Wahrnehmung, dass jeder Körper einzigartig ist, auch in seinen Fähigkeiten. In den Asanas werden zudem Gelenke mobilisiert, wir dehnen und kräftigen den Körper.

Bereits Jugendliche leiden häufig unter Rückenschmerzen, hier kann Yoga durch Schulung der Wirbelsäulenaufrichtung und Stärkung der betreffenden Muskeln helfen. Neue Bewegungsmuster sind gut fürs Gehirn und fördern den sich im Wachstum befindenden Körper. Yoga kann auch eine prima Ergänzung für andere Sportarten sein, denn es unterstützt und fördert die Fähigkeit zur Konzentration, Fokussierung und Achtsamkeit.

Doch auch der sozio-emotionale Anteil ist nicht zu unterschätzen. Yoga ist kein Wettbewerb und das ist ein Erleben, das für viele Jugendliche sehr ungewöhnlich, bisweilen sogar neu ist. Denn in der Regel geht es in unserer Welt meist darum, sich zu vergleichen.

Wer ist besser, größer, stärker, schöner usw.?

Die sozialen Netzwerke tun dazu ihr Übriges. Im Yoga geht es (eigentlich ganz schön egoistisch) erst einmal nur um dich selbst.

◊ Wie fühlst du dich?

◊ Was kannst du wahrnehmen?

◊ Wo sind deine Grenzen?

◊ Wie gehst du damit um, deine Grenzen zu spüren?

◊ Was machst du mit all diesen Erfahrungen?

Gar nicht so leicht, bei sich zu bleiben und dem Nebenmann nicht so viel Aufmerksamkeit zu schenken bzw. sich mit ihm zu vergleichen (Mist, der kommt mit der Nase aufs Knie ...).

Viele Menschen denken bei Yoga vorrangig an den körperlichen Aspekt. Wir üben Asanas und Pranayama und vielleicht ist auch die eine oder andere Entspannungsübung oder Meditation dabei. Doch das vorherrschende Bild besteht in der Bewegung des Körpers. Doch Yoga ist viel mehr.

Neben dem, dass es auch darum geht, den Körper mit dem Atem zu verbinden, schaffen wir es im besten Fall auch noch, präsent dabei zu sein. Das bedeutet, wir schaffen eine Verbindung von Körper, Atem und Geist. Wenn es dann noch gelingt, das Geübte in den Alltag zu transferieren, haben wir schon einmal einen Grundstein zu einem zufriedenen Leben als selbstbewusstes Wesen gelegt.

Warum Yoga also auch für Teenager ein Gewinn sein kann, wollen wir auf unterschiedlichen Ebenen erkunden. Doch zuerst lassen wir die wahren Experten zu Wort kommen, nämlich die Teenager selbst.

Mira

Mein Name ist Mira und ich bin 13 Jahre alt.

Heute ist unsere Welt sehr unruhig, daher ist es wichtig, auch mal runterzukommen und sich mal zu entspannen. Ich selbst mache Yoga schon seit der ersten Klasse. Vorher wusste ich nicht einmal, was Yoga überhaupt ist und was man dabei macht. Das alles habe ich bald darauf gelernt, es hat mir sofort Spaß gemacht und ich bin seitdem immer noch regelmäßig im Kurs mit dabei.

Gerade in der Schule hilft mir Yoga und Entspannung sehr, da ich oft vor Klassenarbeiten sehr aufgeregt bin und dadurch auch Fehler mache. Ich konzentriere mich dann auf meine Atmung und sage mir innerlich einen Powerspruch auf, den ich mir einfach ausdenke, z. B.: Ich kann das, ich bin toll, ... Damit glaube ich mehr an mich selbst und bin sicherer.

Leider wird das nicht mit dem Lehrer und den anderen Schülern der Klasse gemacht, da ich sehr oft gemerkt habe, dass die meisten Schüler sehr unruhig im Unterricht sind. Ich denke, das könnte viel bewirken.

Aber auch gerade während der Phase mit dem Coronavirus, was für alle sehr herausfordernd ist, hilft mir Yoga sehr.

Klar sollte man sich mit den aktuellen Nachrichten auseinandersetzen, um auch Bescheid zu wissen, doch ich war irgendwann davon etwas überfordert und brauchte etwas, um das alles zu verarbeiten.

Durch Yoga konnte ich außerdem viel erreichen und wäre ohne diese Erfahrung vielleicht nicht die Mira, wie mich alle kennen. Auch habe ich meine Freunde mit Yoga voll angesteckt und sie dazu bewegt, auch mal mitzumachen. Besonders meine beste Freundin und ich machen regelmäßig zusammen Yoga. Das kann echt Spaß machen, wir lachen immer viel dabei und haben jede Menge Spaß. Meine Mama und ich machen aber auch oft Yoga und ich finde es mit ihr auch immer sehr lustig.

Aber gerade auch, wenn ich gestresst bin, helfen mir die Tiere. Sie verstehen einen und behalten jedes Geheimnis für sich. Mein Pflegepferd ist immer etwas seltsam und benimmt sich komisch, wenn ich auch gestresst oder schlecht drauf bin. Das ist ganz normal, denn die Tiere spiegeln unsere Launen und reagieren deshalb auch seltsam auf uns. Dann hilft es mir immer einfach mal, kurz bevor ich zu dem Pferd gehe, tief durchzuatmen. Danach bin ich etwas entspannter und gebe das an das Tier weiter.

Das stört mich persönlich auch an vielen Reitschulen, denn dort ist oft eine ständige Unruhe. Das eine Kind kommt, das andere geht. Das Pferd muss sich immer wieder auf ein anderes Kind einstellen und wird dadurch voll gestresst. So kann auch ein seltsames Verhalten entstehen. Gerade deshalb ist es mir wichtig, entspannt zu bleiben und immer die Ruhe zu bewahren.

Selbst wenn eines der Pferde mal ausreißt, ist es wichtig, immer ruhig zu bleiben.

Yoga ist einfach ein toller Sport, man lacht viel dabei und hat jede Menge Spaß. Ich finde es einfach super und werde immer damit weitermachen.

Tipp

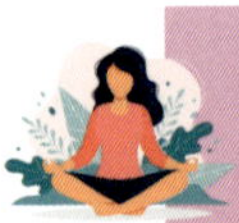

Miras Lieblings-Asana ist der „Baum". So fühlt sie sich verbunden mit der Natur, erlebt sich im Gleichgewicht und kann sich besser fokussieren.
Mira schreibt schon eine ganze Weile wunderbare Entspannungsgeschichten und ich freue mich sehr, dass sie für dieses Buch eine geschrieben hat. Du findest sie im Praxisteil.

Diesen Text habe ich bereits vor drei Jahren geschrieben, jetzt bin ich 16 Jahre alt und habe weiterhin noch mit Yoga, insbesondere Meditation, zu tun. Leider finde ich kaum noch die Zeit, mich richtig hinzusetzen und einen kurzen Moment innezuhalten und ich gebe es zu, manchmal lasse ich mich auch von den sozialen Medien ablenken. Trotzdem habe ich für mich eine Routine entwickelt. Etwa eine Stunde bevor ich schlafen gehe, lege ich mein Handy weg und fange so viel schneller an, mich zu beruhigen. Auch hilft es mir sehr gut, meine Gedanken, die mich den Tag über beschäftigen, auf Papier zu bringen. So werde ich sie los und kann befreiter schlafen gehen. Aber auch Atemübungen haben mich in vielen Situationen retten können, gerade in der Schule, wo einem schnell alles zu viel werden kann.

Ich finde es wichtig, dass jeder sich selbst die Zeit nimmt, einen Moment innezuhalten und sich auf seine Bedürfnisse zu konzentrieren. Jeder hat seine individuellen Methoden und für jeden gibt es eine, die besonders gut hilft. Es braucht manchmal etwas Zeit, die richtige zu finden, aber mit etwas Geduld kann man sich so das Leben erleichtern.

Nach diesen drei Jahren konnte ich dadurch ebenfalls mein Selbstwertgefühl stärken, was mich zu einer starken und klaren Person gemacht hat. Auch meine Tiere helfen mir oft dabei. Ein Spaziergang mit meinem Pferd oder meinem Hund bringt mich schnell runter und beruhigt mich. Unsere Außenwelt ist unruhig, gerade deshalb lege ich dir ans Herz, dich für einen Moment in deinen Körper hineinzufühlen, um danach mit noch mehr Energie weiterzumachen.

Louis

Mein Name ist Louis und ich bin 16 Jahre alt.

Ich habe mit Yoga angefangen, als ich noch sehr jung war. Meine Mutter hat damals Yogakurse an meiner Grundschule angeboten und mich gefragt, ob ich mal mitgehen möchte. Fortan war ich mehrere Jahre in dem Kurs dabei und habe später auch einige Übungen mit angeleitet bzw. meine Mutter bei dem Kurs unterstützt.

Yoga kann, meiner Meinung nach, in jeglichen alltäglichen Situationen helfen, da es, je nach Übung, bei psychischen und physischen Problemen helfen kann. Um von einer anstrengenden Woche einfach mal runterzukommen und an etwas anderes, fern des Alltags, zu denken, kann es beispielsweise äußerst hilfreich sein. Außerdem kann es, wie zuvor erwähnt, bei einigen physischen Problemen helfen.

So habe ich oft Verspannungen, die häufig durch Thai-Yogaübungen gelockert werden. Aus den benannten Gründen würde ich es definitiv weiterempfehlen. Vor allem an Leute, die einen langwierigen, einseitigen oder körperlich anspruchsvollen Alltag erleben.

Yoga könnte man deshalb auch für mich persönlich als eine Art andere Welt beschreiben, in die man sich jederzeit begeben kann und einfach abschalten kann. Für mich ist es hierbei besonders erwähnenswert, dass ich dabei an nichts denken muss und mich nur auf mich selbst konzentrieren kann. Das habe ich persönlich sonst eigentlich nur beim Musikhören. Nach einer Yogaeinheit fühle ich mich deswegen oft nach innen gekehrt und ganz auf mich selbst konzentriert.

Dies kann vor allem bei schulischem oder generellem Stress hilfreich sein. Dementsprechend würde ich mir von Eltern, Lehrern, Trainern und anderen Personen wünschen, einen nötigen Zeitraum des Selbstfokus und der Ausblendung des Alltags zu respektieren bzw. einzuführen und diesen individuell zeitlich und aufbautechnisch anzupassen, da jedem etwas anderes guttut.

Gerade in Zeiten der Pandemie kann so ein Zeitraum hilfreich sein, um sich nicht im ständig gleichbleibenden Tagesablauf zu verlieren. Ich kann von mir persönlich sagen, dass mir das bei der Dosierung von schulischen Aufgaben definitiv geholfen hat. Aus den zuvor genannten Gründen kann ich mir definitiv vorstellen, dass mir Yoga auch zukünftig in einigen Lebenssituationen Abhilfe leisten könnte, da es eben nach einem langen Tag zum Abschalten und bei einigen körperlichen Problematiken helfen kann.

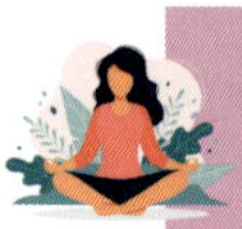

Tipp

Louis Übungstipp ist die tiefe Bauchatmung, die in stressigen Situationen hilfreich sein kann.

Seit Verfassung des ursprünglichen Textes ist nun einige Zeit vergangen. Auch wenn ich älter geworden bin, hilft mir Yoga immer noch in alltäglichen Situationen.

Ich mache gerade mein Abitur, was zeitweise etwas stressig sein kann. Atemregulation hilft mir an solchen stressigen Tagen abzuschalten. Generell erachte ich es auch jetzt noch als äußerst hilfreich, sich einen Teil des Tages mit sich selbst zu beschäftigen. Mir persönlich hilft dies oft, um mir wahrhaftig meiner selbst bewusst zu werden und so zu erforschen, was mir gut tut. Ist man auf eine bestimmte Aufgabe oder dergleichen fokussiert, vergisst man schnell, sich um sich selbst zu kümmern. Meditationen können dabei, meiner Meinung nach, für einen gewissen Ausgleich sorgen. In einer so schnelllebigen Gesellschaft ist es wichtig, einen von der Gesellschaft losgelösten Gegenpol, eine Art Anker, zu haben, den Yoga und Meditationen bieten können. Vor allem mir als eher introvertiertem Menschen hilft dieses Nachdenken über mich selbst, die Einflüsse und Gespräche des Tages zu verarbeiten.

Meine Verspannungen sind durch das tägliche Tragen des Ranzens auch nicht weniger geworden und so ist Thai-Yoga immer noch sehr gut, um diese zu lösen.

Auch heute noch bin ich der Meinung, dass ein Ausgleich, der durch Yoga geboten werden kann, in der Gesellschaft unterrepräsentiert ist und von viel mehr Menschen wahrgenommen werden sollte. Die Auseinandersetzung mit sich selbst und Momente der völligen Ruhe sind durch die Omnipräsenz von Social-Media und der Leistungsgesellschaft schwieriger geworden, aber deshalb umso wichtiger. Wie in meinem alten Text erwähnt, ist es daher meiner Meinung nach relevant, auf dieses Thema aufmerksam zu machen - ob in der Schule oder anderen öffentlichen Einrichtungen.

Warum Yoga hilfreich ist – das sagen die Jugendlichen selbst

Neben Mira und Louis, die kurze Artikel zu ihren Erfahrungen mit Yoga für dieses Buch geschrieben haben, möchte ich mit dir teilen, was die Jugendlichen nach den Yogakursen erzählen. Ich frage gerne nach, wenn ein Kurs geendet hat, was sie mitnehmen und ob ihnen etwas hilfreich war für ihren Alltag. Deshalb nun hier einige Antworten:

„Beim Teen-Yoga fand ich gut, dass...

...ich ganz bei mir sein konnte. Ich weiß nicht, ob das komisch klingt, aber ich war ganz ich. Das hat sich gut angefühlt."

...ich so sein konnte, wie ich bin. Hier muss sich niemand verstellen. Das gefällt mir."

...ich mal nicht dauernd an die Schule denken musste. Hier konnte ich entspannen."

...ich besser schlafen kann."

...ich weiß, wie ich mich beruhigen kann."

...ich weniger Streit habe."

Häufig erzählen die Jugendlichen, dass sie es genießen, mal Ruhe zu haben. Sie schätzen sehr, dass ich nichts von ihnen erwarte und sie nicht in einer bestimmten Art und Weise sein müssen. Und weil ich das auch immer mal gefragt werde: ich hatte noch nie eine Diskussion zum Handygebrauch in der Stunde. Die Handys bleiben aus und in der Tasche und das war nie ein Thema. Im Gegenteil, ich hatte sogar eher das Gefühl, dass die Teens es genossen, mal abzuschalten und off zu sein...

Und nochmal zum Verständnis: ich habe nicht den Wunsch, alle Menschen zum Yoga zu „bekehren". Ich bin jedoch davon überzeugt, dass jeder in der Vielfalt, die uns Yoga bietet, etwas finden kann, das hilft, die alltäglichen Anforderungen leichter zu bestehen. Ob das nun eine Atemtechnik, eine Körperhaltung, eine Achtsamkeitsübung ist, ist zweitrangig. Hauptsache der Mensch kann etwas für sich mitnehmen. Yoga ist für mich Lernen fürs Leben!

Kapitel 5
Wer bin ich?

Es gibt nicht *den* Jugendlichen, sowie es auch nicht *das* Mädchen oder *den* Jungen gibt. Wir alle sind Individuen und doch sind wir auch irgendwie alle gleich. Ein Widerspruch? Ja und nein.

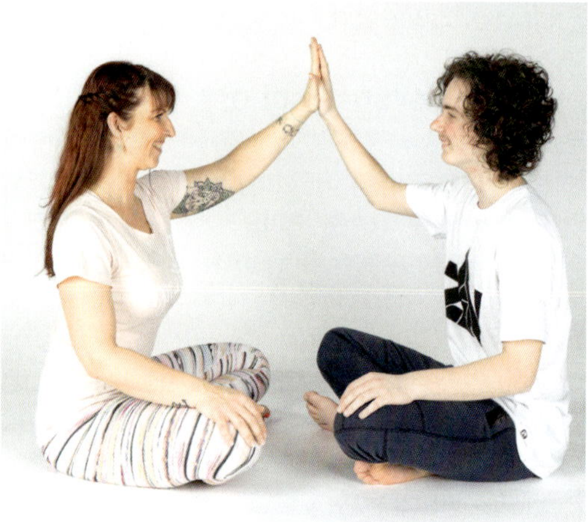

Vielleicht ist genau das die große Herausforderung in der Arbeit mit Menschen (nicht nur mit Jugendlichen), denn diesen vermeintlichen Widerspruch gilt es zu vereinen. Im Grunde sind wir Menschen von unserer Anatomie und unserer Entwicklung her ziemlich gleich. Und doch sind wir jeder für sich genommen einzigartig. Was das heißt, werden wir noch genauer betrachten, wenn wir uns den verschiedenen Themenbereichen zuwenden.

Jugendliche sind in-between, nicht Fisch, nicht Fleisch. Und genauso fühlen sie sich meist auch. Sie gehören nirgendwo richtig dazu. Kinder sind sie definitiv keine mehr, aber erwachsen auch noch nicht. Hinzu kommen die rasanten körperlichen Veränderungen.

Doch die größte Veränderung findet, nach außen unsichtbar, im Inneren statt, nämlich in ihrem Gehirn. Deshalb werden wir dem Gehirn, und was genau in der Zeit der Pubertät hier geschieht, auch ein eigenes Kapitel widmen.

5.1 Wann gilt man überhaupt als Jugendlicher?

Rein rechtlich gesehen gilt man als Jugendlicher im Alter zwischen 14 und 18 Jahren. Häufig werden Jugendliche jedoch zwischen dem 13. und 21. Lebensjahr als solche definiert. Grob kann man also tatsächlich sagen, zwischen Kindheit und Erwachsenen ist man per Definition ein Jugendlicher.

Ab 14 Jahren verändert sich dann der Status auch in unserem Jugendschutzgesetz (JuSchG), denn bis dahin gilt man als Kind. Ein Jugendlicher ist bedingt strafmündig und bekommt nach und nach mehr Rechte eingeräumt, die natürlich auch mit Pflichten verbunden sind.

Als 15-Jähriger darf man beispielsweise bis zu acht Stunden täglich arbeiten und ab 16 Jahren darf man den Führerschein Klasse A1 machen. Außerdem darf sich ein Jugendlicher ab diesem Alter bis 24 Uhr an öffentlichen Plätzen aufhalten (ohne Begleitung der Eltern).

Nach Vollendung des 14. und bis nach Vollendung des 18. Lebensjahres kommt das Jugendstrafgesetz zum Einsatz. In diesem Strafrecht findet sich auch wieder, dass die Jugendlichen in-between und auf dem Weg zum Erwachsenen sind, denn es gelten hier noch andere Regeln als im Erwachsenenstrafrecht.

Auch Jugendliche, die das 18. Lebensjahr vollendet, aber das 21. noch nicht erreicht haben, können noch nach Jugendstrafrecht behandelt werden, das zeigt, dass auch hier die Altersspanne der Adoleszenz berücksichtigt wird. Zudem wird jeweils individuell beurteilt, welches Recht im jeweiligen Fall seine Anwendung findet.

So lässt sich erkennen, dass auch, rein rechtlich gesehen, diese Zeit eine Phase des Übergangs ist, in der sich, nach und nach, sowohl Rechte als auch Pflichten verändern.

5.2 Die Pubertät beginnt

Der Begriff Pubertät wird abgeleitet vom lateinischen Begriff *pubertas* und bedeutet soviel wie Geschlechtsreife. Auf der körperlichen Ebene gibt es eine Art Startschuss für die Pubertät: Im Hypothalamus (ein Teil des Zwischenhirns) werden Botenstoffe ausgeschüttet um somit die Produktion der Sexualhormone anzuregen. Durch diese Botenstoffe werden wiederum Nervenzellen aktiviert, die ihrererseits auch wieder ein bestimmtes Hormon ausschütten. Dadurch bekommt die Hirnanhangdrüse ein Signal und beginnt, in den Hoden Testosteron bzw. Östrogen in den Eierstöcken zu fördern. Diese Sexualhormone sind der Auslöser - die Pubertät geht los. Man weiß mittlerweile, dass beide Geschlechter beide Hormone produzieren, nur ist der Anteil jeweils höher, also bei Mädchen das Östrogen und bei Jungs Testeron.

Wann die Pubertät beginnt, ist vor allem genetisch festgelegt. Doch auch äußere Faktoren, wie das Nahrungsangebot und die körperliche Verfassung, spielen eine, nicht zu unterschätzende, Rolle. Wenn wir einige Jahrzehnte zurückschauen, so können wir feststellen, dass die Pubertät heute früher beginnt. Im 19. Jahrhundert bekamen die Mädchen mit ca. 17 Jahren ihre erste Periode. Heute sind die Mädchen im Durchschnitt zwischen 12 und 13 Jahre alt. Das mag auch daran liegen, dass die Jugendlichen heute deutlich größer und schwerer sind als noch vor 100 Jahren.

So können wir sagen, dass die Pubertät heute bei Mädchen im Durchschnitt mit etwa 10 Jahren beginnt und bei Jungen ca. zwei Jahre später, also mit etwa 12 Jahren. Es gibt neuere Untersuchungen, die die Theorie aufstellen, dass auch Stress, Lärm, Schlafmangel und Licht eine Wirkung auf ein früheres Einsetzen der Pubertät haben. Die Idee ist, dass sich der Mensch noch „schnell" fortpflanzen möchte und somit früher Geschlechtsreif werden müsse ... (siehe Quarks, https://www.quarks.de/gesundheit/medizin/darum-kommt-die-pubertaet-immerfrueher/)

Ein erstes deutliches Zeichen des Pubertätsbeginns ist das schnelle Körperwachstum, wodurch sich auch die Proportionen des Körpers verschieben und verändern. Die Gliedmaßen werden länger und das Gesicht verliert seine kindlichen Rundungen.

An dieser Stelle möchte ich noch kurz die Begriffe der Pubertät und der Adoleszenz klären. Die Pubertät umfasst im Allgemeinen die körperliche Entwicklung, sozusagen vom Kind zum Erwachsenen. Die Adoleszenz beginnt mit der Pubertät, geht aber weit über diese hinaus. Es ist die Entwicklungsperiode, die nicht nur den rein körperlichen Aspekt meint.

5.3 Jungs vs. Mädchen – Gemeinsamkeiten und Unterschiede

Ein Thema, das sicher auch im Yoga mit Jugendlichen besprochen sein will und auch immer wieder in den Ausbildungen gefragt wird. Brauchen Mädchen und Jungs ein unterschiedliches Yoga?

Zunächst einmal gibt es natürlich deutliche geschlechtsspezifische Unterschiede, die im Zuge der Pubertät klar hervortreten. Besonders auch auf körperlicher Ebene ist dies zu sehen. Neben dem, was wir von „außen" sehen können, erfahren Jungs in der Pubertät einen sehr schnellen Kräftezuwachs.

Doch Schule und Freizeitgestaltung bieten hier mitunter keinen Rahmen, um sich darin zu erproben. Mädchen verhalten sich in dieser Zeit häufig eher angepasst (in Kap. 6 folgt hierzu noch ein wenig mehr), während sich bei Jungs ihr Frust manchmal auch durch aggressive Ausbrüche zeigt. Hier lässt sich dann auch die fehlende körperliche Ausgeglichenheit feststellen.

Es braucht ein Sichausprobieren, das Erforschen der eigenen Kräfte und auch der Grenzen. Doch es ist wie mit allem, es gibt nicht nur schwarz oder weiß, also auch nicht *den* Jungen und *das* Mädchen.

Ich hatte in meinen Yogakursen schon immer ein hohen Anteil an Jungs, doch das ist nicht bei allen so. Ich kenne viele Kolleginnen, die hauptsächlich Mädchen in ihren Kursen haben, und je älter die Kids werden, desto mädchen-„lastiger" sind die Yogakurse in der Regel. Das ist vor allem deshalb spannend, weil Yoga in seiner ursprünglichen Form in Indien vor allem männerdominiert war, und das, weil es vor allem um den Aspekt der Erleuchtung ging, was man den Frauen schlicht und ergreifend damals nicht zutraute.

Bei uns im Westen ist Yoga nun vor allem frauendominiert. Dies wird unter anderem Indra Devi zugeschrieben, die aufgrund ihrer Hartnäckigkeit, von Krishnamacharya (1888-1989, gilt als „Vater" des modernen Yoga) unterrichtet wurde und Ende der 1940er-Jahre in den Westen ging und dort hauptsächlich Frauen unterrichtete. Zu ihren Schülerinnen sollen Persönlichkeiten wie Greta Garbo und Marylin Monroe gehört haben.

So entwickelte sich Yoga aus der ursprünglichen indischen Philosophie hin zu einer mehr körperbetonten Bewegungsform im Westen. Auch heute noch herrscht bei einigen Männern der Glaube vor, dass Yoga Verrenkungen für Frauen sei und nichts für Männer. Dass hingegen sämtliche Fußballmannschaften, bis hin zu unserer Nationalmannschaft, den Wert von Yoga sehr zu schätzen wissen und ihre eigenen Yogalehrer haben, ist indes noch nicht so bekannt.

So ist es vielleicht auch ein wenig unsere Aufgabe, Yoga auch den Jungs (wieder) mehr zugänglich zu machen. Schön wären dann natürlich auch noch mehr Männer in diesem Bereich, denn wie auch im pädagogischen Bereich finden sie sich hier noch nicht so häufig wieder. Das ist auch für unsere heranwachsenden Jungs sehr schade, denn sie wachsen in einer hauptsächlich von Frauen betreuten Welt auf, denn in Kindergarten und Grundschule sind die männlichen Vorbilder auch eher rar.

Wenngleich wir also natürlich festhalten können, dass es geschlechtsspezifische Unterschiede gibt, so würde ich sie trotzdem nicht allzu stringent fassen wollen. Denn es gibt eben nicht *den* Jungen und *das* Mädchen und so gilt es, offen und neugierig zu bleiben und vor allem den Menschen und was er braucht, zu sehen. Denn so wie es sehr sensible Jungs gibt, so gibt es auch wilde und laute Mädchen.

Es mag sich zwar anbieten, gerade in der Pubertät, die Geschlechter in den Yogagruppen zu trennen (Stichwort erwachende Sexualität), es kann aber auch ganz wunderbar in einer heterogenen Gruppe funktionieren. Also auch hier immer ein Sowohl-als-auch!

Deshalb werde ich in diesem Buch auch keine geschlechtsspezifischen Unterschiede machen, wir schauen auf den Menschen und so kann jeder schauen, was er braucht.

5.4 Was bedeutet Gesundheit?

Gesundheit ist ein hohes Gut, meist erkennen wir Menschen erst dann, wie wichtig sie ist, wenn wir sie nicht mehr haben. Gerade im Yoga mit Erwachsenen lässt sich häufig feststellen, dass die Menschen aufgrund gesundheitlicher Einschränkungen mit Yoga beginnen. Bei den Jugendlichen ist das auch mehr und mehr festzustellen, jedoch kann Yoga noch viel mehr, gerade auch als Prävention und als ein wunderbarer Ausgleich zu anderen Sport- und Bewegungsarten.

Gesundheit ist ein Begriff, der sich auf vielerlei Arten interpretieren lässt, hängt er doch auch wesentlich vom subjektiven Empfinden ab. Außerdem sprechen wir oftmals von der physischen (körperlichen) und psychischen (geistigen) Gesundheit, womit wir schon gleich einmal eine Trennung unseres Systems geschaffen haben (die wir dann im Yoga wieder zu vereinen suchen).

Doch schauen wir zuerst einmal auf den Begriff Gesundheit:

Die WHO (Weltgesundheitsorganisation) definiert sie in ihrer Satzung folgendermaßen:

„Es ist eines der Grundrechte jedes Menschen ohne Unterschied der Rasse, der Religion, der politischen Überzeugung, der wirtschaftlichen oder sozialen Lage, sich einer möglichst guten Gesundheit zu erfreuen." Und weiter ist es der „Zustand völligen körperlichen, seelischen und sozialen Wohlbefindens".

(Verfassung der Weltgesundheitsorganisation, deutsche Übersetzung, nachzulesen unter: https://www.euro.who.int/de/about-us/partners/news/news/2018/12/health-is-a-human-right)

Friedrich Nietzsche wird folgende Definition zugeschrieben: „Gesundheit ist dasjenige Maß an Krankheit, das es mir noch erlaubt, meinen wesentlichen Beschäftigungen nachzugehen."

Wenn wir uns den Gesundheitswissenschaften zuwenden, so wird hier häufig das Konzept der *Salutogenese* genannt, welches auf den Soziologen Antonovsky (1997) zurückgeht. Hier wird Gesundheit nicht allein als Abwesenheit von Krankheit oder eines passiven Gleichgewichtszustandes definiert (*Homoöstase* = Gleichgewicht unserer physiologischen Körperfunktionen), sondern als aktives, dynamisches System, welches sich selbst reguliert, aber auch einer gewissen Labilität unterliegt.

In der Entwicklungspsychologie liegt der Fokus auch auf der Gesundheitsdefinition von Kindern und Jugendlichen. Da der Begriff der Gesundheit ein durchaus abstrakter ist, wird er in diesem Zusammenhang häufig als Abwesenheit von Krankheit verstanden. Da die psychische Gesundheit im Kindes- und Jugendalter eine starke Rolle spielt, liegt hierauf auch ein größerer Fokus, was auch daran zu sehen ist, dass bereits Aussagen wie: „Ich fühle mich gestresst." „Ich habe Sorgen" oder Ähnliches. eine stärkere Gewichtung haben als im späteren Erwachsenenalter.

Es ist schnell zu erkennen, dass auch der Begriff „Gesundheit", je nach Fakultät, vielerlei Definitionen unterliegt. Und dann kommt noch, wie anfangs erwähnt, als wichtiger Faktor das eigene subjektive Empfinden hinzu.

Seit 2007 gibt es zum Thema Gesundheit bei Kindern und Jugendlichen den sogenannten *Kinder- und Jugendgesundheitssurvey* (KiGGS), der belastbare Daten zur Einschätzung von Gesundheit von den Kindern und Jugendlichen selbst, sowie den Eltern erhebt. Interessant ist hier vor allem der Übergang ins Jugendalter.

„Die Eltern bezeichnen den gesundheitlichen Zustand ihres Kindes überwiegend als sehr gut oder gut. Mit zunehmendem Alter der Kinder nimmt aber der Anteil der Eltern ab, die eine so positive Einschätzung geben. Auch in der Selbsteinschätzung der Kinder ab 11 Jahren zeigt sich, dass mit zunehmendem Alter die positive Einschätzung des Gesundheitszustandes etwas abnimmt (Hempel, 2006). ... Für Deutschland muss also zusammenfassend davon ausgegangen werden, dass *soziale, und demografische Faktoren, wie Geschlecht, Alter, soziale Schicht und Migrationshintergrund, die eigene Einschätzung der Gesundheit verändern*" (Blättner & Waller, 2018, S. 74/75).

5.5 Resilienz

Was heißt es eigentlich, resilient zu sein? Klären wir also zunächst einmal den Begriff:

> » „Resilienz (von lateinisch *resilire* ‚zurückspringen'; ‚abprallen') ist der Prozess, in dem Personen auf Herausforderungen und Veränderungen mit Anpassung ihres Verhaltens reagieren. Dieser Prozess umfasst Einflussfaktoren, die Resilienz erfordern (z. B. Traumata), Faktoren, die Resilienz begünstigen (z. B. Ressourcen) und Konsequenzen (z. B. Veränderungen im Verhalten oder in Einstellungen). Resilienz kann einen wichtigen Beitrag zur Fähigkeit eines Einzelnen leisten, sich zu erholen oder auf Herausforderungen und Veränderung zu reagieren" «
> *aus https://de.wikipedia.org/wiki/Resilienz_(Psychologie).*

So gibt es in unterschiedlichen Fakultäten auch hierzu unterschiedliche Annahmen. Sei es, dass Resilienz als ein Persönlichkeitsmerkmal beschrieben wird oder auch in anderen Ansichten eher als eine Art Prozess. Einig sind sich die meisten Wissenschaftler mittlerweile in der Annahme, dass

Resilienz durch komplexe Interaktionen gefördert wird, die sowohl mit dem Individuum selbst als auch mit ökonomischen, sozioemotionalen, gesellschaftlichen und kulturellen Gegebenheiten zu tun haben.

Resilienzforschung wird in unterschiedlichen Fachrichtungen betrieben, so hat der Begriff auch Einzug in Pädagogik und auch in Yoga und Coaching gehalten. In Deutschland gibt es seit 2014 das „Deutsche Resilienz-Zentrum" an der Universität Mainz, das seit 2020 Leibniz-Institut für Resilienzforschung (LIR) heißt. Hier arbeiten Soziologen, Neurowissenschaftler und Psychologen gemeinsam an Strategien, wie wir Menschen mit dem immer größer werdenden Stress und Leistungsdruck umgehen können.

Im Zuge der Resilienzforschung gibt es einige bekannte Namen, doch im Allgemeinen wird häufig Emmy Werner (amerikanische Entwicklungspsychologin) genannt, die eine Langzeitstudie an 700 Hawaiianern durchführte.

Sie begleitete die 1955 Geborenen über 40 Jahre und wollte herausfinden, wie Menschen, vor allem jene, die unter herausfordernden Lebensbedingungen aufwuchsen, trotzdem ein hohes Maß an psychischer Widerstandsfähigkeit entwickeln konnten. „Als entscheidende Schlüssel werden Akzeptanz, Optimismus, Selbstwirksamkeit, Verantwortung, Netzwerkorientierung, Lösungsorientierung und Zukunftsorientierung genannt" (Heller, 2013, S. 9).

Dies wird meist in Kindheit und Jugend geprägt, nämlich durch verlässliche Bindungspartner. Stabilität im sozio-emotionalen Bereich und authentische und konstruktive Begleiter, die uns unterstützen, inspirieren und stärken. Wir sehen schon, warum wir mit Yoga und Achtsamkeit also wunderbar zur Resilienzstärkung beitragen.

Mittlerweile gibt es viele Programme zur Gesundheitsförderung, Resilienzstärkung und Prävention und auch in Schulen findet dies an vielen Stellen bereits sehr gelungen statt. Doch könnte hier tatsächlich das Angebot noch grundlegend erweitert werden, beispielsweise durch Yoga, Achtsamkeit und Entspannungstechniken.

Wunderbar wäre, dies in den täglichen Lehrplan zu implementieren. Dies ist auch ein Grund, warum ich, gemeinsam mit Mona Bektesi ein 4-Wochen-Programm für Schulen konzipiert habe, das sich leicht in den Unterrichtsalltag integrieren lässt. Du findest in unserem Buch *Achtsamkeit und Entspannung in der Schule* außerdem noch weiter praktische Ideen für den Schulalltag. Denn dass es dafür nicht immer einen großen Aufwand oder viel Zeit benötigt, zeigt zudem der Beitrag von Mona Bekteši (Kap. 17) und lässt sich an den Beispielen im Praxisteil (in welchem auch einige konkrete Beispiele für die Schule zu finden sind) nachvollziehen.

Hinweis

Wir sind als Yogalehrer keine Therapeuten (es sei denn, du hast eine Heilerlaubnis (siehe auch Heilpraktikergesetz (HeilprG)). In der Regel arbeiten wir mit gesunden Menschen. Trotzdem empfinde ich es als wichtig, sein Wissen in verschiedene Richtungen zu verfeinern.
Eines ist ganz klar: Erkrankungen, welcher Art auch immer, gehören immer in professionelle Hände. Deshalb ist es eine wunderbare Sache, sich ein Netzwerk aufzubauen, in dem man von unterschiedlichen Professionen profitieren kann. Im besten Fall kennst du Ärzte, Therapeuten, Coaches, Physio- und Ergotherapeuten, mit denen du dich verbinden kannst.

5.6 Die Pandemie und ihre Auswirkungen

Als ich dieses Buch geschrieben habe, ahnte die Welt (einschließlich mir) noch nicht, was da gerade auf uns zukam. Die Pandemie hatte bereits begonnen, dass sie uns jedoch mit solcher Wucht ereilte und welche Konsequenzen dies haben sollte, hat wohl kaum jemand gedacht.

So ist es mir nun wichtig, dass wir in der Neuauflage dieses Buches auch hier hinschauen. Glücklicherweise können wir nun zurückblicken und sagen, dass wir diese Zeit überstanden haben. Doch ganz so einfach ist es dann doch nicht, denn da ist etwas zurückgeblieben. Ich würde denken bei jedem von uns. Doch was haben diese zwei Jahre mit unseren Jugendlichen gemacht? Wie geht man als heranwachsender Mensch mit solch einer Situation um, die den totalen Kontrollverlust bedeutet? Und das noch dazu in einer Zeit, in der sowieso alles im Ungleichgewicht ist?

Vielleicht noch kurz vorweg: ich möchte nicht diskutieren, ob die getroffenen Maßnahmen gerechtfertigt waren oder nicht. Dazu darf sich jeder eine eigene Meinung bilden. Fakt ist jedoch, dass eine solche Erfahrung etwas mit Menschen macht und darum soll es hier gehen.

Um mit Herausforderungen umgehen zu können, benötigen wir Menschen Strategien. Hierzu gehören, wie wir schon gesehen haben, neben selbstregulativen Fähigkeiten auch Resilienz und authentische Begleiter, die im besten Falle auch co-regulieren können. Dies bedeutet, die Möglichkeit zu erhalten, an meiner Stelle eine Situation für mich zu regulieren, wenn ich dazu selbst (noch) nicht in der Lage bin. Vor allem bei Kindern ist dies essenziell, denn Kinder verfügen per se noch nicht über die Fähigkeit der Selbstregulation. Weder in Bezug auf ihre Emotionen noch bezogen auf ihr Nervensystem. So sind sie im Prozess des Lernens und Übens darauf angewiesen, dass wir als Erwachsene sie hierin unterstützen und sie somit am Modell lernen können. Auch Jugendliche benötigen mitunter noch diese Unterstützung und Begleitung (Erwachsene bisweilen im Übrigen auch).

Was bedeutet das nun konkret bezogen auf die Pandemie bzw. auf die getroffenen Maßnahmen in dieser Zeit?

Als die Welt plötzlich im wahrsten Sinne des Wortes stillstand, war das sicher für uns alle im höchsten Maße befremdlich und beängstigend. Mich hat ein Gefühl der Hilflosigkeit und Fassungslosigkeit ereilt mit dem Wunsch, doch aus diesem sehr unschönen Traum sehr schnell wieder zu erwachen. Denn was uns da passiert ist, ist, dass unser Grundbedürfnis nach Kontrolle und Sicherheit nicht mehr erfüllt wurde. Das vielleicht etwas Verrückte daran ist, dass wir Kontrolle und Sicherheit niemals im Außen finden können, auch wenn wir das oftmals denken…

Hier können wir schon einmal eine erste Brücke zu Yoga und Achtsamkeit schlagen, denn genau darum geht es: Sicherheit in sich selbst zu finden. Schon in Patanjalis *Yoga Sutra* finden wir die Aussage, das Leid durch unseren unruhigen Geist entsteht. Psychologisch gesehen können wir sagen, dass dies deshalb so ist, weil wir mit unseren Gedanken entweder in der Vergangenheit oder in der Zukunft unterwegs sind und somit eine ständige Beschäftigung unseres Geistes mit To-Do´s, Sorgen, Überlegungen, Was-wäre-wenn, etc. vorhanden ist. Das ist der Grund, warum wir lernen, achtsam und bei uns selbst zu sein. Wir beruhigen den Geist und üben uns darin, wahrzunehmen, dass wir im Hier und Jetzt sind, was, wie der indische Gelehrte Krishnamurti sagen würde, der angstfreie Raum ist (s. auch das Gespräch mit Eberhard Bärr in Kapitel 15).

So können wir also bereits sehen, wie wichtig es ist, dass wir als Menschen über Strategien und Ideen verfügen, die uns durch herausfordernde Situationen hindurch begleiten. Das ist mit ein Grund, warum es dieses Buch gibt.

Schauen wir also nun konkret, was diese Zeit für unsere Jugendlichen bedeutet hat.

Die getroffenen Maßnahmen haben uns Menschen vieles abverlangt. Plötzlich keinen Kontakt (erst recht keine Berührung) zu anderen haben zu dürfen, ist schon sehr einschneidend. Schulen waren geschlossen (für manche vielleicht zuerst ein Grund zur Freude, doch das hielt in der Regel nicht lange) und der Radius des Lebens beschränkte sich größtenteils auf die eigenen vier Wände. Sicher hatten unsere Jugendlichen einen wesentlichen Vorteil gegenüber beispielsweise den alten Menschen, denn die Jugendlichen sind in der Regel gut geübt im Umgang mit Handy, Internet und Co. So war es vielen weiterhin gut möglich, in Kontakt zu bleiben. Dafür können wir in unserer heutigen Zeit wirklich dankbar sein. Auch ich habe die digitale Welt in dieser Zeit sehr schätzen gelernt und es durften auch neue kreative Ideen hieraus entstehen. Es war also nicht alles nur schlecht.

Auch was den Online-Unterricht betraf, war das nicht für alle Schüler schwierig, es gab auch so manche, die sehr gut damit zurechtkamen, der ein oder andere sogar besser als mit dem regulären System. Und doch ist da etwas Einschneidendes passiert. Was wir auch nicht vergessen dürfen, ist, dass wir Erwachsenen zum Großteil völlig überfordert waren mit dieser neuen Situation und somit auch unseren Kindern und Jugendlichen nicht immer hilfreich zur Seite stehen konnten. Hatten wir doch auch zum Teil wenig Strategien für solch eine Lage und häufig mit uns selbst genug zu tun.

Die COPSY-Studie (Corona und Psyche) des Universitätsklinikums Hamburg-Eppendorf (UKE) ist bundeweit die erste sowie international eine der wenigen Längsschnittstudien ihrer Art. Sie untersucht seit 2020 die psychische Gesundheit von Kindern und Jugendlichen sowie deren Familien. In einer zweiten Befragungsrunde kam sie zu dem Ergebnis, das bundesweit fast jedes dritte Kind ein Jahr nach Pandemiebeginn unter psychischen Auffälligkeiten leidet. Mittlerweile gibt es bereits eine dritte Befragungswelle. Nach wie vor lässt sich feststellen, dass die psychische Belastung der Kinder und Jugendlichen deutlich höher ist als vor der Pandemie.

(Falls Du Dich näher damit beschäftigen möchtest, findest Du hier mehr Infos zur Studie:
https://www.uke.de/kliniken-institute/kliniken/kinder-und-jugendpsychiatrie-psychotherapie-und-psychosomatik/forschung/arbeitsgruppen/child-public-health/forschung/copsy-studie.html)

Auch die Bundesregierung hat sich mit diesem Thema beschäftigt. So sagte die Budesjugendministerin Lisa Pauls auf einer Pressekonferenz: „73 Prozent der jungen Menschen sind auch durch die Einschränkungen während der Pandemie bis heute enorm gestresst" (Quelle: https://www.bundesregierung.de/breg-de/suche/corona-kinder-und-jugendliche-2163490)

Unicef hat ebenfalls einen interessanten Artikel zu den Auswirkungen der Pandemie veröffentlicht. So lässt sich u. a. auch feststellen, dass besonders Kinder und Jugendliche, die aus sozial schwächer gestellten Familien kommen, häufig noch schwerer an der Situation zu tragen hatten (s. https://www.unicef.de/informieren/aktuelles/blog/-/drei-jahre-corona-folgen/329254).

Besonders erwähnenswert finde ich die Tatsache, dass wir zwar über die Jugendlichen gesprochen haben, aber noch viel zu selten mit ihnen. Hier wäre das Stichwort *Partizipation* (also Teilhabe) zu nennen sowie auch Rechte von Kindern und Jugendlichen im Gesetz zu berücksichtigen.

Es finden sich also viele Studien und Untersuchungen, die sich mit den Folgen der Pandemie für die Jugendlichen befassen. Doch was noch wichtiger ist, gibt es daraus Konsequenzen?

Was können wir aus diesem Erleben lernen?

Gerade auch herausfordernde Situationen bieten uns die Möglichkeit, aus ihnen zu lernen und an ihnen zu wachsen. Deshalb ist es wichtig, dass wir das Geschehene betrachten und erkennen, was wir daraus mitnehmen können. Für mich ist noch einmal sehr deutlich geworden, wie wichtig es ist, dass wir unseren Jugendlichen Tools & Techniken an die Hand geben, damit sie Ideen entwickeln können, wie sie mit Herausforderungen umgehen. Es benötigt also für uns selbst Klarheit und eigene Möglichkeiten der Selbstregulation und Innenschau, um als authentische und sichere Begleitpersonen fungieren zu können. Denn eines ist sicher: dass nichts sicher ist. So sollten wir uns unserer selbst sicher sein, denn dann können wir auch mit Sicherheit zukünftige Herausforderungen leichter meistern!

Kapitel 6
Gestresste Teens

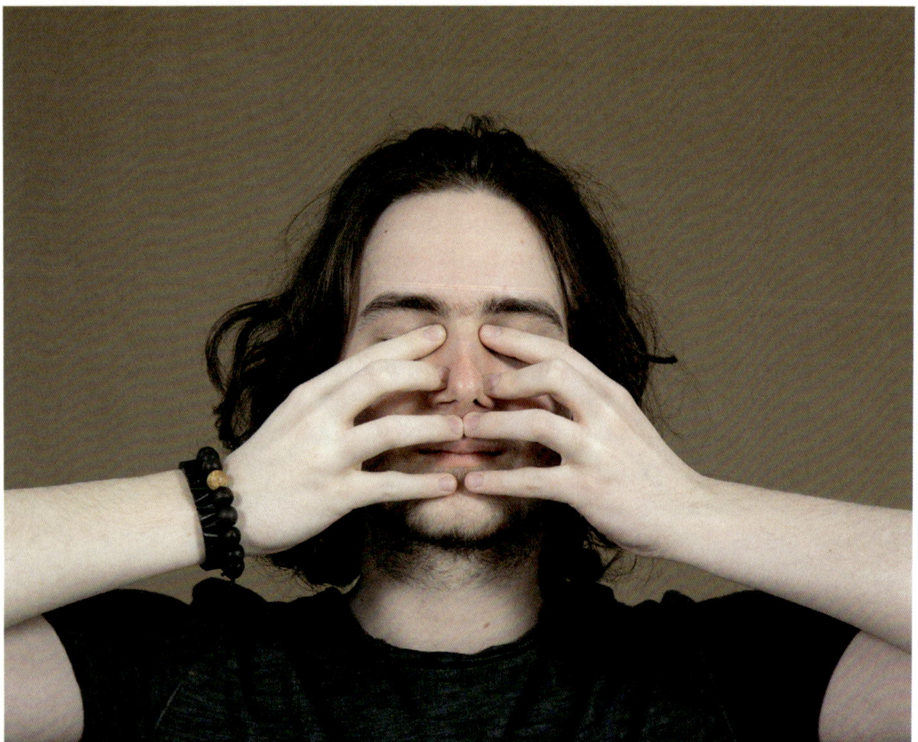

Stress ist ein großer Faktor unserer Zeit. Bis vor Kurzem ging man davon aus, dass hauptsächlich Erwachsene von Stress, Stresserkrankungen bis hin zum Burn-out betroffen sind. Inwieweit Jugendliche auch schon von Stress betroffen sind und welche Stressoren dies sein können, wollen wir uns nachfolgend anschauen. Doch schauen wir uns zunächst einmal an, was wir unter Stress verstehen.

» Stress (englisch für ‚Druck, Anspannung'; von lateinisch *stringere* ‚anspannen') bezeichnet zum einen durch spezifische äußere Reize (Stressoren) hervorgerufene psychische und physische Reaktionen bei Lebewesen, die zur Bewältigung besonderer Anforderungen befähigen, und zum anderen die dadurch entstehende körperliche und geistige Belastung *aus: https://de.wikipedia.org/wiki/Stress.* «

Die sogenannten *Stressoren* sind heute vollkommen andere als früher. Unsere Zeit ist gekennzeichnet durch enormen Leistungs- und Erwartungsdruck. Schon im Kindergartenalter wird häufig mehr Wert auf Förderung als aufs Spielen gelegt. Kinder sollen früh aufs Lernen vorbereitet werden, doch wenn ihr Gehirn noch nicht die nötige Reife für den Entwicklungsschritt hat, dann fördern wir nicht, sondern stressen das Kind.

6.1 Stress wirkt nicht nur im Gehirn

Hinzu kommt der schnelle Rhythmus unseres Lebens. Wir sind immer in Eile und wissen manchmal gar nicht, „wo uns der Kopf steht". Wenn wir uns des Modells der drei *Gunas* bedienen, bedeutet das, dass wir uns in einem sehr *rajas*-betonten Zustand befinden (eine Erklärung der Gunas findest du in Kap. 13).

Dies führt dazu, dass unser Sympathikus quasi daueraktiv ist. Der Sympathikus ist allgemein als Kampf-und-Flucht-System bekannt. Er bewirkt, dass der Blutdruck steigt, die Herzfrequenz nimmt zu und Stresshormone (Adrenalin, Noradrenalin, Cortisol) werden ausgeschüttet. Früher diente dieses raffinierte System dazu, den Körper auf den Kampf (oder eben die schnelle Flucht) gegen gefährliche Tiere oder andere Angreifer vorzubereiten.

Wenn unser Sympathikus in Aktion tritt, geht es um alles oder nichts, das heißt, unser gesamter Organismus reagiert, wenn wir Stress haben. Vieles davon geschieht so subtil, dass wir es nicht wahrnehmen. Die Stressoren unserer Zeit sind jedoch keine Mammuts, Säbelzahntiger oder verfeindete Stämme mehr, sondern Zeitdruck, die Erwartungen anderer zu erfüllen, Multitaskingfähigkeit, Druck in der Schule bis hin zu Mobbing.

Nicht zu vergessen ist hier auch der Stress, den wir durch die Zunahme der neuen Medien bekommen haben. Die ständige Erreichbarkeit und die Möglichkeit, den ganzen Tag „on" und „connected" zu sein, ist ein zusätzlicher Stressor.

Es gibt dazu mittlerweile den Begriff des „Fear of Missing out", was so viel bedeutet, wie Angst davor zu haben, etwas zu verpassen.

◊ Hat die Freundin geschrieben?

◊ Wurde etwas Neues in den sozialen Netzwerken gepostet?

◊ Habe ich neue Likes?

Ein nicht zu unterschätzender Stressfaktor gerade auch für unsere Teenager.

Doch es gibt auch einen sogenannten *Gegenspieler* zum Sympathikus: den Parasympathikus, der hingegen eine andere Aufgabe hat. Er senkt den Blutdruck und verlangsamt den Atem. Das Blut, das nun nicht mehr für Flucht oder Kampf in den Muskeln benötigt wird, kann wieder zurück in andere Systeme (Verdauungsorgane, Drüsensysteme usw.) fließen. Das parasympathische System wird im Yoga durch *Pranayama* (Atem- und Energieübungen) und Meditation trainiert und kann somit zur Regeneration und Entspannung führen.

Herauszufinden, dass Jugendliche sich gestresst fühlen, ist indes nicht so leicht, denn häufig benutzen sie dieses Wort nicht für ihre Empfindung. Wenn sie von stressen reden, dann bedeutet das meist, das ihnen etwas auf den Nerv geht. Sie reden in der Regel eher von Beschwerden, die sich auf Stress zurückführen lassen, wie z. B. Kopf- und/oder Bauchschmerzen, die Angst, nicht zu genügen, schlecht zu schlafen, zu viel im Kopf zu haben etc.

Das heißt natürlich nicht, dass es nicht auch andere Ursachen für diese Beschwerden geben kann, aber es lohnt sicher, den Faktor Stress hier im Blick zu behalten. Interessant ist in diesem Zusammenhang, dass es bisweilen den Anschein hat, dass Mädchen häufig anfälliger für Stress und Stresssymptomatiken sind als Jungs.

Die Psychologin Lisa Damour hat 2016 hierzu ein Buch veröffentlicht *Under pressure: Confronting the epidemic of stress and anxiety in girls*, in dem sie angibt, dass circa 31 Prozent der weiblichen Jugendlichen unter Angstgefühlen, psychischem Druck, verändertem Appetit und Müdigkeit leiden. Wogegen bei den Jungs nur 13 Prozent über solche Symptome berichten. Man kann davon ausgehen, dass auf den Mädchen häufig ein noch höherer Druck liegt, anderen gefallen zu wollen (sogenanntes *Pleasen*).

Dies wird sicherlich durch bestimmte Fernsehsendungen, die neuen Medien und auch das allgemeine Frauenbild (das nach wie vor in unserer Gesellschaft herrscht) verstärkt. Hinzu kommt auch, dass Mädchen aufgrund ihrer hormonellen Schwankungen häufig noch größerem Gefühlschaos ausgesetzt sind als Jungs.

Dass chronischer Stress starke Auswirkungen auf unsere Gesundheit hat, ist hinlänglich bekannt, doch wie sieht das Ganze aus, wenn es schon im Jugendalter beginnt? Stecken die Teens das lässig weg?

Nein, ganz sicher nicht. Das Niederländische Zentrum für Gesundheit von Kindern und Jugendlichen hat hierzu gemeinsam mit der Universität Maastricht eine große Übersichtsstudie durchgeführt. Die Wissenschaftler kamen zu der Erkenntnis, dass es zwei Lebensphasen in Kindheit und Jugend gibt, die besonders sensibel für Stresserkrankungen sind.

So kann man sagen, dass Stress den meisten Schaden anrichtet in den ersten beiden Lebensjahren und dann wieder in der Phase der Pubertät, was darauf zurückzuführen ist, dass das Gehirn in diesen Phasen die größten Entwicklungen durchläuft. Dieser Stress wird auch „Early Life Stress" genannt (Psychologie bringt dich weiter, 2021, S. 55).

Wir können also festhalten, dass Stress ein wesentlicher Faktor in der Erlebniswelt unserer Teenager ist, der durch unterschiedliche Stressoren ausgelöst wird. Sicherlich gilt auch hier, nicht zu verallgemeinern, denn gerade Stress ist eine sehr subjektive Empfindung, weshalb solche Sätze wie: „Stell dich nicht so an!" oder: „Da muss man halt durch!", absolut unangebracht sind.

Es gilt also für uns als Begleiter der Jugendlichen, sensibel wahrzunehmen, welche Signale der Jugendliche auch in Bezug auf Stress sendet. Hier können wir den Teens mittels Yoga, Achtsamkeitstechniken, Meditation, Atembeobachtung etc. viele sinn- und wirkungsvolle Techniken an die Hand geben, um besser mit Stress umzugehen und resilienzfähiger zu werden.

Und natürlich nicht zu vergessen ist unsere Vorbildfunktion. Wie gehen die Erwachsenen im Umfeld des Jugendlichen mit Stress um? Wir lernen am Modell!

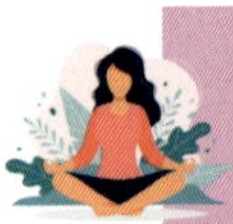

Tipp

Übe dich in der eigenen Beobachtung.

- Wo liegen deine Stressoren?
- Was hilft dir, besser mit Stress umzugehen?

Kapitel 7

Wohin geht der Weg?

– Wie wir uns entwickeln (same, same, but different)

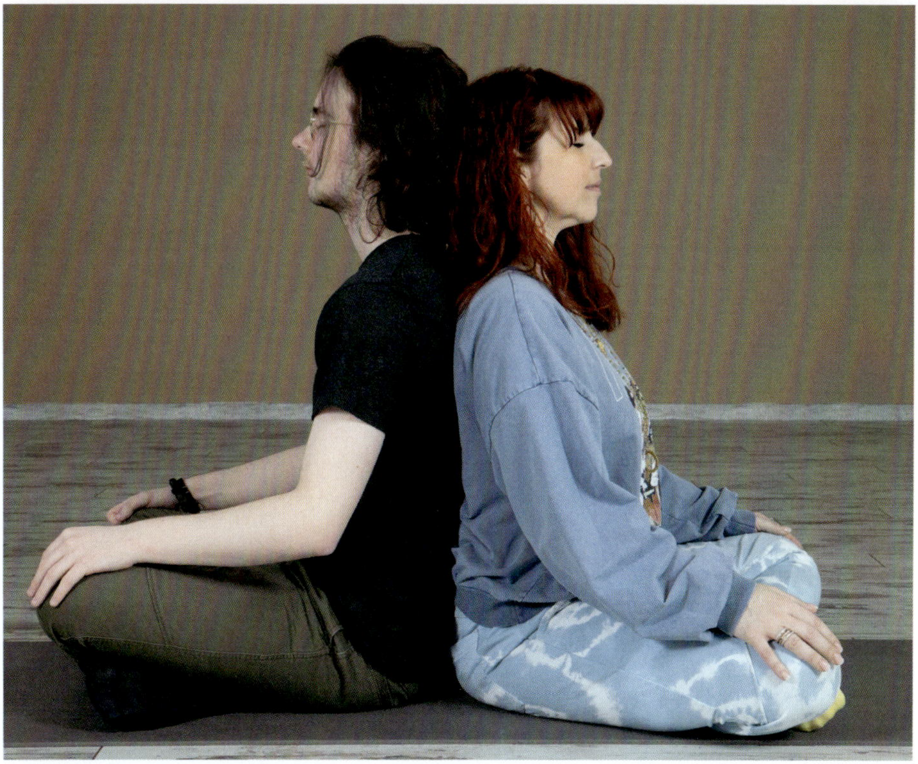

Vorweg sei gesagt, dies wird kein Kapitel über Entwicklungspsychologie, denn dazu wären komplette Bücher zu füllen. Auch geht es mir nicht darum, ein Entwicklungsmodell hervorzuheben oder dies als „richtig" herauszustellen. Es gibt noch einige weitere, als die hier genannten. Falls du tiefer in das Thema einsteigen möchtest, findest du sowohl im World Wide Web als auch in der Literatur vielerlei Publikationen hierzu.

Doch möchte ich einen kurzen Einblick in die menschliche Entwicklung geben, da es hilfreich ist, ein bisschen Wissen hierüber zu haben, um Menschen, und in unserem Fall die Jugendlichen, etwas besser zu verstehen. Das gilt im Übrigen auch für dich selbst.

7.1 Entwicklung mit lebenslanger Garantie

Die kognitive Entwicklung des Menschen erfolgt schrittweise und dauert ein Leben lang an (Stichwort: Hirnplastizität). Während dieser Entwicklung entstehen kontinuierlich neue/andere Variationen und Modifikationen. Die Neubildung von kognitiven Schemata und Strukturen entwickelt sich in einzelnen Abschnitten. Zur kindlichen Entwicklung gibt es diverse Modelle.

Ein Name, an dem man nicht vorbeikommt, ist Jean Piaget (1896-1980). Er forschte über 40 Jahre und gilt als Urvater der Entwicklungspsychologie. Er prägte in seiner Anschauung die beiden Begriffe der *Adaption* (Anpassung) und *Assimilation* (Verschmelzung), die er als ein wesentliches Wechselspiel in der Entwicklung sah.

Sein vierstufiges Modell zur kindlichen Entwicklung wird auch heute noch gelehrt. Er fand heraus, dass sich bei allen Menschen die Entwicklung durch dieselben Muster vollzieht. Er benannte zu jeder Stufe ungefähre Lebensalter, die jedoch einer gewissen Variabilität unterliegen. Die Stufen an sich folgen jedoch stets aufeinander, da die jeweils vorangegangene Stufe für das Erreichen der nächsten notwendig ist.

Piaget ging davon aus, dass wir Interaktion mit der Umwelt sowie aktives Handeln für unsere Entwicklung benötigen. Dies steht im Gegensatz zur Psychoanalyse, die von einem rein triebgesteuerten Modell ausgeht. Heute geht man jedoch davon aus, dass das Lebensalter der einzelnen Stufen früher zu datieren ist, da die Kinder diese, in den meisten Fällen früher, als von Piaget postuliert, erreichen.

Ein anderes Entwicklungsmodell, das weit verbreitet ist, stammt von Erik H. Erikson. Der Psychoanalytiker entwickelte ein achtstufiges Modell zur psychosozialen Entwicklung. Das Besondere an diesem Modell ist, dass jede Phase gekennzeichnet ist durch ihre Gegensätze. In jeder Stufe stehen sich zwei Komponenten gegenüber (vgl. Garz, 2008).

In der ersten Phase sind das Urvertrauen vs. Urmisstrauen. Erikson ging davon aus, dass jede Phase der Entwicklung auch eine Krise beinhaltet, die es zu überwinden gilt. Die für uns interessanten Phasen wären hier das *Schulalter*, welches durch die Gegensatzpaare *Überlegenheit* und *Unterlegenheit* gekennzeichnet ist. Wichtige Beziehungen sind hier Schule und Nachbarschaft.

In der Phase der *Adoleszenz* beschreibt Erikson die Gegensatzpaare *Identität vs. Verwirrung* und nennt als wichtige Beziehungen die Peergroups sowie fremde Gruppen. Schauen wir noch das nächste Stadium an, das sogenannte *frühe Erwachsenenalter*, welches durch *Vertrautheit vs. Isolation* und die Beziehungen zu Partner, Freundschaft, Sexualität, Wettbewerb und Zusammenarbeit gekennzeichnet ist.

Die Entwicklungsphase der Jugendlichen ist also, wenig verwunderlich, gekennzeichnet von der Suche nach Identität und einer (häufig großen) Verwirrung. Gerade jetzt braucht es Begleiter an ihrer Seite, die sie ernst nehmen, bei denen sie sich verstanden fühlen und an denen sie sich auch einmal reiben dürfen. Denn genau das ist ebenso wichtig wie wertvoll.

Es braucht nicht den Begleiter, der immer alles versteht und/oder gutheißt. Es braucht Menschen, die das nötige Standing haben, damit man sich an ihnen reiben kann. Die man auch mal infrage stellen darf und die sich auch Diskussionen und unangenehmen Fragen stellen. Das bedeutet für uns als Begleiter, dass wir gut über uns selbst Bescheid wissen.

◊ Was sind meine eigenen Schatten?

◊ Wie bewerte ich?

◊ Welche Glaubenssätze habe ich?

◊ Welche Werte sind mir wichtig?

◊ Wie habe ich mich selbst in der Phase des Heranwachsens erlebt und gefühlt?

7.2 Was brauchen die Jugendlichen von dir?

Die Arbeit und Begleitung von Menschen ist also immer auch eine Einladung an uns selbst, genau hinzuschauen. Auf der großen Entdeckungsreise nach unserem wahren Selbst (oder wie auch immer du es nennen magst) zu sein. Neugierig zu bleiben. Offen für Neues. Fragen zu stellen. Ehrlich zu sein. Vor allem aber nicht dem anmaßenden Glauben anheimzufallen, dass wir wüssten, wie es geht oder gar die Lösung parat haben.

Für mich ist das immer ein Warnsignal, wenn jemand behauptet, er wüsste für jemand anderen, wie es geht. Denn genau das kann nicht funktionieren, denn so ähnlich wir uns in vielem sind oder gar gleichen, so unterschiedlich ist unser Erleben durch unsere individuellen Prägungen. Sei also ein authentischer und vor allem ehrlicher Begleiter.

Partizipation ist ein wichtiges Stichwort in unserer Arbeit (und auch im (Familien-)Leben). Es bedeutet so viel wie teilhaben, mitbestimmen, mitwirken und ist ein zentrales Thema in der Arbeit mit Menschen.

In unserer pädagogischen Arbeit sind wir in den Bildungsinstitutionen sogar gesetzlich verpflichtet, Kinder und Jugendliche am Geschehen teilhaben und mitwirken zu lassen (UN-Kinderrechtskonvention Art. 12, KJHG §8, 45 SGB VIII). Wir alle wollen partizipieren, bedeutet dies doch auch, dass wir Resilienz und Selbstwirksamkeit fördern. Zudem erfüllt es auch unsere Grundbedürfnisse nach Wert, Bindung und Autonomie.

Wie gutes Lernen (und dazu gehört auch die Partizipation) gelingen kann, hat John Hattie (2020), ein neuseeländischer Professor für Erziehungswissenschaften, in einer groß angelegten Studie untersucht. Dazu hat er über 15 Jahre 800 Metaanalysen ausgewertet, an denen insgesamt 250 Millionen (!) Schüler beteiligt waren.

Er wollte herausfinden, welche Faktoren sich auf den Lernerfolg in welcher Stärke auswirken und kam zu einem wichtigen Ergebnis, das für viele Lehrer wegweisend ist (oder sein sollte). Die wichtigsten Faktoren hierbei sind die inhaltliche Klarheit des Unterrichts, ein gutes Schüler-Lehrer-Verhältnis (Stichwort Bindung), dass der Lehrer konstruktiv Feedback an seine Schüler gibt, rhythmisiertes Üben (Wiederholen, Vertiefen) und die Förderung selbstgesteuerten Lernens (Hattie, 2020). Diese Erkenntnis lässt sich für uns auch ganz hervorragend auf unseren Unterricht in Yoga und Achtsamkeit übertragen.

Deshalb noch ein kleines Erinner-mich für dich:

Du musst nicht alles wissen. Du musst nicht alles lösen. Auch du hast Gefühle und Bedürfnisse!

Was du tun kannst:

◊ Nimm die Jugendlichen ernst, vor allem auch in ihrer aktuellen Lebenssituation.

◊ Lade die Jugendlichen ein, den Unterricht mitzugestalten, bleibe dran an ihren Themen.

◊ Sei neugierig.

◊ Inspiriere die Jugendlichen und genauso lasse dich von ihnen inspirieren.

◊ Erinnere dich an deine eigene Pubertät, wir kennen alle das Gefühl, nicht so recht zu wissen, wo es hingehen soll.

◊ Kreiere gemeinsam mit den Jugendlichen eine Atmosphäre, in der sich alle Beteiligten (auch du) wohlfühlen.

◊ Habe Freude an dem, was du tust! Deine Freude am Tun wird sich auf die Jugendlichen übertragen.

◊ Alles ist Yoga – es muss nicht immer der Asanateil im Vordergrund stehen. Nimm wahr, welche Bedürfnisse der Jugendlichen aktuell dran sind!

◊ Sei du selbst und im besten Fall liebe und lebe, was du tust!

Kapitel 8
Emotionen und Bedürfnisse

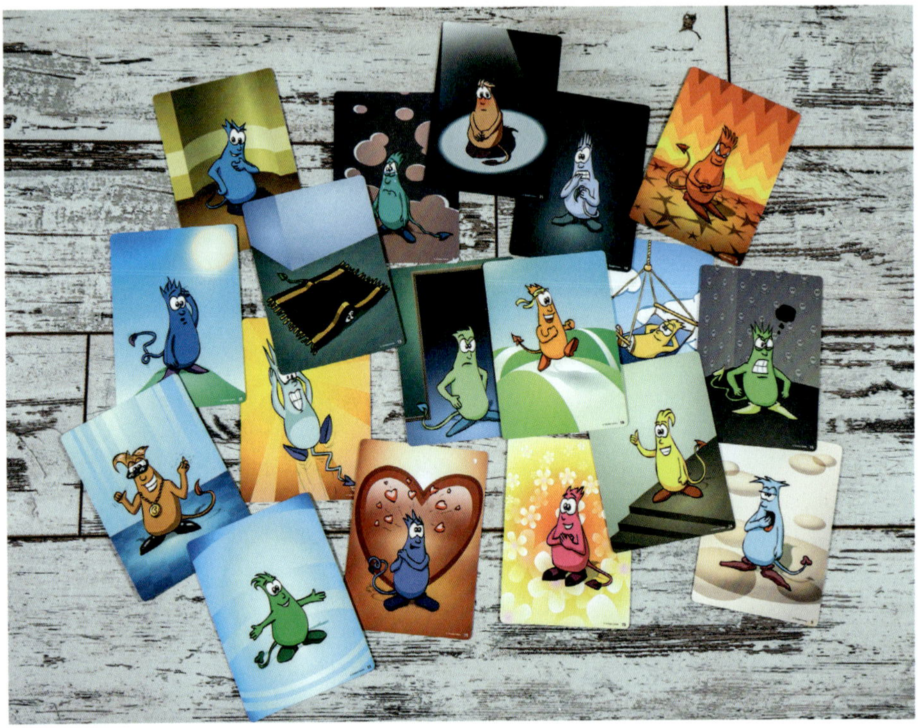

Gefühlsmonster®-Karten

Wir Menschen sind fühlende Wesen und in der Lage, unsere Gefühle auf vielfältige Weise auszudrücken. Ein wichtiger Faktor für ein zufriedenes Leben ist die Wahrnehmung und der Umgang mit den eigenen Gefühlen. Ein erster sehr wichtiger Schritt neben der Erkenntnis, dass ich fühle und was ich fühle, ist dann dieses Gefühl, es auch in Worte fassen zu können.

Was so banal klingt, ist oftmals schwerer, als gedacht. Das mag daran liegen, dass wir in der Regel als denkende Wesen angesprochen werden und somit die Kognition meist im Vordergrund steht. In meiner Arbeit erlebe ich sehr häufig, dass Menschen nicht in der Lage sind, ihren Gefühlen Worte zu geben, denn auch das will gelernt sein. Es ist sehr schwierig und bisweilen sogar unheimlich, wenn ich etwas fühle und dazu keine Worte habe.

Deshalb liegt ein Fokus meiner Arbeit mit Jugendlichen darauf, ihnen möglichst viele Worte für ihre Gefühle zu geben. Kann ich benennen, wie ich mich fühle, kann das die ganze Sache schon einmal wesentlich erleichtern. Dazu gehören dann auch noch die Bedürfnisse, doch darauf kommen wir später noch zurück.

8.1 Emotionen

Wir Menschen kommen mit einer perfekten (Grund-)Ausstattung auf die Welt. Hierzu gehören unter anderem die sogenannten *Basisemotionen*:

- ◊ *Freude:* Wir freuen uns, wenn wir etwas bekommen, das unsere Grundbedürfnisse befriedigt und uns bereichert. In der Regel wollen wir dann mehr davon. Das sind Erfahrungen in unserem Leben, die wir als für uns positiv bezeichnen. Freude bedeutet: Unsere Bedürfnisse werden gerade erfüllt. Sie sagt uns, was uns wichtig ist und was uns ein gutes Gefühl bereitet.

- ◊ *Wut:* Wir wollen uns schützen. Je nach Kontext und Einsatz kann Wut äußerst hilfreich sein. Man kann sie als den „Sprit im Tank" sehen. Wut dient unter anderem auch der Selbstbehauptung und dem Setzen von Grenzen. Unsere Grundbedürfnisse wurden frustriert oder drohen, frustriert zu werden. Die Wut zeigt uns: Unsere Bedürfnisse werden gerade bedroht, wir sollten etwas dagegen unternehmen.

- ◊ *Angst:* Wir nehmen eine Bedrohung in Gegenwart oder Zukunft wahr. Angst ist ein Signal dafür, dass eine mögliche Frustration von Grundbedürfnissen ansteht und wir uns vor der Bedrohung schützen sollen. Sie sagt uns: Sei wachsam, stelle dich auf Verteidigung ein bzw. schütze dich.

◊ *Trauer:* Wir sind traurig, wenn wir einen Verlust erleben und ihn realisieren. Ein oder mehrere Grundbedürfnisse wurden frustriert. Der Verlust lässt uns Verletzung und Schmerz erfahren. Wir wollen das Verlorene zurück. Die Trauer hilft uns, zu heilen und wieder offen für Neues zu werden. Sie sagt uns: Du hast etwas verloren, das verletzt dich und benötigt Heilung.

◊ *Ekel:* Der Ekel dient uns als Prävention gegen für uns Negatives und/ oder wenn wir etwas als gefährdend für unsere Grundbedürfnisse ansehen. Er ist eine Art Abwehrmechanismus auf unterschiedlichste Reize mit unterschiedlichsten, physischen Reaktionen. Das Ekelauslösende soll weg von uns, da es uns schadet. Der Ekel sagt uns: Das tut dir nicht gut, raus oder weg damit.

◊ *Überraschung:* Wir haben etwas Unvorhergesehenes wahrgenommen, wissen aber in diesem Moment noch nicht wirklich, wie sich das zu unseren Grundbedürfnissen verhält. Sie sagt uns: Das habe ich nicht erwartet und muss es erst mal auf mich wirken lassen. Dann kann ich feststellen, wie es sich zu meinen Grundbedürfnissen verhält. So ist Überraschung im Grunde erst einmal neutral, kann sie dann im Kontext der Bedürfnisse von uns als positiv oder auch negativ erlebt werden.

Der amerikanische Anthropologe und Psychologe Paul Ekman hat die Basisemotionen empirisch nachgewiesen (vgl. www.dasgehirn.info/denken/emotion/die-wurzeln-der-gefuehle). Diese sechs Emotionen werden überall auf der Welt erkannt, gleich in welcher Kultur oder Sozialisation man aufgewachsen ist. Einige andere Forscher zählen zu den Basisemotionen auch noch Liebe, Stolz und Verachtung. Geteilter Meinung ist man darüber, welche Emotionen als Grundausstattung mit uns auf die Welt kommen und welche anerzogen sind.

Unsere Emotionen dienen nicht nur als Kommunikationselement, sondern zeigen uns auch auf ganz einfache Weise, ob ein Bedürfnis von uns erfüllt wurde oder nicht. Häufig höre ich, dass es „gute" und „schlechte" Emotionen gibt. Dem möchte ich vehement widersprechen. Alle unsere Gefühle sind gut und richtig, wie sie sind und zeigen uns eine ganze Menge über uns.

Wut ist ein wichtiges Signal, und, wie wir oben gesehen haben, kann es sogar der Sprit im Tank sein. Um das Ganze etwas besser zu verstehen, ist es hilfreich, sich auch unsere Grundbedürfnisse anzuschauen. Doch vorab noch ein Wort zum Unterschied von Gefühlen und Emotionen. Die Basisemotionen haben wir oben bereits kennengelernt.

Emotionen sind eine kurze, intensive Reaktion auf eine Situation, der du individuell eine Bedeutung beimisst. Gefühle hingegen entstehen aufgrund unserer Bewertungen, z. B. eines Ereignisses. Du bist beispielsweise als Kind von einem Spielturm gestürzt, also bedeutet Höhe Gefahr und löst gewisse Gefühle bei dir aus. Gefühle sind also direkt und eng mit unserer Kognition verbunden. Aber, du ahnst es wahrscheinlich schon: Auch hier gibt es unterschiedliche Konzepte und Annahmen.

8.2 Bedürfnisse, erfüllt vs. unerfüllt

Auch bei den Bedürfnissen gibt es sogenannte *Grundbedürfnisse*, die jeder Mensch hat. Hinzu kommt noch eine lange Liste differenzierter Bedürfnisse, die sehr individuell sein können. Deshalb werden wir unser Augenmerk hier erst einmal auf die Grundbedürfnisse legen:

◊ ***Bindung:*** Menschen brauchen Bindung. Wir kommen als hilfloses Wesen auf diese Welt. Wir benötigen zum Überleben die Nähe der Mutter (oder einer Bezugsperson), Geborgenheit, Sicherheit, Berührung. Bindung bedeutet, angebunden sein an etwas, in diesem Fall an meine Bezugsperson(en). Später sind das auch Partner, Freunde etc. Bindung bedeutet: Ich gehöre dazu und bin angebunden!

◊ ***Autonomie:*** Ein wesentlicher Entwicklungsschritt von kleinen Kindern ist das Entdecken der eigenen Autonomie. War in der ersten Zeit noch eine Symbiose zur Mutter (Bezugsperson) vorhanden, so erlebt das Kind sich nun als getrennt und eigenständig. Wir alle möchten als autonome Wesen wahrgenommen werden. Autonomie bedeutet: Ich kann (schaffe) das alleine!

◊ ***Kontrolle:*** Ein wesentliches Bedürfnis von uns Menschen ist das Bedürfnis nach Kontrolle. 2020 war ein Jahr, das uns das sehr deutlich gezeigt hat, nämlich was passiert, wenn wir erkennen, dass wir eben nicht alles unter Kontrolle haben. Kontrolle zeigt sich z. B. auch in Ritualen, festen Tagesabläufen, Gewohnheiten ... Die Angst vor Kontrollverlust gehört zu den weitverbreiteten Ängsten und kann sich bis hin zu zwanghaftem Verhalten manifestieren. Kontrolle bedeutet: Ich schaffe mir Sicherheit, indem ich (vermeintlich) alles unter Kontrolle habe.

◊ *Wert:* Das Bedürfnis nach Wert eint uns Menschen. Wir wollen gesehen sein, wahrgenommen werden in unserer Einzigartigkeit und mit unseren individuellen Fähig- und Fertigkeiten. In unserer heutigen technisierten Welt versuchen viele Menschen, ihren Wert in den sozialen Netzwerken zu bekommen, z. B. durch viele Follower, Likes etc. Gerade für Teenager ist dies ein mitunter „gefährliches" Terrain. Wert bedeutet: Ich bin gut so, wie ich bin!

◊ *Lustgewinn/Unlustvermeidung:* Jeder Mensch möchte Lust empfinden und Unlust vermeiden. In der systemischen Therapie/Beratung gibt es die Aussage: Wenn etwas gut funktioniert, mache mehr davon. Funktioniert es nicht, lasse es sein. Das trifft dieses Grundbedürfnis sehr gut. Ich möchte mich gut fühlen, wohlschmeckendes Essen zu mir nehmen, mit Menschen, die mir wohlgesonnen sind, umgeben sein etc. Das bedeutet: Ich möchte am liebsten nur für mich Positives erfahren/erleben.

Nun können wir wunderbar die Gefühle mit den Bedürfnissen verknüpfen. Ein auftretendes Gefühl zeigt uns nämlich sehr deutlich, ob ein Bedürfnis erfüllt wurde oder eben nicht. Nehmen wir das Beispiel Freude: Du hast dich schon sehr lange auf den Abend mit deiner Freundin gefreut und ihr erlebt gemeinsam eine tolle Zeit. Du wirst dich höchstwahrscheinlich glücklich fühlen, also Freude empfinden, denn dein Bedürfnis nach Bindung, Wert und Lustgewinn wurde erfüllt.

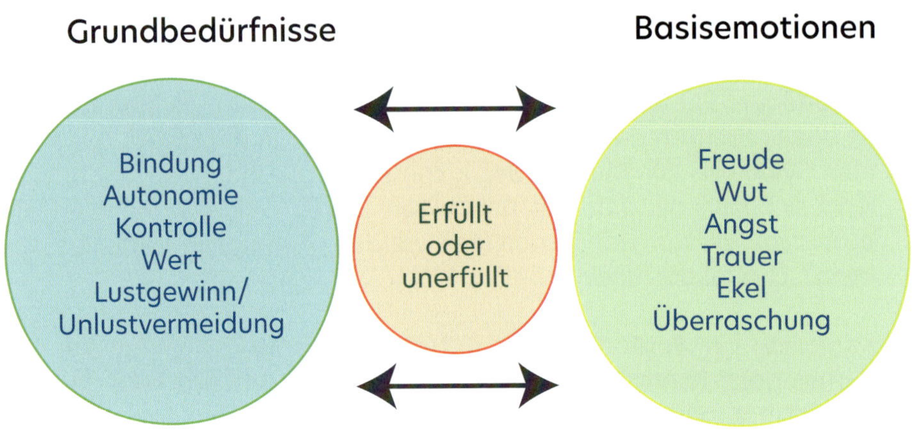

Modell verändert nach Grawe, das auch in der Schematherapie genutzt wird.

8.3 Wut – das „negative" Gefühl

Nehmen wir noch als Zweites die Wut, denn sie hat meist einen nicht so guten Ruf bei den Gefühlen. Nutzen wir die gleiche Situation. Du hast dich schon lange auf den Abend mit deiner Freundin gefreut. Eine halbe Stunde vorher sagt sie unerwartet ab. Lassen wir erst einmal die Gründe (und ob sie für dich nachvollziehbar sind) beiseite.

Fakt ist, du wirst dich wütend fühlen (wahrscheinlich auch traurig, aber lasse uns bei der Wut bleiben), denn dein Bedürfnis nach Bindung (zu deiner Freundin), Wert (ich werde gesehen) und Lustgewinn (ein schöner Abend mit leckerem Essen, Tanzen oder Ähnliches) wurde frustriert. Und es ist doch auch vollkommen okay, in so einer Situation wütend zu sein.

Doch jetzt kommt es, denn nun wird es interessant. Es kommt nämlich nun darauf an, wie du mit diesem Gefühl umgehst. Es gibt mannigfaltige Möglichkeiten, mit dieser Situation umzugehen. Häufig verfallen wir in alte Muster, die sich bewährt haben, auch wenn sie vielleicht nicht immer zielführend sind auf lange Sicht. Es lohnt sich also absolut, hinter die eigenen Kulissen zu schauen und mal zu forschen, woher so manche Reaktion stammt. Denn je besser du dich selbst kennst, desto authentischer kannst du in der Begleitung der Teenager sein.

Und das ist ein wesentlicher Faktor: Teenager brauchen authentische Vorbilder. Erwachsene, die zu ihren Gefühlen und Bedürfnissen stehen und um diese wissen. Die erklären können, was da manchmal so los ist und an denen man sich auch mal reiben darf!

Wut ist ein Gefühl, das sich bei Teenagern häufig sehr deutlich und offensichtlich zeigt. Das liegt zum einen ganz schlicht an den gerade stattfindenden Umstrukturierungen des Gehirns (s. Kap. 12). Zum anderen aber auch daran, dass die Bedürfnisse nach Autonomie und Lustgewinn sehr zentrale in dieser Entwicklungsphase sind.

Zudem ist Wut auch ein Abgrenzungsimpuls. Ich möchte als eigenständig, autonom und individuell wahrgenommen werden. Wichtig ist nun, den Teenagern zu erlauben, auch wütend zu sein. Erfahrungsgemäß nimmt es auf Dauer kein gutes Ende, wenn Gefühle unterdrückt werden. Brechen sie doch meist irgendwann (häufig erst Jahre später) irgendwie, irgendwo wieder, auf die eine oder andere Weise, durch.

So sollte es darum gehen, der Wut auf eine adäquate Weise Ausdruck zu verleihen. Hier können z. B. die gewaltfreie Kommunikation oder das Yama *ahimsa* Ansätze sein. Zudem gibt es auch viele Möglichkeiten auf körperlicher Ebene, z. B. die Ha-Übung oder die Schüttelmeditation, die du im Praxisteil findest. Heißt: Wut ist vollkommen okay und in Ordnung. Wichtig ist, zu lernen, wie gehe ich mit ihr um bzw. kann ich sie vielleicht sogar positiv nutzen.

Ein anderes, häufig auftretendes Gefühl in der Pubertät ist Angst.

8.4 Angst – normal oder pathologisch?

Ängste gehören zu unserem Leben dazu und begleiten uns von Beginn an. Auch hier vielleicht erst einmal eine Begriffsklärung:

> » Angst ist ein Grundgefühl, das sich in als bedrohlich empfundenen Situationen als Besorgnis und unlustbetonte Erregung äußert. Auslöser können dabei erwartete Bedrohungen, etwa der körperlichen Unversehrtheit, der Selbstachtung oder des Selbstbildes sein. «
> *aus: https://de.wikipedia.org/wiki/Angst*

Wir alle erleben in unserem Leben entwicklungsbedingte Ängste. Diese sind ein normaler Prozess im Heranwachsen. So gibt es einige alterstypische Ängste, die im Großen und Ganzen jeder durchlebt. Interessant ist diese Tabelle der alterstypischen Ängste, die zu finden ist unter: https://www.neurologen-und-psychiater-im-netz.org/kinder-jugend-psychiatrie/warnzeichen/aengstlichkeit-anzeichen-fuer-behandlungsbeduerftige-aengste/aengstlichkeit-und-normgerechte-aengste/

So sehen wir, dass Kinder zwischen null und sechs Monaten häufig Angst haben vor lauten Geräuschen. In der Phase des Fremdelns (circa 6-9 Monate) ist, wenig überraschend, der Fremde angstbesetzt. Im Jugendalter (etwa 13 bis 18 Jahre) gelten Verletzung, Krankheit, soziale Situation und Sexualität als typische Ängste dieses Entwicklungsalters.

Wenn wir diese nun auf unser derzeitiges Erleben legen, dann ist die Angst vor Krankheit und sozialer Isolation im Zuge einer Pandemie, wie wir sie seit März 2020 erlebt haben, sicher etwas sehr Tiefgreifendes.

Wichtig ist, anzumerken, dass Angst definitiv auch sehr nützlich und hilfreich sein kann. Zum Beispiel brauchen wir die Angst, um mutig zu sein. Und sie schützt uns in gefährlichen Situationen. Die Angst zeigt uns, dass eines unserer Grundbedürfnisse frustriert ist. Wenn wir Angst haben, denken wir häufig in die Zukunft und haben dann Sorge, dass etwas passieren oder eintreten könnte.

Wichtig ist es, dass wir lernen, mit unserer Angst umzugehen, sonst kann sie lähmend wirken und das lässt uns nicht mehr handlungsfähig sein.

Eine Möglichkeit bei Angst vor einer Situation ist z. B., den angstmachenden Gedanken zu Ende zu denken. Was kann passieren? Ist das wirklich realistisch?

Denn häufig kommen wir ins Grübeln, und drehen uns dann im Kreis. Grübeln ist auch gerade im Teenageralter häufig anzutreffen. Die Jugendlichen machen sich unglaublich viele Gedanken und das kann auch schnell zu einer Spirale werden.

So ist es wichtig, Ängste zu thematisieren, darüber zu sprechen und diese auch ernst zu nehmen. Wie bei allem ist Angst sehr subjektiv, wovor der eine Angst hat, muss für den anderen noch lange nicht beängstigend sein.

Der Realitätscheck ist in der Regel sehr hilfreich, wie auch die bekannte Geschichte von der Schlange zeigt, die aus dem *Vedanta* stammt und in unterschiedlichen Versionen erzählt wird. Deshalb hier meine Version und in kurzer Fassung, denn wichtig ist die Botschaft.

> Ein Mann läuft einen Weg im Wald entlang. Plötzlich sieht er eine Schlange und erstarrt, dann beginnt er, panisch um Hilfe zu rufen. Ein anderer Mann kommt herbei und will die Schlange verjagen, sieht aber schnell, dass es gar keine Schlange ist, sondern dass es sich hier um ein einfaches Seil handelt.

Die Botschaft ist ganz schlicht, dass uns häufig unser Geist einen Streich spielt. Wir sind voller Annahmen, Glaubenssätze, Verhaltensmuster und sehen die Welt durch unsere ganz eigene individuelle, durch unsere Erfahrungen gefärbte Brille. Manchmal interpretieren wir Situationen, Menschen, Dinge auf eine bestimmte Art und Weise. Dann kann es hilfreich sein, zur Ruhe zu kommen, und nach innen zu schauen.

Diese Lösung ist allerdings nur bei persönlichen Problemen hilfreich, wie z. B. auch bei diffusen Ängsten. Bei sogenannten *praktischen Problemen* hilft es natürlich nicht, sich erst einmal neben das Fahrrad zu setzen, wo gerade der Reifen platt ist. Hier gilt es, praktisch zu handeln und das Loch im Reifen zu flicken (s. Kap. 13 ff, in dem wir uns der Philosophie zuwenden).

Wichtig ist jedoch immer, dass wir genau hinschauen. Es gibt Situationen, Ängste und Stimmungen, die sollten unbedingt in professionelle Hände gegeben werden! Deshalb ist es, wie anfangs bereits erwähnt, unglaublich hilfreich, ein professionelles Netzwerk zu haben, in dem man sich austauschen und unterstützen kann.

Zudem gilt auch hier wieder der Grundsatz: Jeder ist anders und braucht bisweilen auch unterschiedliche Möglichkeiten des Umgangs hierfür. So kann es sein, dass ein Teenager in einer für ihn herausfordernd wirkenden Situation nicht zur Ruhe kommen kann mit einer Atem- oder Meditationsübung. Vielleicht braucht es dann eher etwas Bewegtes oder eine andere Möglichkeit des Umgangs hierfür. Deshalb empfiehlt es sich auch, unterschiedliche Tools, Ideen und Möglichkeiten im eigenen Methodenköfferchen zu haben.

Tipp

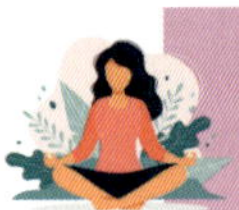

Hilfreiche Übungen dazu findest du im Praxisteil, wie z. B. die „Schüttelmeditation".

8.5 Mehr fühlen – weniger denken

Wenn wir Jugendlichen Worte für ihre Gefühle und Bedürfnisse geben, so entwickeln sie Verständnis und Empathie für sich selbst, aber eben auch für andere Menschen. Zusätzlich ist Frustrationstoleranz ebenfalls ein wichtiges Lernfeld. Es geht eben nicht immer sofort, dass meine Bedürfnisse erfüllt werden, denn der andere hat ja schließlich auch welche! Ein wichtiges Thema, gerade auch in der Arbeit mit Jugendlichen, denn hier schwappen bisweilen Gefühle hoch und überfordern die Teenager mitunter total.

Dass dies seinen Grund im Umbau des Hirns hat, werden wir noch erfahren. Teenager benötigen Worte für ihre Emotionen und Bedürfnisse, damit sie diese mitteilen und den Umgang mit ihnen lernen können. Nur so können sie zu dem Erwachsenen heranreifen, den wir als authentisch oder kongruent (was so viel heißt wie „völlig übereinstimmend") bezeichnen würden.

Denn vielleicht kennst du das auch, dass dir jemand etwas erzählt und du irgendwie ein komisches Gefühl hast. Das könnte z. B. daran liegen, dass dieser Mensch nicht kongruent ist, das heißt, dass das, was er sagt, nicht zu dem passt, was er fühlt bzw. über Mimik und Gestik ausdrückt. Gerade Teenager brauchen also unsere Unterstützung und unser Vorleben im Umgang mit diesen Dingen.

Fehlende Worte sind mit ein Grund dafür, dass sich frühe Traumata (aus der nonverbalen Zeit) so schwer aufarbeiten lassen, nämlich weil wir es, im wahrsten Sinne des Wortes, nicht in Worte fassen können. Worte für unsere Bedürfnisse zu finden, fällt uns häufig nicht leicht, auch hier ist es lohnenswert, sich einmal ein bisschen näher damit zu beschäftigen.

Zudem gibt es auch Menschen, die nicht in der Lage sind, ihre Gefühle zu erkennen bzw. zu benennen. In der Psychologie gibt es den Begriff der Gefühlsblindheit. Das kann daraus resultieren, dass dem Kind seine eigenen Gefühle quasi abgesprochen wurden.

Ist ein Kind wütend und hört dann Sätze wie: „Das ist doch kein Grund, wütend zu sein." Oder: „Wegen so etwas muss man sich doch nicht so aufregen." Dann erlebt das Kind, dass es seinen Gefühlen nicht trauen kann oder diese sogar falsch oder fehl am Platz sind. Gleiches gilt auch bei Traurigkeit und Sätzen wie: „Das ist doch kein Grund zu weinen." Oder: „Stelle dich doch nicht so an, du bist wirklich ein Sensibelchen."

Manche dieser Sätze sind schnell gesagt und oftmals machen wir uns keine Gedanken darüber, wie tief greifend sie den anderen bewegen. Natürlich muss nicht jeder Satz diese Reaktionen, Glaubenssätze oder spätere Reaktionsschemata hervorrufen, doch die Möglichkeit, mit solcher Art Sätze etwas (ungewollt) zu hinterlassen, ist leider sehr hoch. So macht es Sinn, die eigene Sprache und auch das Wording einmal genau zu beobachten (siehe auch Kap. 9).

Denn auch wir möchten unsere Gefühle und Bedürfnisse nicht abgesprochen bekommen, sind sie doch unsere eigenen und individuell. Somit ist, genau genommen, von niemandem zu bewerten, ob sie gerade so angemessen sind oder nicht. Das führt uns zurück zu den Jugendlichen.

Gerade im Teenageralter sind Gefühle bisweilen wie eine große Welle, die den Menschen wahrlich überrollen kann. Auch hier gilt es, den Jugendlichen zu vermitteln, dass das vollkommen normal ist. Es ist wichtig, ihnen nun Unterstützung im Umgang mit solchen Empfindungen zu geben, Worte, um ihr Erlebnis auch zu kommunizieren und ihnen im besten Fall ein paar Tools zu geben, um sich selbst helfen zu können. Denn gerade in unserer Kindheit und im Jugendalter lernen wir, wie wir zukünftig mit unseren Gefühlen umgehen.

Dies ist also als ein wichtiger Entwicklungsschritt zu sehen, der nicht alleine vonstattengeht. Die Regulation von Gefühlen muss geschult werden und bedarf auch konkreter (und konstruktiver) Rückmeldungen der Erwachsenen (Eltern, Lehrer etc.).

Vielleicht noch ein Wort zum *positiven Mindset*, das gerade auch im Coaching- und Yogabereich ziemlich in ist. Häufig wird hier propagiert, es wäre alles eine Sache der Ausrichtung, man müsse nur den Blick auf das Positive richten und schon ist man in der Lage, sein Leben zu verändern. Doch so einfach ist das nicht, denn all die tiefen Glaubenssätze und -muster werden dann quasi nur überdeckt (Stichwort: „Toxic positivity").

Zudem sollten wir uns darüber im Klaren sein, was eine solche Denkweise bei Jugendlichen hervorruft. Sie können den Eindruck gewinnen, dass man in einer bestimmten Art und Weise sein müsste.

- Und was ist denn dann, wenn nicht?
- Wenn ich nicht immer nur das Positive sehen kann?
- Was ist, wenn das nicht gelingt?
- Bin ich dann verkehrt?
- Wohin mit Wut und Trauer etc.?

Was nicht bedeutet, dass das Positive in Dingen sehen zu können, eine tolle Sache ist, doch die Menge macht es, wie bei allem. Und wieder gilt: Mache dir dein eigenes Bild!

Tipp

Übe an und mit dir selbst. Nimm deine Gefühle wahr. Benenne sie. Welches Bedürfnis wurde gerade erfüllt/nicht erfüllt?

Zusatzinfo

Die Gefühlsmonster®-Karten sind ein tolles und vielseitiges Tool, um über Gefühle zu kommunizieren. Das Wunderbare an diesen Karten ist, dass sie keinerlei Zuschreibung auf den Bildern haben, das heißt, es bleibt viel Spielraum für eigene Interpretationen.
Ein Beispiel: Es gibt ein Bild, da sieht man ein Gefühlsmonster unter einem Teppich liegen und nur die Augen schauen heraus. Nun können wir sagen, das Gefühlsmonster ist neugierig, oder es hat Angst und versteckt sich, oder es möchte seine Ruhe haben, oder, oder …

Ich arbeite mit diesen Karten mit Menschen aller Altersstufen und habe sehr gute Erfahrungen damit machen dürfen.

Wo du die Karten bekommst, findest du im Anhang.

Kapitel 9
Die Macht der Sprache
und warum es sich lohnt, manchmal kleinlich zu sein

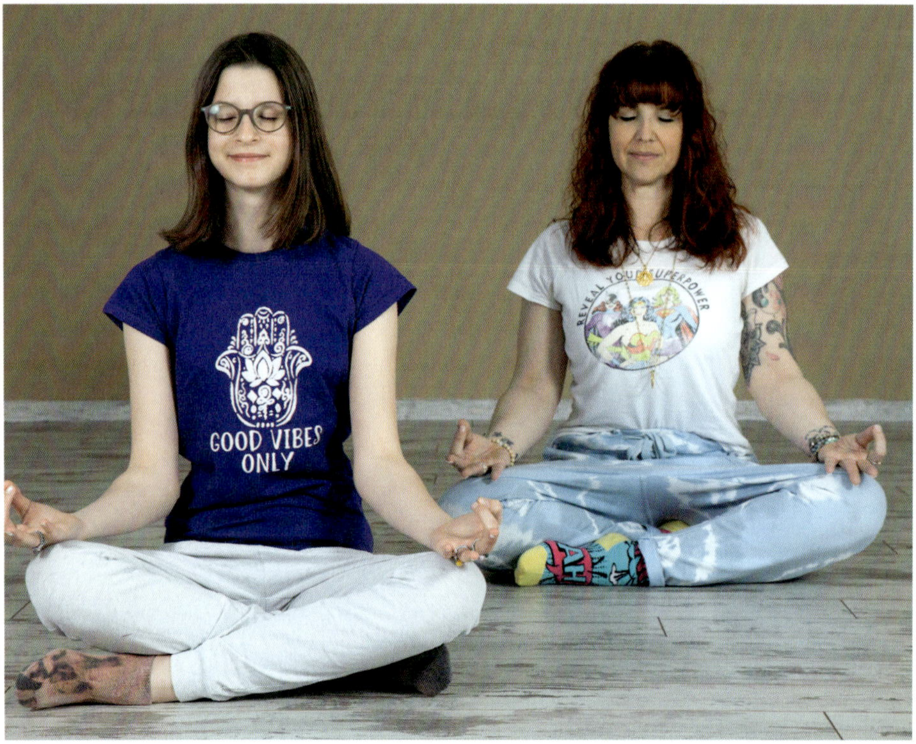

Sprache ist sehr machtvoll. Wenn wir uns einmal bewusst machen, wie leicht wir einen anderen Menschen über unsere Sprache beeinflussen können, wird deutlich, dass es sich lohnt, hier einmal genauer hinzuschauen.

Wir haben das Thema Jugendsprache bereits zu Beginn kurz thematisiert. Sprache ist eine gute Möglichkeit, um sich abzugrenzen. Das kennen wir gut. Wenn wir z. B. in einem anderen Land sind und die dortige Sprache nicht verstehen, dann fühlen wir uns schnell ausgegrenzt.

Doch es gibt neben der gesprochenen Sprache noch andere Möglichkeiten der Kommunikation. Ein wesentlicher Faktor ist hier die Körpersprache. Verschränke ich beispielsweise die Arme vor meinem Körper und rolle die Augen nach oben, muss ich dazu nicht sprechen. Für mein Gegenüber ist klar, dass ich gerade etwas ziemlich doof finde, geringschätze oder genervt bin.

Von Paul Watzlawick (Psychoanalytiker und Philosoph) stammt der bekannte Satz: „Man kann nicht nicht kommunizieren." Das bedeutet, dass wir immer im Austausch miteinander sind.

Kommunikation findet immer statt, auch wenn wir uns dessen vielleicht gerade nicht bewusst sind. Deshalb ist mir dieses Thema, auch in meinen Ausbildungen, sehr wichtig. Denn häufig ist uns gar nicht klar, welche Wirkung unsere (Körper-)Sprache auf unsere Mitmenschen hat.

Gerade auch in der Arbeit mit Jugendlichen ist eine präzise Kommunikation wertvoll. Wir sind Vorbild und das natürlich auch im Bereich der Sprache. Dazu gehören auch Dinge wie:

◊ Rede ich über andere, wenn ja, wie?

◊ Wertschätzend?

◊ Abwertend?

◊ Lobe ich oder kritisiere ich eher?

◊ Spreche ich Menschen im „du" an oder als Gruppe?

◊ Komme ich als allwissend daher?

◊ Bin ich offen für einen Diskurs?

Wie wir Sprache nutzen, ist uns anerzogen und erlernt von unseren Vorbildern. Das ist uns so selbstverständlich in Fleisch und Blut übergegangen, dass wir häufig gar nicht wahrnehmen, welche Muster, Wörter, Phrasen wir häufig verwenden. Deshalb lohnt es sich sehr, hier einmal einen dezidierten Blick drauf zu werfen.

Das kann in Form eines Außenstehenden sein, der sehr präzise auf meine Sprache achtet und eine (konstruktive) Rückmeldung hierzu gibt. Auch spannend ist es, sich einmal aufzunehmen, z. B. beim Unterrichten. Ich weiß, den meisten von uns ist es nicht so angenehm, sich selbst zu hören. Doch es lohnt sich, auch im Hinblick auf die Selbstreflexion.

Wenn wir im Sinne des Yoga unterrichten möchten, sollten wir uns genau diese Frage stellen:

- Wie möchte ich wahrgenommen werden?
- Was möchte ich vermitteln?
- Bin ich auch in meiner Sprache authentisch, gewaltfrei (*ahimsa*), wahrhaftig (*satya*) und zugewandt?

Ich gebe zu, ich bin da recht pingelig und das deshalb, weil wir uns ganz häufig nicht im Klaren darüber sind, wie unachtsam, gewalttätig und nicht wertschätzend unsere Sprache mitunter ist. Deshalb kann ich nur empfehlen, sich einmal etwas genauer mit dem Thema zu beschäftigen.

Interessant sind hier auch die gewaltfreie Kommunikation nach Marschall B. Rosenberg und das Vier-Ohren-Modell von Friedemann Schulz von Thun (Bücher hierzu findest du in der Literaturliste).

Ich möchte dir ein kleines Beispiel geben, wie Worte, oft unbewusst, benutzt werden, ohne dass wir uns ihre genaue Bedeutung klarmachen.

Ich kenne viele Yogalehrer, Pädagogen, Coaches, die von ihrer Gruppe als „Truppe“ sprechen. Ja, und wo soll da jetzt das Problem liegen, denkst du vielleicht. Wenn wir uns das Wort Truppe mal genauer ansehen, dann kommt es ursprünglich aus dem militärischen Kontext. Ich persönlich möchte meine Gruppen nicht mit militärischem Drill gleichsetzen. Das mag pingelig erscheinen, und ist es vielleicht auch, Fakt bleibt aber, dass es etwas auslösen kann, zumindest unterbewusst.

Noch ein anderes Beispiel, das mir persönlich am Herzen liegt, weil ich weiß, dass es auch vielen Teenagern wichtig ist. Bisweilen werden Jugendliche als „Pubertier“ bezeichnet. Das mag erst einmal ganz witzig und nett gemeint sein, stößt aber bei den meisten Teenies, die ich so kenne, auf Unverständnis. Im Gegenteil, fühlen sich viele Jugendliche durch dieses Wording abgewertet und nicht wertgeschätzt.

Vielleicht sollten wir auch hier sensibel hinterfragen, wie man sich fühlt mit gewissen „Bezeichnungen“. Noch einmal: Die Botschaft bestimmt der Empfänger. Das bedeutet, dass deine Absicht eine Sache ist, aber wie es ankommt, ist ein mindestens ebenso wichtiger Aspekt!

Es geht nicht darum, jedes Wort auf die Goldwaage zu legen, sondern sich über dessen Bedeutung und Wirkung bewusst zu sein. Dann kann ich nämlich entscheiden, welche Wörter ich nutze, und wie ich Sprache einsetze. Da sind wir wieder bei *viveka*, der Entscheidungsfähigkeit, über die wir im Philosophieteil noch mehr hören werden.

Nicht nur die Wörter, sondern auch die Betonung machen einen Unterschied. Ich möchte dir ein kleines Beispiel geben, das du auch wunderbar in der Arbeit mit Jugendlichen nutzen kannst. Du kannst es z. B. in einer Meditation oder Entspannungseinheit einbringen oder auch in einer Gesprächsrunde, um miteinander über die jeweils empfundenen Unterschiede ins Gespräch zu kommen.

Ich schreibe dir das zu betonende Wort jeweils fett, so wirst du den Unterschied der Bedeutung des gleichen Satzes schnell erfahren. Der Satz heißt: Was will ich wirklich?

WAS will ich wirklich?

Was **WILL** ich wirklich?

Was will **ICH** wirklich?

Was will ich **WIRKLICH**?

Nimm dir einen Moment und fühle jeden einzelnen Satz mit der jeweiligen Veränderung in der Betonung eines einzelnen Wortes.

Ich denke, es wird deutlich, wie fein die Unterschiede sind und gleichzeitig können sie große Veränderung bedeuten.

Ich persönlich finde es immer wieder unglaublich spannend, Sprache zu erforschen und sie spielerisch zu nutzen. Vielleicht hast du ja nun auch Lust, dich etwas tiefer mit diesem Thema auseinanderzusetzen und mit den Jugendlichen auch dem Thema Sprache Raum zu geben und darüber zu „sprechen".

Tipp

Höre dir selbst beim Sprechen zu:

- Welche Worte nutzt du häufig?
- Wie sprichst du Menschen an?
- Machst du einen Unterschied bei Jugendlichen/Mädchen/Jungen?
- Sagst du, was du meinst?
- Meinst du, was du sagst?

Vielleicht hast du Interesse, verschiedene Möglichkeiten der Kommunikation zu erforschen, dann seien dir die Arbeiten bzw. die Publikationen von Watzlawick, Schulz von Thun und Rosenberg ans Herz gelegt.

Kapitel 10
Digitale Welt und Medienkompetenz

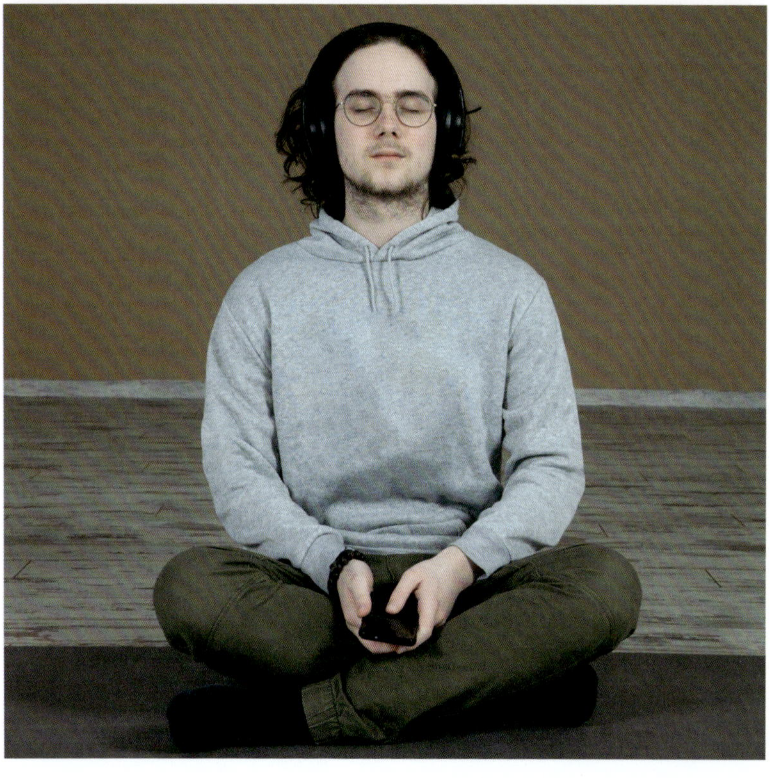

Neben dem Aspekt, dass unsere Zeit sehr schnelllebig geworden ist, ist das Internet eine Welt, die einen großen Raum im Leben der Menschen einnimmt. Gerade Jugendliche bewegen sich häufig und mit viel Geschick in der medialen Welt und auf sozialen Plattformen. Wie bei allem, hat auch diese Medaille zwei Seiten. Beginnen wir doch mit dem Positiven.

10.1 Verbindung durch virtuelle Dates

Was meine Generation sich vor einigen Jahren noch nicht vorstellen konnte bzw. nur in Science-Fiction-Filmen vorkam, ist heute Wirklichkeit geworden: das Treffen im virtuellen Raum. Als Mutter eines jungen Erwachsenen bin ich damit vertraut, aus dem Zimmer seine Stimme in für mich einseitigen Dialogen (da ich ja nur seinen Part höre) wahrzunehmen.

Da wird sich dann in virtuellen Räumen getroffen und gequatscht, während dabei noch ein Computerspiel (oft auch gemeinsam) gespielt wird. Das war anfangs ganz schön unheimlich, klingt es doch erst mal, als würde das Kind Selbstgespräche führen (was im Übrigen auch völlig normal ist, das machen wir alle).

Vor allem das Jahr 2020 hat gezeigt, dass unser technisches Know-how viele Vorteile birgt (nicht nur natürlich, aber dazu kommen wir noch). In Zeiten, in denen das reale Treffen eingeschränkt bis unmöglich ist, bietet der virtuelle Raum eine Möglichkeit des Miteinanders und des Austauschs.

Homeoffice und Homeschooling wurden plötzlich zu zentralen Themen. Und auch Yoga und andere Bewegungsmöglichkeiten fanden via Bildschirm statt. So bietet diese Möglichkeit zumindest ein Mindestmaß an Kontakt und das eben nicht nur mehr auditiv, wie früher per Telefon, sondern nun auch visuell.

Ich kann also meinen Gesprächspartner auch sehen, bis hin zu ganzen Gruppentreffen. Da die meisten Menschen einen Schwerpunkt ihrer Sinne im visuellen Bereich haben, ist dieses „Gesehen-werden" die (zumindest ansatzweise) Erfüllung eines unserer Grundbedürfnisse. Die meisten Eltern und auch Lehrer werden mir zustimmen, dass sich die Teens wesentlich „smoother" (geschmeidiger) im virtuellen Raum bewegen als wir selbst.

Hat man Fragen, wie das mit einem virtuellen Treffen oder Programm funktioniert, braucht man in der Regel nur einen Teenager zu fragen. Klar, unsere Teens wachsen mit dieser zusätzlichen Welt auf und so gehört sie für sie einfach zum normalen Leben dazu.

Dass unsereins noch mit Telefonen zurechtkommen musste, deren Kabel meist nicht bis ins Jugendzimmer reichten und somit Privatgespräche kaum möglich waren, ist für die Teens heute kaum vorstellbar und entlockt ihnen allenfalls ein mitleidiges Grinsen. Hinzu kommt, dass unsere Welt durch diesen „zusätzlichen" Raum noch kleiner geworden ist. Nun können wir auch virtuell um die Welt reisen und mit Menschen über Tausende von Kilometern in Kontakt bleiben.

Wir können uns binnen Sekunden Informationen jeglicher Art beschaffen bzw. auch überprüfen. Diverse Suchmaschinen machen es möglich und der „Brockhaus" in 24 Bänden hat längst ausgedient (für alle, die das nicht mehr kennen: das ist ein mehrbändiges Lexikon in Buchform). Bücher, Musik, Zeitungen, alles ist medial zugänglich.

Schade dabei ist sicher nicht nur die fehlende Haptik. Und so sehen wir dann auch die andere Seite, nämlich, dass es eben in diesem Raum auch Dinge gibt, die nicht zu ersetzen sind bzw. die einfach fehlen. Das fängt schon beim physischen Kontakt an. Sicher ist es schön, sich via Bildschirm zu sehen und zu hören, doch ersetzt es, meines Erachtens, niemals das reale Treffen.

10.2 Am Du zum Ich werden

Neben der fehlenden Möglichkeit, sich zu berühren (Was ein wichtiges Bedürfnis für uns Menschen ist. Mehr darüber erfährst du in meinem Buch *Thai-Kinderyoga*), ist es doch auch die Präsenz eines Menschen, die fehlt. Wir erleben uns als Mensch auch im Zusammensein mit anderen. In der Psychologie spricht man davon, dass wir andere Menschen brauchen, um uns selbst wahrzunehmen.

Damit sich unser Selbst entwickeln kann, brauchen wir verlässliche und liebevolle Bindungspartner, die uns fördern und nicht einengen. „Der Mensch ist aus neurowissenschaftlicher Sicht dafür gemacht, am Du zum Ich zu werden" (Bauer, 2019, S. 36). Und das meint eben eine „vollständige" Präsenz, also auch auf physischer Ebene.

Ziehen wir hierzu ein Beispiel heran, um das zu verdeutlichen. Da die meisten Teens ganz gerne Pizza mögen, nehme ich dieses Beispiel. Du kannst es aber auch durch anderes ersetzen, ganz wie du magst.

Stelle dir vor, du hast ziemlich großen Hunger. Weit und breit nichts Essbares in Sicht. Pizza ist dir bis dato noch unbekannt. Nun zeige ich dir ein Bild mit einer Pizza. Die sieht schon ziemlich lecker aus und ich erzähle dir, wie wunderbar sie schmeckt. Der krosse Rand, der schmelzige Käse und die leckeren anderen Zutaten darauf. Hinzu kommt, dass diese Pizza hervorragend deinen Hunger stillen wird. Toll, nicht wahr?

Doch nun folgt das Problem. Da du ja nur das Bild siehst, und meine Erzählungen darüber hörst, macht dich das nicht wirklich satt. Schön und gut, was ich da alles für Vorteile aufgezählt habe, aber es ist eben keine reale Nahrung. Hinzukommt, dass du somit auch nicht entscheiden kannst, ob sie dir wirklich schmeckt oder nicht. Ob sie dich wirklich sättigt oder nicht. Dir fehlt also das reale und eigene Erleben!

Ähnlich ist das in der virtuellen Welt. Da fehlt uns manchmal einfach das reale Erleben. Gleiches gilt, wenn uns Menschen erzählen, sie wüssten, wie es geht (z. B. wie man erfolgreich wird etc.). Es reicht eben häufig nicht aus, etwas nur zu lesen, zu hören oder zu sehen. Wir brauchen wirkliche Erfahrungen und Erlebnisse. Wir brauchen reale Menschen, an denen wir partizipieren können. Dazu findest du im Gespräch mit Eberhard Bärr auch noch ein paar inspirierende Thesen (siehe Kap. 15).

10.3 Stress und Druck im Netz?

In der virtuellen Welt, und vor allem in Social Media, geht es meist darum, erfolgreich zu ein, gut auszusehen, tolle Dinge zu tun oder tolle Sachen zu besitzen. Man zeigt sich von seiner besten Seite oder erfindet vielleicht auch das eine oder andere, um besser dazustehen. „Show and Shine" scheint hier ein zentrales Thema zu sein. Das wahre Leben findet hier kaum statt. Es geht häufig um schneller, besser, toller, schöner, erfolgreicher. Wer hat die meisten Follower und wer die meisten Likes?

Sogar Mediencoaches gibt es mittlerweile, die dir helfen wollen, deine Reichweite zu erhöhen und erfolgreicher im Netz zu sein. Ob sich der Mensch gerade wirklich gut fühlt, wird nicht hinterfragt.

◊ Was macht das mit den Jugendlichen, mit Menschen überhaupt?

◊ Wann und wo findet wirkliches Leben und Erleben statt?

Die virtuelle Welt ist eine Scheinwelt, in der jeder sein kann, wie und was er will. Du kannst dich quasi täglich neu erfinden. Schnell mal ein Experte hierin werden, und, und, und. Zudem scheint es hier wunderbar leicht, Kritik zu üben und das nicht selten in einer sehr unschönen und nicht konstruktiven Art und Weise. Da kann man mal eben schnell in der Anonymität abtauchen und sich so auch schnell der Verantwortung entziehen.

- ◊ Ist also das Internet ein zusätzlicher Stressor?
- ◊ Setzen sich die Teens zusätzlich noch mehr unter Druck, um in dieser Welt bestehen zu können und etwas „wert" zu sein?

Vor einiger Zeit erschien bei *GEO Online* der Artikel des Fotografen Rankin, der Teenager selbstständig ihre Selfies mit Photoshop® verändern ließ. Sie veränderten ihr Gesicht, mit der Absicht, dann mehr Likes in den sozialen Netzwerken zu erhalten.

Das Ergebnis war, wie ich finde, erschreckend. Aus schönen Gesichtern wurden maskenhafte, teils aliengleiche Gesichter. Es hatte nichts Natürliches mehr und zeigt deutlich, was unsere Teens als erstrebenswert in unserer Gesellschaft halten. Hier braucht es die Fähigkeit, unterscheiden zu können. Und es braucht zwingend eine Medienkompetenz.

Denn mit diesem Aussehen mag es in der virtuellen Welt viele Likes geben, aber im echten Leben warten dann im Umkehrschluss Unzufriedenheit, Selbstkritik und Leistungsdruck. Deshalb benötigen unsere Teenager Strategien und Werte in dieser Welt, die wieder zeigen, was wirklich zählt. Echte, einzigartige Menschen und Austausch, Kommunikation, Berührung untereinander! Diese Aufmerksamkeit benötigen sie auch von ihren Eltern, Lehrern und ihrer Peergroup.

10.4 Fazit: Medienkompetenz schulen

Mit diesem kleinen Ausflug in die mediale Welt möchte ich uns Erwachsene dazu anregen, den Jugendlichen authentische Werte vorzuleben, aber eben auch darauf zu achten, dass wir die Jugendlichen fit machen in ihrer Kompetenz, mit den neuen Medien angemessen umzugehen.

Sicherlich ist die Schulung einer solchen Kompetenz auch Aufgabe der Schule. Heutzutage wird in den Klassen mit Smartboards gearbeitet.

Das Internet hat Einzug in den Unterricht gehalten. Da gehört es, meines Erachtens auch dazu, dass die Kids lernen, wie man Quellen verifiziert.

◊ Was ist eine verlässliche und vertrauenswürdige Quelle?

◊ Wie und wo beschaffe ich mir Informationen?

Fragen und hinterfragen sollte als Kompetenz und nicht als anstrengend gesehen werden. Dazu gehört aber auch, dass wir als Erwachsene über diese Kompetenzen verfügen, denn häufig kann man erleben, dass im Netz Inhalte geteilt und verbreitet werden, ohne deren genaue Quelle zu kennen oder sie zu verifizieren.

Als kleines Beispiel möchte ich das Zitat vom Buchanfang heranziehen. Der Satz „If you can dream it, you can do it" wird in den meisten Quellen Walt Disney zugeschrieben. Bei meinen Recherchen stieß ich jedoch auf einen interessanten Artikel, der dies infrage stellt und davon ausgeht, dass sein Mitarbeiter Tom Fitzgerald diesen Satz prägte, der am Eingang des Fahrgeschäfts „Horizon" zu lesen ist. Nur weil eine Aussage häufig im Netz zu finden ist, muss sie also nicht unbedingt wahr sein (https://spinatmaedchen.com/2017/12/25/if-you-can-dream-it-you-can-do-it-zitat-walt-disney/).

Sicher haben auch wir da noch Nachlernbedarf. Denn so schnell diese Welt gewachsen ist, kam man mitunter gar nicht hinterher. Hier hilft sicher Achtsamkeit. Wenn ich mich achtsam in dieser (Medien-)Welt bewege und in der Lage bin, zu unterscheiden, dann ist schon ein großer Schritt zu einem nutzbringenden Umgang gemacht.

Und so kann ich die vielen Vorteile auch nutzen und bin mir gleichermaßen über mögliche Gefahren bewusst. Dann bin ich in der Lage, zu unterscheiden!

Tipp

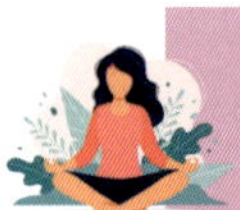

Schaue einmal bei dir selbst:

◊ Wie viel Zeit verbringst du täglich in der medialen Welt?

◊ Wozu nutzt du sie?

◊ Macht es dir etwas aus, ohne Uhr/Handy etc. aus dem Haus zu gehen?

Kapitel 11

„Großbaustelle" Gehirn – Yoga für emotional stabilere Teens

- Dr. Maria Wolke

„Die Jugend von heute" ……

ein altbekannter, durchaus häufig verwendeter Satz der die (unerwünschte) Andersartigkeit der jungen Heranwachsenden von „immer schon" darstellt. Die Negativfärbung dieser besonderen Zeit in diesem einen Satz – unüberhörbar. Zu schnell haben wir Erwachsenen vergessen, wie zerrissen, emotional instabil, aufgewühlt und durcheinander wir als Teenager waren.

Wir haben die Zeit verdrängt, in der Impulskontrolle ein Fremdwort war, als der Alltag von Launenhaftigkeit, Unberechenbarkeit und Unvernunft dirigiert wurde, während sich unsere Körper, voller Anstrengung, an das Erwachsenenwerden herantasteten. Eine Umstellung, die weder für den Körper noch für das Gehirn einfach und angenehm ist, und schon gar nicht für die Eltern.

Innerhalb der vergangenen Jahrzehnte hat die moderne psychologische Forschung das Interesse an alternativen gesundheitsfördernden Techniken wie dem Yoga wiederentdeckt. Mehr und mehr Studien zeigen deutlich, dass Yoga als ein holistisches System, bestehend aus Meditation,

Atmung (Pranayama) und körperlicher Ausrichtung (Asana), die anstrengende Teenagerzeit unterstützen kann.

Es kann helfen, die psychische und körperliche Resilienz (Widerstandsfähigkeit) unserer Jugendlichen aufrechtzuerhalten, zu verbessern und, wenn nötig, sogar wiederherzustellen. Eine Unterstützung, die innerhalb dieser wichtigen Zeit sowohl dem Jugendlichen selbst als auch seiner Familie zugutekommt.

11.1 Ein ruhiger, entspannter Familienalltag: Aus biologischer Sicht – unmöglich!

Innerhalb der Familie bildet die Pubertät eines Familienmitglieds eine mit allen Sinnen deutlich wahrnehmbare, „ganzheitliche" Familienerfahrung. Teenager sind laut, schlampig und kleiden sich anders. Brüllend-laute Technomusik schallt auf einmal aus dem früher doch so aufgeräumten Kinderzimmer, welches nun eher einem Schlachtfeld ähnelt. Über alles wird diskutiert, schlafen zu gehen vor Mitternacht ist nicht drin und auch die Körperpflege kann in diesem Durcheinander schon mal zu kurz kommen.

Das komische Verhalten, die intensiven, schwer kontrollierbaren Emotionen und die ausgeprägtere Impulsivität lässt sich manchmal kaum bändigen und führt dazu, dass Jugendliche sich durch unüberlegte Handlungen selbst in Gefahr bringen. Es ist die Zeit, in der die impulsive Unbedachtheit der Jugend oftmals zum erstmaligen Drogen- und Alkoholkonsum verleitet, in der Gefahren nicht rational eingeschätzt werden können und Grenzen und Verbote nicht befolgt werden. Konflikte mit Gleichaltrigen, Eltern und Lehrern stehen an der Tagesordnung.

Nicht selten schlagen Eltern die Hände über ihren Köpfen zusammen, verstehen das Verhalten und die Emotionen ihres Teenies nicht und hoffen, dass die anstrengende Zeit des Reifens und Rebellierens schnell vorbeizieht. Verständlicherweise!

Sogar Hirnforscher und Psychologen vergleichen diese Zeitspanne mit einer Großbaustelle, die sowohl den Körper als auch die Seele nach allen Regeln der Kunst „umbaut" und strapaziert. Mit sichtbaren körperlichen und mentalen Folgen. Besonders betroffen von diesem „Umbau" sind die sich ständig verändernden emotionalen Impulse im heranwachsenden Gehirn.

11.2 Was verbirgt sich hinter dem Begriff „Emotionen"?

Emotionen sind komplexe innere (physiologische) Antworten des (jugendlichen) Organismus auf externe und interne Reize (Situationen, Menschen, innere Wahrnehmungen) (Garber & Dodge, 2004; Frijda, 1986). Der Umgang mit ihnen ist für das normale soziale Erleben wesentlich und gilt als Voraussetzung für erfolgreiche Beziehungen aller Art.

Teens müssen lernen, die neuen emotionalen Erfahrungen anzunehmen, mit ihnen umzugehen und sie in neue Lernerfahrungen zu integrieren (Rosenblum & Lewis, 2003). Insbesondere der Umgang mit negativen Emotionen wie Ärger ist wesentlich und entscheidet darüber, ob soziale Beziehungen bestehen bleiben können oder nicht (Lang, Neyer & Asendorpf, 2006).

Können Emotionen nicht ausreichend gehemmt bzw. kontrolliert werden, führt dies dazu, dass Jugendliche aufgrund ihrer impulsiven Ausbrüche weniger beliebt sind, weniger Freunde haben und auch im schulischen Kontext leiden. Streit, Aggressivität und Unzufriedenheit sind nur schwer zu ertragen und können das soziale Leben in Familie, Schule und Freundeskreis stark beeinträchtigen.

11.2.1 Präfrontaler Kortex (PFK) – tschüss Selbstregulation

Der Umgang mit Emotionen wird durch den präfrontalen Kortex (PFK) reguliert, den Bereich des Gehirns, der sich hinter unserer Stirn befindet. Die jugendliche Unfähigkeit, sich selbst zu steuern, kann unter anderem darauf zurückgeführt werden, dass sich der präfrontalen Kortex im menschlichen Gehirn als Letztes entwickelt. Die spätere Entwicklung des „inneren Kontrollzentrums" macht es Teens fast unmöglich, adäquat auf aufkommende Emotionen zu reagieren und rational zu handeln (Singer, 2011).

» Yoga unterstürzt die Funktion des präfrontalen Kortex und so die Fähigkeit zur Selbstregulation. «

11.2.2 Das limbische System – Emotionen und Impulse außer Kontrolle

Während der PFK auf den nächsten Entwicklungsschub wartet, spielen das limbische und das Belohnungssystem während der Jugend verrückt.

Das limbische System ist für die emotionalen Reaktionen verantwortlich, das Belohnungssystem koordiniert den Umgang mit Belohnungen.

» Yoga beruhigt das limbische System und lindert die Intensität der auftretenden Emotionen. «

Beide Bereiche sind, evaluationsgeschichtlich gesehen, älter als der PFK, im Gehirn früher gereift und daher in der Jugend dominanter (Chein et al., 2011; Casey et al., 2010).

Diese Dysbalance in der jugendlichen Hirnentwicklung führt zu typisch adoleszenten Verhaltensweisen wie überschäumende Emotionalität und zur Unfähigkeit, rationale Entscheidungen zu treffen, insbesondere, wenn Belohnungen anstehen. Ursache: Das Dopaminsystem im jugendlichen Gehirn, welches Antrieb, Belohnung und emotionale Prozesse koordiniert, ist in der Adoleszenz noch nicht fertig ausgebildet und in der Pubertät überreaktiv.

11.2.3 Das Dopamin und die Risikobereitschaft

Das Dopamin ist ein Neurotransmitter und ein Hormon. Während der Pubertät scheint das Teenagergehirn in einem besonders hohen Maße diesem Botenstoff ausgesetzt zu sein. Diese Dopamindysbalance innerhalb unterschiedlicher Gehirnbereiche führt zum Beispiel dazu, dass Gefahrensituationen nicht als solche erkannt werden. Der Dopaminansturm auf das Teenagergehirn macht sie motivierter, verbotene, risikoreiche Aktionen zu wagen, ohne Rücksicht auf das Ergebnis (Eaton et al., 2005).

Die Folgen sind Unfälle aller Art, die durch die fast unstillbare Lust der Teens nach starken Emotionen zustande kommen (Steinberg, 2008). In Deutschland bedeutet es in Zahlen, dass 62 Prozent aller tödlich verlaufenden Unfälle Jugendlichen zwischen 15 und 20 Jahren zugeschrieben werden können (Statistisches Bundesamt, 2010).

11.2.4 Das erste Mal verliebt sein: Der Ansturm der Geschlechtshormone

Und auch die erste Liebe birgt Gefahr. Die Überschwemmung mit Sexualhormonen vernebelt das Teenagergehirn und macht auf der ganzen Ebene sensibler.

» Yoga beeinflusst die Ausschüttung von Dopamin und macht verantwortungsbewusster. «

Der Körper verändert sich und mit ihm das Selbstbild, die Selbstwahrnehmung und das Selbstbewusstsein. Der Ansturm der Hormone und seine Folgen ist bei Jungen und Mädchen keineswegs gleich. Während die männlichen Sexualhormone Jungen resilienter (widerstandsfähiger) gegenüber Stress machen, verstärkt das Östrogen bei Mädchen die körperliche Reaktion auf Stress. Die Unausgeglichenheit bei Teenagermädchen und ihre erhöhte Anfälligkeit für Stress ist, unter anderem, auf diesen hormonbedingten Unterschied zurückzuführen (Naninck et al., 2011).

» Yoga lindert den hormoninduzierten Stress. «

Erschwerend kommt hinzu, dass der Hormonansturm nicht gleichmäßig vonstattengeht. Je nach Entwicklungsschub befinden sich entweder zu viele oder zu wenige Sexualhormone im Blut, sodass Jugendliche bei Abnahme des Hormonschubs einen Hormonentzug, einhergehend mit unterschiedlich starken Stimmungsschwankungen, durchmachen können. Diese Dysbalance ist ganz normal und stabilisiert sich bei gesunden Teens mit dem Ablauf der Adoleszenz.

11.3 Yoga für Teenager – ein Balsam für die Teenagerseele

Die umfassenden physiologischen, oftmals nervenzerrenden Veränderungen verursachen die typischen Schwierigkeiten der Adoleszenz. Es könnte in dieser speziellen Zeit von Vorteil sein, Teenagern ein Instrument anzubieten, mittels dessen sie sich selbst helfen können, ihre Emotionen und Impulse besser zu regulieren, sollten diese völlig über den Rand kippen. Und hier kann Yoga ein potenzielles Hilfsmittel sein.

Das Erlernen, die eigenen Emotionen zu regulieren, ist eine der Entwicklungsaufgaben der Adoleszenz. Diese sensible Phase ist grundlegend dafür, wie sich der Umgang mit Emotionen im späteren Lebensalter gestaltet. Das Wissen bezüglich der Sensibilität dieser Phase und auch darüber, dass es Wege gibt, seinen Teenagern diese Zeit zu erleichtern, ist für Eltern außerordentlich wichtig.

Inadäquates Verhalten, wie wiederholte Abwertung, Kritik, Ignoranz der jugendlichen Bedürfnisse, kann in dieser empfindlichen Zeit langfristige Schäden in der gehirninternen Informationsverarbeitung und der Fähigkeit, langfristig mit Stress umzugehen, provozieren. Yoga kann hier sowohl die Jugendlichen als auch die Eltern schützen, da es nicht nur das jugendliche Fehlverhalten mildert, sondern, wenn zum Beispiel innerhalb der Familie gemeinsam praktiziert wird, sich auch das Befinden der Eltern und ihre emotionale Stabilität verbessert.

11.3.1 Yoga „beruhigt" das Teenagergehirn

Aus rein physiologischer Sicht bietet Yoga dem sich entwickelnden Teenagergehirn „Hilfestellung". Es unterstützt den adoleszenten Körper dabei, die intensive körperliche Stressreaktion herunterzuregulieren.

Das passiert in zwei unterschiedlichen Schritten: Yoga beruhigt die Aktivität des autonomen Nervensystems und die der Hypophysen-Nebennieren-Achse. Regelmäßige Praxis entspannt den Grundtonus des Nervensystems, wodurch sich die „Grundanspannung" im Körper verändert. Der parasympathische Pfad des Nervensystems, der Bereich, der uns beruhigt, wird angeregt und sorgt dafür, dass der gesamte Organismus entspannter und gelassener bleibt.

Gleichzeitig reguliert Yoga die Funktion der Hypophysen-Nebennieren-Achse herunter, die durch den Ansturm der ersten Sexualhormone durcheinandergerät und vermehrt Cortisol (Stresshormon) freigibt. Yoga kann helfen, die Stresshormone abzubauen.

Unterschiedliche Untersuchungen an Praktizierenden konnten deutlich zeigen, dass sowohl eine Stunde Yoga und auch als langfristige, regelmäßige Übung die individuelle Fähigkeit des Organismus, mit Stress und negativen Emotionen umzugehen, modifizieren. Jugendliche fühlen sich ausgeglichener und reagieren weniger ausgeprägt auf unerwartete Stressoren, wenn sie Yoga üben. Für einen entspannteren Körper ist es leichter, den anstrengenden Anforderungen der Jugend standzuhalten und Belastungen zu ertragen.

11.3.2 Sich selbst besser im Griff haben – durch Yoga

Die größere Widerstandsfähigkeit (Resilienz), die durch Yoga erworben wird, lindert bei Jugendlichen das unangenehme, impulsiv-emotionale Verhalten. Diverse wissenschaftliche Studien an Kindern, Jugendlichen und Erwachsenen konnten nachweisen, dass sich durch die Einübung spezifischer Techniken des Yoga die Funktionen des präfrontalen Kortex verbessern.

Neue Kapillaren und Nervenzellen entstehen und das Gehirn beginnt, sich intern besser zu „vernetzen". Ein gut funktionierender PFK fördert exekutive Funktionen, wie Planung, vorausschauendes Denken und Gedächtnis, sodass das Leben mit einem Teenager auf der ganzen Linie entspannter wird.

11.3.3 Yoga und die jugendlichen Emotionen

Neben einer besseren Emotionskontrolle durch einen stärkeren PFK beeinflusst Yoga die Größe und Aktivität der Amygdala, eines limbischen Organs, welches für die Intensität und Ausprägung der emotionalen Reaktion verantwortlich ist.

Yogaforschung konnte aufzeigen, dass sich die Amygdala nach bereits 12 Wochen regelmäßiger Praxis strukturell verändert und unempfindlicher wird. Verändert sich die Kapazität der Amygdala, hat das Einfluss auf die Ausprägung der emotionalen Reaktion Jugendlicher auf ihre Umwelt (Cohen et al., 2009).

Unterschiedliche wissenschaftliche Untersuchungen heben hervor, dass Yoga die jugendliche Impulsivität und die exzessiv-emotionalen Ausbrüche verringert und rationales Verhalten verstärkt, dadurch, dass es auf die endokrine Reaktion im Körper, sprich auf unterschiedliche Neurotransmitter und Hormone, Einfluss nimmt (Saxena et al., 2020).

11.3.4 Yoga und die Dopaminsynthese

Einer dieser Botenstoffe ist das Dopamin. Die neuroendokrinen Effekte des Yoga auf die Dopaminsynthese beeinflussen die erhöhte Risikobereitschaft Jugendlicher positiv. Der scheinbar unstillbare Hunger nach neuen Kicks, Erlebnissen und Gefahren, der in der Jugend gang und gebe ist, nimmt ab (Soccalingam et al., 2020).

Für das durch das Dopamin überflutete Teenagergehirn bedeutet Yoga eine innere Hilfestellung. Die überschäumende, dopamininduzierte Überaktivierung in unterschiedlichen Gehirnbereichen kann mittels Yoga abgesenkt werden, sodass sowohl unüberlegte, gefährliche Aktivitäten als auch die damit einhergehende vermehrte Unfallhäufigkeit unter Jugendlichen abnimmt (Skeen et al., 2019).

11.3.5 Die Instrumente des Yoga

Die zahlreichen positiven Effekte der Praxis entstehen im Yoga durch ein ganzheitliches Üben der Meditation, der Pranayama und Asana. In der achtsamen Praxis der Meditation lernen Jugendliche sich selbst kennen. Durch Beobachtung wird es ihnen eher möglich, zu sehen, wie sie reagieren und nach und nach kognitiv einzugreifen.

Durch das Lernen spezifischer Atemtechniken wird Teenagern ein Instrument in die Hand gegeben, das sie jederzeit, wenn nötig, anwenden können, um sich selbst zu regulieren. Je nach Atemtechnik lernen Jugendliche, sich mittels ihrer Atmung besser zu konzentrieren, zu entspannen oder zu aktivieren.

Physische Aktivität, zu der Yoga-Asanas gezählt werden können, ist innerhalb der Kindheit und Jugend die Voraussetzung für eine normale und gesunde Entwicklung. Das Einnehmen und Halten einer bestimmten Yogastellung kann helfen, psychische und körperliche Anspannungszustände zu lindern. Yoga-Asanas fördern ferner die Körperwahrnehmung und die Identifikation mit sich selbst, Aspekte, die während der Zeit der Veränderung von großer Bedeutung sind.

Eine schnelle und effektive Übung, die sowohl kurz- als auch langfristig hilft, die adoleszenten Schwierigkeiten zu lindern, ist die Atmung. Eine Studie an Kindern und Jugendlichen konnte aufzeigen, dass das tägliche Atmen von Anuloma Viloma sowie eine verlängerte Ein- und Ausatmung bei Kindern und Jugendlichen die Aufmerksamkeits- und Konzentrationsleistung verbessert, die Fähigkeit, sich Inhalte zu merken, stärkt und auch auf die Emotionen positiv einwirkt. (Gupta et al., 2014).

11.3.6 Interozeption als Voraussetzung für die Praxis

Damit die Praxis Erfolge bringt, ist es von großer Bedeutung, eine innere Einstellung der Annahme (von Gedanken, Emotionen, körperlichen Empfindungen) während der Übung zu etablieren und interozeptiv (mit einer nach innen gerichteten Aufmerksamkeit) zu üben.

Während der Atemausführung ist es wichtig, zu versuchen, alle Sinne auf die Atmung zu richten. Das Gefühl während der Atmung wahrnehmen, die Geräusch, den Körper, das Gefühl im Kopf. Je besser alle Sinne in der Atmung zentriert werden können, desto besser lassen sich auch die ersten Erfolge der Übung spüren.

11.4 Fazit

Die hier vorgestellten wissenschaftlichen Untersuchungen und Vorgehensweisen zum Yoga in der Adoleszenz stellen nur einen kleinen Bruchteil dessen dar, was mittels Yoga bei sich selbst, den eigenen Kindern und der eigenen Familie bewirkt werden kann. Die natürliche Art und Weise, wie Yoga dem Gehirn hilft, sich umzubauen und damit die Grundlage für neue Verhaltensweisen schafft, ist außerordentlich.

Unabhängig von der körperlichen und psychischen Verfassung scheint Yoga dem heranwachsenden Körper genau den Anreiz zu geben, den er braucht, um sich selbst ins Gleichgewicht zu bringen und gesund weiterzuentwickeln.

Tipp

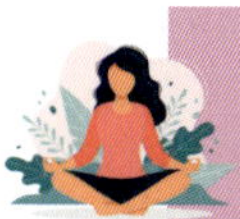

Im Praxisteil findest du zwei Atemübungen passend zu dem hier beschriebenen Thema.

Kapitel 12
Wegen Umbauarbeiten geschlossen
– was im pubertierenden Hirn geschieht

Unser Gehirn ist ein großartiges und äußerst vielfältiges Organ. Es steuert nicht nur unsere Körperfunktionen, sondern lässt uns auch denken und fühlen. Wobei rege Diskussionen darüber herrschen, ob es tatsächlich der Sitz unserer Persönlichkeit ist oder nicht. Doch das ist für uns nicht essenziell, und so kann sich auch hierüber jeder seine eigene Meinung bilden.

Wir wollen uns in diesem Kapitel anschauen, welche Veränderungen im Gehirn während der Adoleszenz stattfinden und warum dieses Wissen für uns Begleiter durchaus hilfreich sein kann. Vor einigen Jahren ging die Wissenschaft noch davon aus, dass sich unser Gehirn nur in den ersten Lebensjahren verändert und ab dann weitgehend stabil wäre.

Neuere Untersuchungsmethoden haben diese Vorstellung jedoch widerlegt. Wir wissen heute: Unser Gehirn besitzt die Fähigkeit, sich zu regenerieren und neu zu strukturieren und formt sich ein Leben lang um, das nennt man Hirnplastizität.

Die Adoleszenz umfasst das Alter von etwa 10 bis 21 Jahren und wird in eine frühe, eine mittlere und eine späte unterteilt. Meist wird hier der

Fokus auf die psychosoziale Entwicklung gelegt. Da dieses Thema äußerst komplex ist, seien dir von Herzen die Arbeiten von Gerald Hüther und Eveline Crone ans Herz gelegt, die beide unglaublich tolle Bücher über das Gehirn und seine Funktionen verfasst haben. Also werfen wir doch mal einen Blick in unser großartiges Denkorgan.

12.1 Unglaubliche Fähigkeiten

Wir kommen mit einem einzigartigen und genau auf unseren Körper perfekt zugeschnittenen Gehirn auf die Welt. Bei unserer Geburt verfügt unser Gehirn bereits über ca. 100 Milliarden Nervenzellen (Neuronen), das sind so viele wie im Erwachsenengehirn. Eine Gehirnzelle ist in der Lage, sich mit 1.000 (!) anderen Hirnzellen zu verbinden. Jedoch ist das Gehirn anfangs noch langsamer und weniger vernetzt.

Die Geschwindigkeit nimmt zwischen Geburt und Adoleszenz dann um etwa das 16-Fache zu und es steigert, vor allem in der Adoleszenz, dann auch seine Effizienz. Unser Gehirn verfügt über eine enorme Lern- und Anpassungsfähigkeit, was auch daran zu sehen ist, dass bei Verletzungen oder Schädigungen bisweilen andere Teile die Funktionen des geschädigten Areals übernehmen können.

In unserem Gehirn finden wir die *graue* und die *weiße* Substanz. Die *graue* Substanz ist, grob gesagt, vollgepackt mit Nervenzellen. In der *weißen* liegen die Axone (lange Fortsätze von Nervenzellen), diese sind in der Lage, Signale extrem schnell weiterzuleiten.

In den ersten Lebensjahren wächst die graue Substanz massiv an. In dieser Zeit entstehen laufend neue Kontaktstellen (Synapsen), sodass zu Beginn der Pubertät das Gehirn über rund 200 Billionen Synapsen verfügt (so viele wie bei einem Erwachsenen).

Unser Gehirn ist in der Lage, zu kategorisieren und so Wichtiges von Unwichtigem zu trennen (zumindest vermeintlich ...). Das Gehirn eines Kleinkindes ist unglaublich in seiner Lern- und Entwicklungsfähigkeit. Als kleiner Einblick: Kinder zwischen ca. zwei bis fünf Jahren sind (wenn sie das nötige Angebot erhalten) in der Lage, 6-8 neue Wörter am Tag zu erlernen. Aufgrund dieser hohen Lern- und Entwicklungsfähigkeit verbraucht ihr Gehirn auch etwa 50 Prozent des täglichen Kalorienbedarfs, unser Erwachsenengehirn nur etwa 18 Prozent, weil es schlicht etwa doppelt so aktiv ist.

Wichtig für uns zu wissen ist, dass man im heranwachsenden Gehirn von sogenannten *sensiblen Phasen* spricht (Dies geht u.a. auch auf Maria Montessori, eine italienische Ärztin und Reformpädagogin zurück, die die ersten 18 Lebensjahre in vier sensible Phasen eingeteilt hat. Manche Fakultäten sprechen auch von *kritischen Phasen*). Das sind Zeitfenster, in denen das Gehirn besonders sensibel, also aufnahmefähig für bestimmte Lerninhalte, ist. Für den Spracherwerb ist dieses Zeitfenster etwa bis zum sechsten/siebten Lebensjahr geöffnet.

Das zeigt uns auch, dass es enorm wichtig ist, dass wir unsere Lernangebote auf das kindliche Gehirn und seine individuellen Lernmöglichkeiten anpassen. Ist ein Gehirn noch nicht so weit, sich ein bestimmtes Lernfeld zu erschließen, so überfordern wir es. Das führt zu Frust. Gleichermaßen möchte es aber auch Angebote bekommen, um sich zu (weiter) zu entwickeln.

Für das Gehirn gilt ebenfalls der Spruch, den wir auch auf unsere körperlichen Funktionen bezogen kennen, nämlich: „Use it or loose it!" Das bedeutet, dass all das, was wir nicht ausreichend nutzen, eingestellt oder zumindest eingeschränkt wird. Bezogen auf die sensiblen Phasen, lässt uns das erahnen, wie wichtig ein angemessenes Angebot zum Lernen sowie auch zur Ausbildung unseres Charakters und der Persönlichkeit ist.

Vielleicht noch ein Fun-Fact, bevor wir uns dem Gehirn in der Phase der Adoleszenz zuwenden: Wusstest du, dass die Nervenbahnen unseres (erwachsenen) Gehirns circa 5,8 Millionen Kilometer lang sind? Das entspricht einer 145-fachen Erdumrundung. Unglaublich – oder?

(https://www.daserste.de/information/wissen-kultur/w-wie-wissen/sendung/2009/welt-in-zahlen-das-gehirn-100.html)

Doch nun schauen wir mal, was im Kopf unserer Jugendlichen so los ist ...

12.2 Achtung Umbau – Betreten der Baustelle nur mit Schutzausrüstung erlaubt

Wenn die Pubertät beginnt, verändert sich unglaublich viel, einiges davon ist leicht zu sehen, wie z. B. das Wachstum und die Veränderungen des Körpers. Doch eine wirklich große und mächtige Veränderung findet, für unser Auge unsichtbar, statt, nämlich im Gehirn, wenngleich wir jedoch einiges davon zu spüren bekommen. Die Jugendlichen natürlich umso mehr ...

Die Neustrukturierung oder sagen wir der Umbau des Gehirns ist eine große Leistung und Herausforderung. Doch welche Gründe gibt es hierfür? Ein wichtiger Faktor ist die Effizienz.

„Die Kommunikation zwischen den verschiedenen Hirnregionen wandelt sich, sie ist nicht mehr breit gefächert, sondern effizient; Nervenbahnen, die früher gewundenen Trampelpfaden glichen, werden nun zu vierspurigen Schnellstraßen" (Crone, 2011, S. 12).

Mit dem Einsetzen der Pubertät beginnt also die Umbauphase, und das im wahrsten Sinne des Wortes. Synapsen, die wenig bis gar nicht beansprucht werden, werden schlichtweg abgebaut. Die häufig verwendeten Verbindungen hingegen werden verstärkt. Und es kommen neue hinzu.

Man könnte sagen, dass das Gehirn ausmistet. Ein bisschen so, wie wenn wir nach langen Jahren im Keller stehen und feststellen, dass es mal wieder höchste Zeit ist, auszumisten und uns von dem Krempel trennen, der jahrelang in irgendwelchen Schränken oder Schubladen herumgelegen hat.

Spannend ist auch, dass der Umbau des Gehirns von hinten nach vorne stattfindet. Also zunächst in den „ältesten" Hirnregionen, z. B. im Zentrum des Seh- und Hörsinns. Das erklärt auch, warum uns manchmal die Jugendlichen tatsächlich nicht hören. Denn dies ist mitunter wirklich so, im wahrsten Sinne des Wortes.

Nach und nach folgen die Areale, die für die komplexeren Aufgaben zuständig sind, wie z. B. das analytische Denken und das Langzeitgedächtnis. Aber, das Ganze hat nicht nur Nachteile: Das Gehirn ist jetzt so leistungsfähig wie nie mehr wieder.

12.3 Kreativität und Forscherdrang

In dieser Zeit der Hirnentwicklung fällt die Entscheidung, welche Fähig- und Fertigkeiten langfristig ge- und verstärkt werden. Deshalb ist nun die beste Zeit, um musische, künstlerische oder sportliche Talente zu entwickeln. Und nicht nur das. Jugendliche mit etwa 14 Jahren befinden sich auf dem Höhepunkt im Bereich der Gedächtnisleistung, Wahrnehmungsfähigkeit und Intelligenz.

Dieses Wissen gebe ich gerne meinen Jugendlichen weiter, denn meist fühlen sie sich nicht richtig oder erleben sich als anstrengend bzw. bekommen von ihrer Außenwelt ein entsprechendes Feedback. Dass sie in Wirklichkeit geradezu in einer Hochphase ihrer Kreativität und Leistungsfähigkeit sind, wissen viele leider nicht.

Menschen in der Adoleszenz haben häufig viele kreative Ideen und Lust, Neues zu erschaffen. Mitunter erleben wir sie auch idealistischer als uns Erwachsene. Sie besitzen die Möglichkeiten, unsere Gesellschaft zu bereichern und ein Umdenken zu erreichen. Viele Erfinder, Denker, Entdecker waren unter 25 Jahre alt, als sie ihre Ideen entwickelten (Buchtipp: *Young Rebels. 25 Jugendliche, die die Welt verändern!*, Knödler & Knödler). Das liegt sicher auch daran, dass das jugendliche Gehirn in manchem noch nicht so „beschränkt" ist wie das erwachsene.

Und, mal ehrlich, die Kritik der „Älteren" über die „Jugend von heute" ist wahrscheinlich fast so alt wie die Menschheit selbst. Denn in diesem Alter gehört es zum normalen Reifungsprozess, sich abzugrenzen, auch mal etwas infrage zu stellen, um dann, im besten Fall, sich selbst zu finden, wie wir ja auch bereits im Hinblick auf andere Bereiche festgestellt haben.

12.4 Volles Risiko

Häufig erleben wir unsere Teens als äußerst risikobereit, bis hin zu Verhaltensweisen, die uns Erwachsene regelrecht die Luft anhalten lassen, ob das wohl gut geht. Warum ist das so? Auch hier können wir mit einem Blick ins Gehirn besser verstehen, warum es ist, wie es ist.

Der *Nucleus accumbens* wird auch das Vergnügungszentrum des Gehirns genannt. Hier wird Dopamin gebildet, was zuständig dafür ist, dass wir uns gut fühlen. Dieses Zentrum wird auch mit der Anfälligkeit für Sucht in Verbindung gebracht. Interessant ist auch, dass dieses Belohnungssystem bereits reagiert, wenn wir etwas erwarten.

„Darin liegt die große Bedeutung dieses Areals für die Risikoeinschätzung, bei der eine in Aussicht gestellte Belohnung die Analyse möglicher Gefahren zuweilen in den Hintergrund drängt" (Crone, 2011, S. 118).

Hinzu kommt noch, dass der präfrontale Kortex noch nicht mit der Amygdala verbunden ist. Solange der präfrontale Kortex noch nicht ausgereift ist, sind wir also noch nicht in der Lage, Impulse aus anderen Hirnregionen zu beherrschen. Der Verstand hat quasi die anderen Areale noch nicht unter Kontrolle. Dies kann im Übrigen etwa bis zum 25. Lebensjahr dauern.

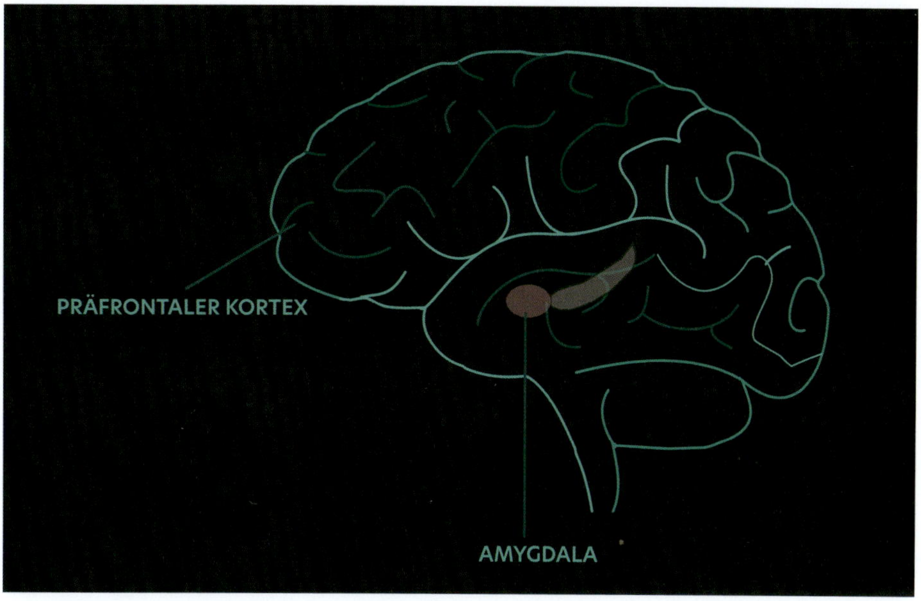

Das bedeutet, dass der Jugendliche die Konsequenzen seines Verhaltens auf lange Sicht noch nicht wirklich einschätzen kann und somit auch die kurzfristige Aussicht auf Belohnung meist einen wesentlich höheren Reiz ausübt. Dies zeigt sich auch in der Beherrschung der Emotionen.

12.5 Von Gefühlen überschwemmt

Jugendliche werden bisweilen von ihren Gefühlen regelrecht überschwemmt. Das Stirnhirn (präfrontaler Kortex) ermöglicht uns Empathie und Einfühlungsvermögen. Wir sind in der Lage, uns in andere Menschen hineinzuversetzen und ihr Denken, Fühlen und Handeln zu interpretieren.

Zusätzlich ist es dafür zuständig, positiv und negativ zu unterscheiden, sowie unangemessenes und riskantes Verhalten zu erkennen und zu hemmen. Ausgerechnet dieses Areal wird dann in der Pubertät zur permanenten Großbaustelle.

„Im Gegensatz zum rationalen frontalen Kortex reagieren der emotionale Nucleus accumbens und die Amygdala sehr sensibel auf hormonelle Veränderungen. Beispielsweise hat die Ausschüttung des weiblichen Hormons Östrogen Auswirkungen auf die Sensibilität der Amygdala, was auch in einer veränderten Sensibilität für emotionale Situationen zum Ausdruck kommt" (Crone, 2011, S. 119).

Die Amygdala (auch Mandelkern genannt) ist Teil unseres limbischen Systems. Sie regelt, gemeinsam mit dem Hippocampus, unser emotionales System. Vor allem Wut und Angst sind hier verankert. Zudem ist sie für unser emotionales Gedächtnis zuständig. Wir wissen heute, dass wir die stärksten und prägnantesten Erinnerungen an Situationen oder Ereignisse haben, die mit starken Emotionen verknüpft sind.

Das limbische System gehört zu den ältesten Hirnregionen. Hier findet die Steuerung von Gedächtnis, Lernen, Emotionen, Antrieb sowie unsere vegetative Regulation von Nahrungsaufnahme und Fortpflanzung statt. So wundert es also nicht, dass, aufgrund der fehlenden Kommunikation mit unserem Stirnhirn, die Emotionen der Jugendlichen bisweilen sehr heftig und sprichwörtlich überschwemmend sind.

Wenngleich das Gehirn sich ja in der Umstrukturierung befindet und diese Fähigkeit der Kommunikation zwischen Amygdala und präfrontalem Kortex in naher Zukunft kommen wird, so können wir die Teenager ganz aktuell in ihrer Selbstregulation mittels verschiedener Techniken unterstützen. Und vor allem auch für ihr Selbstverständnis, denn wenn ich mich besser verstehe, kann ich mit einigem auch besser umgehen.

12.6 Stress um den Schlaf

Zum Abschluss dieses Kapitels noch ein wichtiges Thema, nämlich das Schlafverhalten der Teenager. Wer mit einem Teenager zusammenlebt (oder sich noch lebhaft an seine eigene Pubertät erinnert), der kennt das: Abends wollen die Teenies nicht ins Bett und morgens kommen sie nicht aus den Puschen. Das führt in nicht wenigen Familien zu ständigem Stress, bis hin zu Streit und Unverständnis. Die Teens sind genervt, weil müde und die Eltern haben hierfür kein Verständnis, weil sie machen ja schließlich die Nacht zum Tag ...

Doch es gibt eine ganz simple und auch erleichternde Erklärung hierfür. Das Ganze ist nämlich einem Hormon geschuldet mit dem Namen Melatonin. Vielen ist das ein Begriff, steuert es doch unseren Schlaf-Wach-Rhythmus und wird in der Zirbeldrüse gebildet.

Und jetzt kommt es: Heute weiß man, dass Melatonin in der Pubertät später ausgeschüttet wird (Crone, 2011, S. 25ff). Und nun haben wir also den Salat. Es ist Abend und eigentlich sollte der Jugendliche müde werden (sind doch etwa neun Stunden Schlaf in diesem Alter im Schnitt erforderlich), aber nichts tut sich, denn dieses doofe Hormon ist noch nicht parat. Also können wir festhalten, dass der Jugendliche schlicht und ergreifend nicht schlafen kann! (Wenn du dich näher mit diesem Thema befassen möchtest, findest du im Anhang einige Artikel zum Thema.)

Das Schlimme daran ist dann allerdings unser früher Schulstart. Denn hierdurch bekommen die Teenager in der Regel nicht genug Schlaf und sind natürlich am Morgen nicht fit und aufnahmefähig. Man kann sich das wie eine Art Dauer-Jetlag vorstellen. Dass das wohl nicht so gesund sein kann auf Dauer, bedarf wohl keiner Diskussion.

Und obwohl Jugendärzte und Hirnforscher schon lange darüber informieren, hat sich da seitens unseres Schulsystems noch nichts geändert. Ich enthalte mich eines Kommentars hierzu ...

Was können Eltern und Pädagogen nun tun? Vor allem Verständnis zeigen und auch die Jugendlichen aufklären. Denn es ist für die Teenager enorm entlastend, wenn sie über ihren Körper und dessen Funktion Bescheid wissen. Und um ein bisschen Schlaf nachzuholen, sollten wir unseren Teenagern auch mal ein langes (Aus-)Schlafen am Wochenende gönnen.

12.7 Fazit

Wir können also festhalten, dass einiges, was wir bei den Jugendlichen als Trotz, Renitenz und Rebellion erleben, ein Produkt der radikalen Umformung ihres Gehirns ist. Dies entschuldigt sicher nicht jedes Verhalten (keine Frage, Grenzen sind wichtig und richtig), aber es hilft uns vielleicht, ein bisschen besser zu verstehen.

Zudem bekommen wir auch eine Idee davon, mit welcher Art der Unterstützung wir für die Jugendlichen da sein können und was wir ihnen als Techniken anbieten können. Und die gute Nachricht ist: Es geht vorbei, wie wir ja an uns selbst erleben durften!

Dass Yoga und Meditation also auch für Jugendliche und ihr Gehirn eine gute Unterstützung bieten, finden wir ebenfalls im Kapitel *Exekutive Funktionsfähigkeiten üben und verbessern - von der frühen Kindheit bis ins Jugendalter (Center on the Developing Child, Harvard University)* beschrieben:

> » Yoga und Meditation - diese Aktivitäten unterstützen einen Zustand der Achtsamkeit oder einer wertfreien Bewusstheit von Augenblick zu Augenblick und können Jugendlichen helfen, die Aufmerksamkeit zu halten und Stress zu reduzieren, und sie fördern weniger die reaktiven als die reflexiven Entscheidungen und Verhaltensweisen «
>
> *Kubesch, 2016, S. 316.*

Tipp

Im Yoga geht es unter anderem darum, vom Denken ins Fühlen zu kommen. In unserer Gesellschaft werden wir meist als denkende Wesen angesprochen, was uns das Fühlen häufig „verlernen" lässt. Im Philosophieteil werden wir uns das noch einmal näher ansehen. Übungen dazu findest du im Praxisteil.

Zusatzinfo

Vielleicht noch ein Wort zu den Schulleistungen: Häufig fällt auf, dass Schüler während der Pubertät in den Leistungen etwas abfallen. Dieser teilweise Rückzug aus dem System Schule ist nicht ungewöhnlich und kann vielschichtige Ursachen haben. So gilt es, an den Themen der Jugendlichen dran zu bleiben und Unterstützung anzubieten, wenn nötig (siehe auch Flammer & Alsaker, 2011).

Kapitel 13
Yogaphilosophie
oder die Psychologie des Yoga

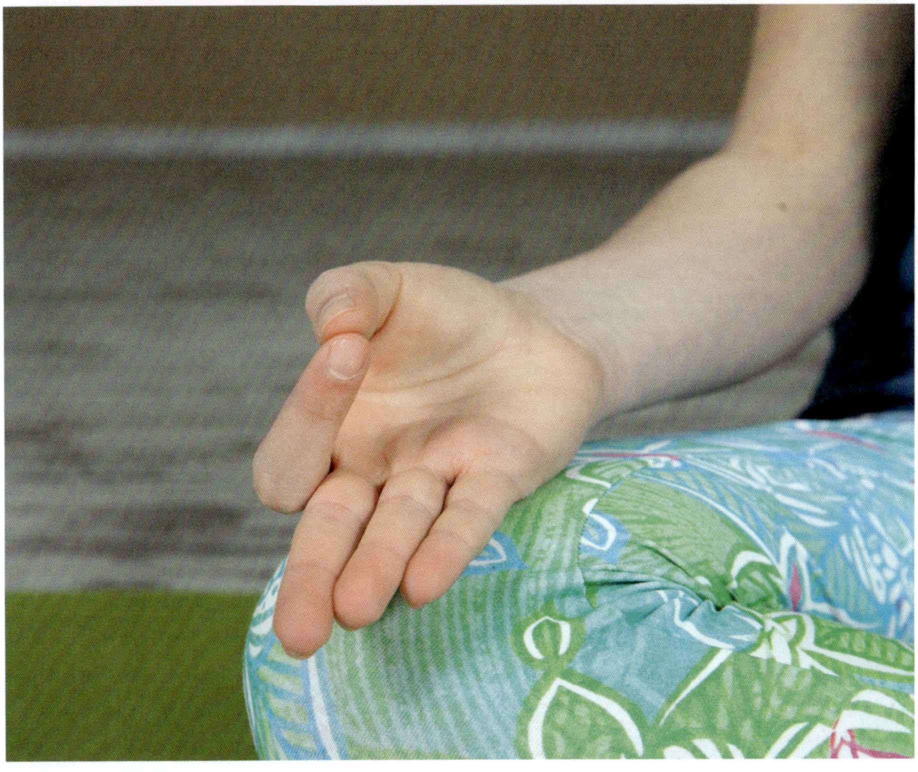

Beschäftigt man sich etwas tiefer gehend mit Yoga, so stellt man schnell fest, dass es im Yoga nicht allein nur um den Körper, respektive die Asanapraxis geht. Auch wenn das nach außen hin bisweilen so scheint. Wird doch medial meist das Bild eines besonders biegsamen Yogis geteilt.

Doch im Grunde ist der körperliche Aspekt nur ein kleiner Teil dieser umfänglichen, und seit vielen hundert Jahren erfolgreich erprobten Methode.

Gerade in der Arbeit mit Jugendlichen ist, neben dem körperlichen Üben, auch das Üben von Entspannungs- und Meditationstechniken sowie die Innenschau ein wichtiges Moment. Ist doch die Sinnfrage eine essenzielle in der Pubertät und meist bleibt sie uns ein Leben lang erhalten. Genau diese Sinnfrage treibt viele Menschen um, wenn sie beginnen, sich tiefer mit den Weisheitstexten auseinanderzusetzen.

So macht es auch in unserem Kontext Sinn, diesen wichtigen Teil in unser Leben und Arbeiten mit Teenagern mit einzubeziehen. Geht es doch auch um meine eigene Erkenntnis und das fließt unabdingbar in meine Arbeit mit Menschen ein. Meine Sicht auf die Welt, meine „Wahrheit", meine Werte sind ein Teil meiner selbst und somit auch, selbst wenn ich das nicht möchte, ein Teil meiner Interaktion mit anderen. Sei es nun beruflich oder auch privat.

13.1 Die Yogaschriften

In unserer westlichen Welt werden in den meisten Yogalehrerausbildungen am häufigsten die folgenden vier große Schriften gelehrt:

- die Upanishaden,
- die Bhagavad Gita,
- das Yoga Sutra und
- die Hatha Yoga Pradipika.

Diese Aufzählung entspricht auch der Reihenfolge ihrer Entstehung. Am bekanntesten sind sicherlich die *Bhagavad Gita* (auch einfach Gita genannt) und das *Yoga Sutra* nach Patanjali. Meist wird sich auf eine dieser beiden Schriften bezogen. Spannenderweise scheint bei uns im Westen das *Yoga Sutra* so etwas wie die Hauptschrift des Yoga geworden zu sein, zumindest ist das mein Eindruck.

Der achtfache Pfad, auf den wir noch näher eingehen werden, ist hier sicherlich hervorzuheben und auch den meisten Yogapraktizierenden ein Begriff. Das ist sehr interessant, wie ich finde, ist doch das Yoga Sutra bei Weitem kein leichter Text und erfordert sicherlich einiges an Hingabe und Ausdauer, um sich wahrhaft mit ihm auseinanderzusetzen.

Mir ging es da ähnlich. Als ich während meiner ersten Yogalehrerausbildung begann, mich tiefer mit den Weisheitstexten zu beschäftigen, war auch das *Yoga Sutra* mein erster Text. Doch anfangs konnten Patanjali und ich noch nicht so recht zueinander finden. Es brauchte einige Jahre und etliche Anläufe, bis das, mehr oder weniger, gelang.

Leichter fiel mir das mit der *Bhagavad Gita*, einen möglichen Grund dafür wird uns auch Eberhard Bärr in unserem Gespräch nennen. Interessanterweise gehört die Gita, neben der Bibel und dem Tao te king, zu den meistübersetzten Werken der Weltliteratur und hat auf die indische Gesellschaft einen weitaus höheren Einfluss und Stellenwert als das Yoga Sutra.

So werden wir uns in diesem Teil auch in der Hauptsache diesen beiden Schriften nähern und schauen, ob und wie sie für unsere Arbeit mit Jugendlichen eine Bereicherung sein können. Ebenso wie die Frage, welche Gültigkeit diese alten Weisheitstexte auch heute noch haben und wie nah sie der heutigen Psychologie und wissenschaftlichen Erklärungen des Geistes doch sind. Sie haben ihre Gültigkeit absolut nicht verloren.

Kapitel 14
Der achtgliedrige Pfad
und wie wir ihn mit Jugendlichen üben können

Den achtgliedrigen Pfad finden wir im *Yoga Sutra* nach Patanjali. „Sutra" bedeutet übersetzt „Faden", so stellt das *Yoga Sutra* also eine Art Leitfaden auf dem Weg des Yoga dar. Darin zeigt Patanjali einen Weg auf, der uns helfen soll, unser Leiden zu verringern und unser *CITTA*, das meinende Selbst, zu erforschen und weiter zu entwickeln.

Patanjali erklärt keine Asanas, sondern beschreibt den inneren Weg zur Veränderung. Das *Yoga Sutra* gilt als einer der bedeutendsten Grundlagentexte der Yogalehre. Über seinen Autor Patanjali ist so gut wie nichts bekannt, ebenso, ob er es wirklich allein oder gemeinsam mit anderen verfasst hat. Entstanden ist es vor circa 2.000 Jahren.

Ich habe hier auch einige Zitate aus der *Gita* einfließen lassen. Dies soll zeigen, wie wunderbar die Weisheitstexte im Grunde verbunden sind.

14.1 Yama – wie gehe ich mit meinem Umfeld um?

◊ ***Ahimsa*** (Gewaltlosigkeit): Wir sind sicher einer Meinung, dass körperliche Gewalt ein absolutes No-Go ist. Doch Ahimsa geht weit darüber hinaus. Es meint vor allem auch die Gewaltlosigkeit in unseren Worten und Taten. Häufig merken wir gar nicht, wie aggressiv unsere (Körper-) Sprache ist, Stichwort (gewaltfreie) Kommunikation. Wir können das im Umgang miteinander (auch in den sozialen Medien) feststellen. Hinzu kommt aber auch der gewaltfreie Umgang mit uns selbst. Mache ich mich selbst immer klein, wenn ich einen Fehler gemacht habe? Auch wenn die Yamas meinen Umgang mit meiner Umwelt beschreiben, so gehöre ich selbst doch auch zu dieser Umwelt dazu.

◊ *Satya* (Wahrhaftigkeit): Wahrhaftig zu sein, ist sicherlich schwerer, als es scheint. Meint es doch auch, ehrlich zu sein (auch zu sich selbst), das könnte sehr absolutistisch verstanden werden. Deshalb sollten wir vor allem prüfen, ob das, was wir sagen möchten, auch wirklich notwendig ist. Eine gute Hilfe kann folgende Frage sein: „Ist das, was ich sagen möchte, für mein Gegenüber hilfreich?“, denn manchmal ist weniger durchaus mehr. Manchmal erliegen wir der Versuchung, etwas sagen zu wollen (natürlich gut gemeint ...), doch ist es eher für uns selbst tauglich, als für den anderen. Die Grenze ist hier oftmals hauchdünn.

◊ *Asteya* (nicht stehlen): Dass wir nicht stehlen, ist wohl auch eine Sache, in der wir eine große gesellschaftliche Kongruenz haben. Doch ist hier nicht nur das faktische materielle Stehlen gemeint, sondern auch das Stehlen von z. B. Zeit. Kommen wir immer 15 Minuten zu spät, stehlen wir demjenigen, der auf uns wartet, Zeit.

◊ *Brahmacharyia* (Mäßigung): In vielen alten Übersetzungen wird hier häufig die sexuelle Mäßigung angesprochen. In meiner Definition ist es die Mäßigung in vielerlei Bereichen. Wir leben heute in einer Welt des Überflusses und haben von einigen Dingen unglaublich viel. Hier können wir uns selbst überprüfen, ob wir vielleicht auf Dinge, wie z. B. das fünfte Paar Turnschuhe, verzichten können. Andere Definitionen der Weisheitstexte sagen, dass der wahre Yogi ein Genießer ist, allerdings genießt er im Moment, also ohne es „festhalten“ zu wollen. Passend dazu dann das nächste Yama:

◊ *Aparigraha* (nicht anhaften): Aparigraha passt für mich sehr gut zu Brahmacharyia, denn wenn wir weniger im Überfluss leben möchten, bedeutet das, dass wir uns von manchen Dingen lösen. Dies kann beispielsweise auch bedeuten, sich von Menschen zu lösen, die nicht guttun. Die Sanskritbegriffe meinen in der Regel immer den gegenwärtigen Moment: *atha* = jetzt. So bedeutet das, dass ich den Moment genieße (mit was oder wem auch immer), aber ohne ihn festhalten zu wollen. Denn Leid entsteht aus der Idee heraus, dass etwas mir gehört (**mein** Auto, **mein** Freund, **mein** ...).

14.2 Niyama – wie gehe ich mit mir selbst um?

- *Shauca* (Reinheit, Sauberkeit): Shauca meint sicherlich auch die Sauberkeit des Körpers, sich zu pflegen und sich um den Körper zu kümmern. Es geht aber auch darüber hinaus, nämlich um die „Sauberkeit" in unserem Kopf. Es macht einen Unterschied, was und wie wir denken. Sehe ich nur das Negative? Stichwort rote Ampeln oder die längste Warteschlange an der Kasse.

- *Santosha* (Zufriedenheit): Bisweilen kann der Eindruck entstehen, dass in unserer Gesellschaft ein Mangeldenken vorherrscht. Gehen wir abends schlafen, haben wir nicht genug gearbeitet oder dies und jenes nicht geschafft. Stehen wir morgens auf, dann haben wir meist nicht genug geschlafen. Es scheint, als wären wir hauptsächlich damit beschäftigt, das zu sehen, was uns fehlt (was auch hirnphysiologisch zu erklären ist, aber das würde hier zu weit führen). Zufriedenheit können wir üben, indem wir unseren Fokus darauf richten und mehr die Dinge wahrnehmen, die schön sind oder uns gut gelungen sind. Ebenso die Gewissheit zu haben, dass auch schwierige Situationen vorübergehen.

- *Tapas* (Selbstdisziplin): Tapas ist wichtig, wenn wir etwas erreichen wollen, einerlei, was es ist. Du möchtest gesünder essen? Dann braucht es Disziplin, das umzusetzen. Du möchtest eine regelmäßige Yogapraxis in deinen Alltag integrieren? Dann braucht es Selbstdisziplin und Durchhaltevermögen. Neues zu lernen oder zu erreichen, geschieht nicht innerhalb von Minuten, Dinge brauchen Zeit. Deshalb lohnt es sich, dranzubleiben!

- *Svadhyaya* (Selbstreflektion): Vielleicht kennst du das auch, dass dir immer wieder die gleichen Dinge passieren und du dich fragst, warum das so ist. So lohnt es sich, sich selbst zu erforschen (was wir tun, wenn wir uns mit den Weisheitstexten beschäftigen). Was sind meine Glaubenssätze? Welche Schatten habe ich? Warum reagiere ich, wie ich reagiere? Warum bringt mich dieser Mensch so auf die Palme? Interessant ist auch hier die Überlegung, dass ich immer einen Anteil habe an dem, was geschieht. Hierfür kann es sehr hilfreich sein, mit einem guten Lehrer, Coach oder Therapeuten zu arbeiten. Es gilt, den für sich passenden Weg zu finden, welches Konzept, welcher Lehrer passt zu dir?

◊ *Ishvara Pranidhana* (Vertrauen): Vertrauen zu haben, dass sich die Dinge schon regeln werden. Wir machen uns häufig unglaublich viele Gedanken. Was wäre, wenn? Und kommen manchmal aus dem Grübeln gar nicht mehr raus. Doch so lassen sich die wenigsten Dinge lösen, da einfach zu viele Variablen im Leben mit hineinspielen. Deshalb legt uns die Yogaphilosophie nahe, im Vertrauen zu bleiben. Es wird vielleicht nicht immer alles gut im Sinne von „eitel Sonnenschein", aber alles, was passiert, kann uns etwas lehren und zu unserer Weiterentwicklung beitragen. Bleibe im Vertrauen, dass alles gut werden wird.

Die Yamas und Niyamas werden manchmal als Regeln des Yoga bezeichnet. Ich persönlich benutze lieber den Terminus der Empfehlung. Regeln bedürfen einer Einforderung und bei Nichtbeachten einer Konsequenz. Ich verstehe das hier so nicht. Es geht vielmehr darum, sich selbst in diesen Empfehlungen zu finden.

◊ Was sind meine Werte, wo kann ich ab- und zugeben?

◊ Wovon kann ich nicht abrücken?

Wir finden in diesem Teil der Schriften sozusagen moralische und ethische Werte.

Die Yamas und Niyamas sind ein wunderbares Thema für Yogastunden und bieten sich gerade in der Arbeit mit Jugendlichen absolut für einen Diskurs an. Auch um zu zeigen, es darf Unterschiede geben, und trotzdem wird es einige Dinge geben, auf die wir uns verständigen können, z. B. keine körperliche Gewalt auszuüben.

Jeder von uns hat seine eigene Interpretation, schauen wir doch mit unserer eigenen, individuellen Brille auf die jeweilige Situation. Auch hier gilt, bleibe offen und neugierig. Es gibt nicht die eine Wahrheit und sei dir bewusst, dass auch deine Meinung wandelbar ist.

14.3 Asanas – den eigenen Körper erleben

Die Zeit der Pubertät und des Heranwachsens ist die Zeit des Hinterfragens, der Suche nach dem Sinn und dem Ich.

◊ Wer bin ich?

- Wer will ich sein?
- Wo geht die Reise hin?

Diese Zeit ist für die Jugendlichen meist eine große Herausforderung, denn es fühlt sich alles wackelig und instabil an. Eben eine Zeit großer Veränderung.

So bieten sich hier vor allem Standhaltungen an. Standhaltungen stehen für Erdung, Verbindung, mit beiden Füßen im Leben stehen, Sicherheit, Stabilität. Genau das brauchen die Teenager, das Gefühl von Stabilität und Ausgeglichenheit, wenn innendrin der Sturm tobt.

Doch auch Gleichgewichtsübungen sind eine wertvolle Erfahrung. Zeigen sie zum einen, dass, im Gleichgewicht zu sein, auch tagesformabhängig ist. Und dass es auch okay ist, nicht immer vollkommen im Gleichgewicht zu sein. Zusätzlich erleben wir dann auch häufig noch einen Unterschied zwischen den beiden Körperseiten.

Jugendliche wollen ihre Grenzen ausloten, hier bieten sich auch kraftvolle Asanas, wie z. B. die „Krähe" an. Ein wichtiger Teil ist aber auch, zur Ruhe zu kommen, zuzulassen, dass nicht immer Aktion sein muss, runterfahren, vor allem auch mal den Kopf.

Vielleicht hier noch ein Wort zu „Savasana". Ich weiß, dass meist unter den Yogis der Kopfstand als die „Königin der Asanas" gilt. Für mich gilt das nicht. Für mich ist „Savasana" die „Königshaltung", wenn wir sie denn so bewerten mögen. Denn „Savasana" ist die ungeschützteste Haltung, die man einnehmen kann.

Alles ist offen und potenziell gefährdet (das weiß unser Unterbewusstes). Die Körperfront, und somit alle lebenswichtigen Organe, sind ungeschützt. Die Beine sind leicht geöffnet, wenn man dann noch die Augen schließen soll, braucht es unglaublich viel Vertrauen und Sicherheit. Und dann sollen auch noch die Gedanken zur Ruhe kommen (siehe Yoga-Sutra 1.2.). Wow, das ist schon echt hohe Schule.

Deshalb biete ich den Jugendlichen auch, gerade anfangs, immer an, sich in eine Haltung ihrer Wahl zu legen. Denn für mich hat Vorrang, dass der Mensch sich entspannen kann. Nach und nach führe ich dann zu „Savasana" hin.

So haben die Asanas natürlich einen ganz praktischen Nutzen für unsere Jugendlichen. Sie erleben sich in neuen Körperhaltungen, die auch gesund sind fürs Gehirn (neue neuronale Verschaltungen können sich bilden). Zusätzlich erleben sie ihren Körper auf andere Weise und können sich auch ausprobieren.

Nicht zu vergessen ist aber auch der Faktor der physischen Gesundheit. Wir brauchen Bewegung, um zu wachsen, zu lernen und gesund zu bleiben. Der Körper wird gedehnt und gekräftigt. Gerade in Anbetracht des langen Sitzens in der Schule, in meist ergonomisch ungenügenden Positionen, ist die Asanapraxis ein wunderbarer Ausgleich. Ebenso als Ergänzung und auch Ausgleich zu anderen Sportarten.

14.4 Pranayama – das Erleben und Wahrnehmen des Atems

„Prana" bedeutet Lebensenergie. „Ayama" können wir übersetzen mit erweitern oder auch kontrollieren. So bedeutet Pranayama also das Ausweiten und Kontrollieren der Lebensenergie. Da unser Atem als Träger der Lebensenergie gilt, wird hier häufig der Begriff Atem verwendet, sodass Pranayama häufig als Umgang mit dem Atem übersetzt wird. Atem bedeutet Leben.

Das Erste, das ein Mensch nach der Geburt macht, ist, einzuatmen und das Letzte, bevor er diese Welt verlässt, ist ein Ausatmen. So ist innerhalb unseres Lebens, es spielt keine Rolle, wie lange es auch währen mag, dieser Kreislauf gewiss. Atemtechniken können das Bewusstsein beeinflussen und haben eine große Wirkung. Unser Atem ist ein äußerst machtvolles Instrument.

Schon Onkel Ben sagt in „Spiderman", dass aus großer Macht große Verantwortung erwächst. So wissen wir, dass wir uns durch eine bewusste Atemführung beruhigen können. Ebenso können wir uns in ekstatische Zustände hineinatmen. Es soll sogar Meister geben, die mittels bestimmter Atemtechniken ihren Herzschlag anhalten können. Vielleicht fällt dir bereits beim bewussten Lesen auf, dass wir im Hinblick auf die Herausforderungen des Jugendalters gerade mit der Macht des Pranayama äußerst achtsam und vorsichtig umgehen sollten!

Natürlich gibt es wunderbare Atemtechniken, die sehr hilfreich für Jugendliche sein können und es bedarf keiner Frage, dass es sehr nützlich ist, bewusst zu atmen. Welche Atemtechniken für Teenager förderlich sein können, schauen wir uns im Praxisteil näher an.

In seinem Buch *Sport und Yoga* beschreibt Yesudian, warum Atemübungen, gerade auch in Verbindung mit anderen Sportarten, sehr sinnvoll sind. Er vergleicht die Atmung von Yoga mit Sport. Im Sport arbeitet die Lunge unsystematisch, die Muskeln arbeiten krampfhaft und ruckartig. So verbraucht die Lunge das Plus an Sauerstoff, welches ihr zugeführt wird, aufgrund des ständigen Energieverlustes sofort wieder. „Im aktiven Sport verausgaben wir unsere Kräfte und legen uns danach müde zur Ruhe. In der Passivität der Yoga-Übungen aber sammeln wir eine riesige Energie, die sich in uns speichert" (Haich, E. & Yesudian, S. 2012, S. 84).

Rein auf körperlicher Ebene betrachtet, könnten wir mit Jugendlichen, im Gegensatz zu Kindern, bereits weiterführende Atemtechniken ausführen, warum es dennoch der Vorsicht bedarf, möchte ich noch kurz erläutern. Wenn du mit Teenagern lebst und/oder arbeitest oder dich auch noch gut an deine eigene Teeniezeit erinnerst, dann weißt du, dass in diesem Alter die Experimentierfreudigkeit sehr hoch ist. Grenzen möchten ausgelotet werden und die Neugier auf Erlebnisse, die starke Gefühle auslösen, ist ziemlich hoch (du erinnerst dich an die Hirnentwicklung aus unserem vorangegangenen Kapitel).

Wahrscheinlich kannst du dir nun schon denken, worauf es hinausläuft. Experimente mit dem Atem können einen hohen Reiz ausüben und sind mitunter wahrlich gefährlich. Das meint, dass ich den Jugendlichen keine Idee für solche Experimente geben möchte und deshalb nur möglichst „sichere" Atemtechniken vermittle. Ich möchte sie gar nicht erst auf gewisse Ideen bringen. Natürlich können sie diese auch so bekommen, doch finde ich es wichtig, ihnen auch einen verantwortungsvollen Umgang damit zu erläutern.

14.5 Pratyahara – die Sinne zurückziehen

Wir leben in einer Welt, die sehr stark vom visuellen Erleben geprägt ist. Dies wurde durch das große Angebot der virtuellen Welt noch verstärkt. Kaum ein Teenager, der heute nicht im Besitz mindestens eines elektronischen Gerätes, wie Handy, Tablet oder PC, ist. Sogar Schule bedient sich dieser Technik mehr und mehr. Wir sind quasi den ganzen Tag „on". Und das nicht nur im Sinne von Internet und Elektronik.

Doch diese ständige Erreichbarkeit und Möglichkeit der Ablenkung hat einen großen Einfluss auf unser Leben, sowohl in Schule/Arbeit als auch in der Freizeit. Hinzu kommt, dass wir in unserer Gesellschaft keine Kultur der Kontemplation (des Rückzugs, der ruhigen Betrachtung) haben. Somit lernen unsere Kinder und Jugendlichen in der Regel keinerlei „Technik" des Rückzugs.

Bei kleinen Kindern ist dies indes noch vollkommen normal. Bisweilen sieht man kleine Kinder, die ganz entrückt wirken. Diese kurzen Phasen des Rückzugs in sich selbst sind eine Möglichkeit der Kinder und dienen der Verarbeitung und des kurzen Innehaltens. Pratyahara bedeutet die Sinne zurückzuziehen. Wir ziehen uns also ganz praktisch von der Außenwelt nach innen zurück.

Auch hier stellen wir wieder fest, dass es Fähigkeiten gibt, die wir als Kinder noch vollkommen natürlich beherrscht haben, die wir aber im Laufe des Lernens, vor allem in Institutionen, verlernt haben (ähnlich dem Thema Achtsamkeit).

In der *Bhagavad Gita* sagt Krishna, dass der Mensch, der seine Sinne von den Objekten der Welt lösen kann, nicht schwankt. Ein schönes Bild für Pratyahara, wie ich finde. Dazu passend könnte man dann noch die Asana der Schildkröte („Kurmasana") einbauen.

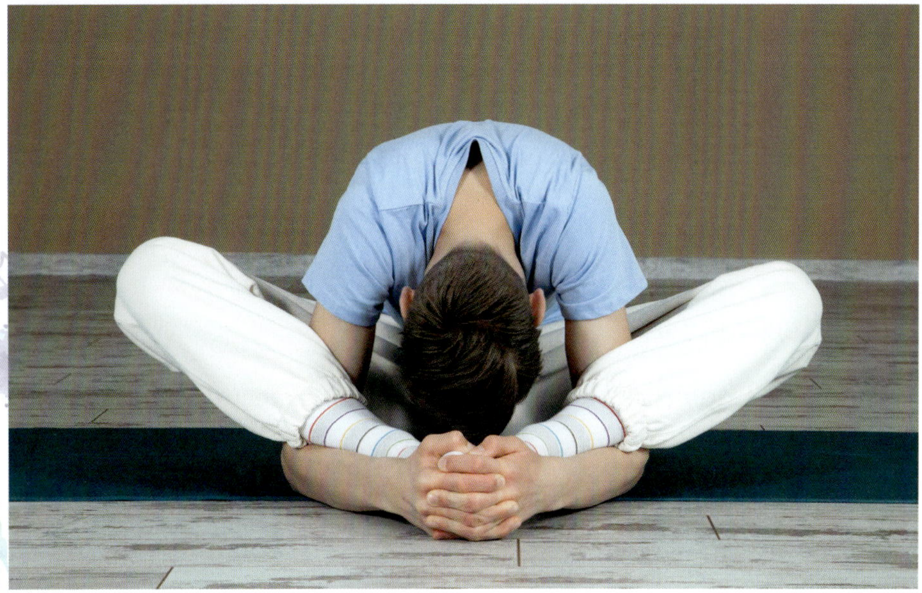

Eine weitere Möglichkeit, Pratyahara zu üben, ist die Bienenatmung (*Bhramani Pranayama*), in der mit den Fingern die Sinneskanäle (manchmal auch nur die Ohren) verschlossen werden. Im Praxisteil findest du die Vagus-Atmung, eine Form von Bhramani.

14.6 Dharana – Konzentration

Sich auf etwas voll und ganz konzentrieren zu können, ist bisweilen schwieriger, als wir denken, wenngleich es eine Fähigkeit ist, die wir in vielen Lebensbereichen nutzbringend einsetzen können. Die volle Konzentration auf den gegenwärtigen Augenblick, das, was ich gerade tue, dem Menschen, mit dem ich gerade zusammen bin, steht unserem Multitasking gegenüber. Konzentration ist gleichermaßen mit Achtsamkeit verbunden.

Doch multitaskingfähig zu sein (wessen sich viele Menschen rühmen), ist doch eigentlich eher gegensätzlich.

◊ Denn wie kann ich achtsam etwas tun, wenn ich mehrere Dinge gleichzeitig tue?

◊ Lernen wir hier vielleicht das Gegenteil von dem, was eigentlich wohltuend und gesund für uns ist?

Die Konzentrationsfähigkeit zu schulen und mit der Aufmerksamkeit fokussiert zu sein, ist eine gute Übung auch für Jugendliche. In vielen Bereichen ist dies eine nützliche Fähigkeit. Auch in Schule und im Sport benötigen wir Konzentrationsfähigkeit.

Im Yoga nutzen wir den sogenannten *Drishti-Punkt* zur Konzentration, was bedeutet, dass sich ein Fixpunkt zur Konzentration gesucht wird. In manchen Yogatraditionen werden bestimmte Drishti-Punkte verschiedenen Asanas zugeordnet. Übungen zur Konzentration findest du im Praxisteil.

14.7 Dhyana – Meditation

Meditation ist das Zur-Ruhe-Kommen unseres Geistes und wird deshalb auch gerne mit dem Bild einer glatten Wasseroberfläche beschrieben. Im Alltag ist unser Geist meist unruhig und sprunghaft. Wir denken ständig irgendetwas und sind in Aktion. Vorstellbar wie Wellenbewegungen auf der Wasseroberfläche. Diese Wellenbewegungen nennen wir im Yoga *Vrittis* und sie sind maßgeblich für unser Leid verantwortlich.

Meditation ist mittlerweile vielfach untersucht, was dazu beiträgt, dass Meditation von den Meisten nicht mehr als Esoterisch oder „Hokuspokus" abgetan wird. In einer Metaanalyse konnte gezeigt werden, dass ihre Wirkung bei gesunden Menschen in allen untersuchten Aspekten nachgewiesen werden konnte. Sowohl auf kognitiver als auch emotionaler Ebene lassen sich signifikante Veränderungen feststellen. Zudem wirkt sich Meditation auch positiv auf die Beziehung zu unseren Mitmenschen aus. (vgl. Artikel https://www.forschung-und-lehre.de/forschung/meditation-und-wissenschaft-194)

Der Psychologe und Neurowissenschaftler Dr. Ullrich Ott ist Meditationsforscher und bestätigt zudem, dass Meditation positive Einflüsse auf die Konzentrationsfähigkeit sowie auf das Selbstbewusstsein hat. Und sogar in unserem Gehirn lassen sich bei einer regelmäßigen Praxis Veränderungen nachweisen. So steigt nicht nur die Empathiefähigkeit, es erfolgt zudem eine Zunahme der Dichte unserer Synapsen. Auch der somatosensorische Cortex, der als Teil der Großhirnrinde für die Verarbeitung unserer haptischen Reize zuständig ist (u. a. auch für die propriozeptiven Empfindungen von Haut, Organen, Gelenken und Muskeln) sowie der insuläre Cortex, der für unsere Selbstwahrnehmung zuständig ist (die sogenannte Interozeption, also die Wahrnehmung der Prozesse in unserem Körper) werden nachweislich größer. (vgl. hierzu https://www.tk.de/techniker/magazin/life-balance/aktiv-entspannen/meditationsexperte-ulrich-ott-interview-2007132?tkcm=ab)

Und auch der buddhistische Mönch Matthieu Ricard hat gemeinsam mit Hirnforschern viele Jahre an der Erforschung von Meditation gearbeitet. Hierzu findest du weiterführende Links und Literatur im Verzeichnis am Ende des Buches.

Zum Thema Meditation findest Du auch ein Interview mit Florian Palzinsky in Kapitel 18.

Auch für Jugendliche ist Meditation eine wunderbare Möglichkeit und Erfahrung. Allerdings ist es beim Meditieren, für mein Empfinden, wichtig, den Menschen etwas den Druck rauszunehmen.

Wir können Meditation bzw. diesen Zustand nicht „machen". Es ist kein aktives: „So, jetzt wird meditiert, hinsetzen, zack, Kopf leer." Diese Erwartungshaltung führt zu Frustration und vielleicht sogar zur Entstehung eines Glaubenssatzes wie: „Ich kann nicht meditieren."

Deshalb ist es besonders für Jugendliche hilfreich, zu erklären, dass es vollkommen normal ist, dass wir denken und dass es eben keinen Ausknopf gibt. Gerade das kann eine wahre Herausforderung sein, sind wir doch darauf trainiert, zu machen, zu funktionieren, in Aktion zu sein. Nun ist dies hier jedoch nicht hilfreich, was aber auch bedeutet, dass wir uns bzw. den Jugendlichen hierdurch ein neues Kompetenzfeld erschließen.

Wir sprechen im Yoga von den drei *Gunas*: *tamas*, *rajas* und *sattva*. Diese tauchen sowohl im Yoga Sutra als auch in der Gita auf. Die *Gunas* sind die drei Grundqualitäten oder Zustände der Urenergie und wohnen uns allen inne.

Grob können wir sagen, dass *tamas* für Trägheit, Dumpfheit steht. *Rajas* steht für die Aktivität und Bewegung und *sattva* für Klarheit und Harmonie.

Legen wir dieses System einmal um auf unsere westliche Gesellschaft, so wird deutlich, dass die meisten von uns wohl eher in einem Zustand von *rajas* unterwegs sind. Häufig schnell, in Bewegung, voller Aktivität. Das hat natürlich positive Aspekte, doch schnell kann dies auch umschlagen in ein Getriebensein, Perfektionismus, ständige Selbstoptimierung bis hin zum Burn-out.

Eknath Easwaran veranschaulicht das ganz wunderbar mit den drei Aggregatzuständen der klassischen Physik: „Tamas ist gefrorene Energie, der Trägheitswiderstand. Ein Eisblock hat beträchtliche Energie in den chemischen Bindungen, die ihn zusammenhalten, aber die Energie ist eingeschlossen, zusammengebunden, starr. Wenn das Eis schmilzt, wird beim Fließen des Wassers etwas von dieser Energie freigesetzt: Rajas, Aktivität, ist wie ein angeschwollener Fluss, voller unkontrollierter Kraft. Und Sattva, Harmonie, lässt sich mit Dampf vergleichen, wenn dessen Kraft nutzbar gemacht wird" (2012, S. 50).

Auch wenn dieses Bild natürlich nicht ganz genau die Eigenschaften wiedergibt, so zeigt es doch sehr deutlich, dass jedes *Guna* in ein jeweils anderes umgewandelt werden kann und dieser stetige Prozess auch in uns stattfindet. Manchmal sind wir vielleicht aktiver, manchmal träger und manchmal dann gibt es diese Momente der völligen Harmonie.

Wenn es uns gelingt, während der Meditation immer ein wenig öfter einen Zustand von *Sattva* zu erreichen, können wir das, mit etwas Übung, auch immer mehr in den Alltag übertragen.

14.8 Samadhi – Zustand der inneren Freiheit/Zufriedenheit

Samadhi ist wohl der Zustand, über den mithin die unterschiedlichsten Auffassungen und Interpretationen herrschen. Auch hier gilt, herauszufinden: Was ist Samadhi für DICH?

Von manchen Lehrern habe ich gehört, dass Samadhi der Zustand des Gleichmutes sei, andere sagen, es ist der Zustand der absoluten Glückseligkeit. Manche streben es als Zustand der Erleuchtung an.

Mir steht es nicht zu, das eine oder andere zu bewerten und es entspricht auch nicht meiner Auffassung von Akzeptanz. Doch freilich lässt sich wunderbar über dieses Thema diskutieren, solange das achtsam, wohlwollend und friedvoll geschieht. Deshalb kann ich dir an dieser Stelle nur sagen, was meine bisherige (wir wissen ja, dass auch Meinungen sich mit Erfahrungen verändern können) Interpretation von Samadhi ist.

Für mich ist Samadhi ein Moment des vollkommenen Einsseins mit mir und der Welt. Im Prinzip der Ausdruck dessen, wenn wir im Yoga sagen: Atman und Brahman sind eins. „*Tat tvam asi* – ‚Das bist du.' Atman ist Brahma: Das Selbst in jeder Person unterscheidet sich nicht von der Gottheit. Und es unterscheidet sich auch nicht von Person zu Person. Das Selbst ist eines" (Easwaran, 2012, S. 29). Mit Gott ist hier im Übrigen nicht eine von uns erschaffene göttliche Autorität gemeint, sondern das All-eins, das höchste Bewusstsein.

So ist ein Samadhi-Moment, ein Moment im Jetzt, in dem alles stimmt, völlige Zufriedenheit, Glückseligkeit, Harmonie, allerdings ohne den Wunsch, diesen Augenblick in „Dosen packen" zu wollen. Denn das ist, was wir Menschen am liebsten täten und was dann wieder Leid erzeugt, weil das natürlich einfach nicht möglich ist. Denn Leben ist Veränderung und jeder Moment hat das Potenzial, ein Samadhi-Moment zu sein.

Besonders schön finde ich auch die Idee, die Eberhard Bärr in einem Satsang sagte: Samadhi ist das Zurücksetzen auf Werkseinstellung. Das ist deshalb ein schöner Gedanke, weil er uns sagt, dass wir bereits alles in uns tragen. Wir kommen quasi im perfekten Zustand auf die Welt. Das könnte ja bedeuten, dass es mehr darum gehen sollte, zu erhalten und zu stärken, was bereits da ist, als uns Menschen systemkonform zu unterrichten? Sicher eine diskussionswürdige Frage ...

Tipp

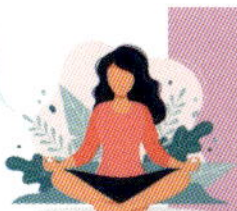

Der achtgliedrige Pfad ist nicht als in sich getrennt oder aufeinander folgend zu verstehen. Vielmehr kann man sich die acht Stufen wie Glieder einer Kette vorstellen, die ineinander verschlungen sind und sich gegenseitig bedingen. So haben wir im Idealfall immer ein bisschen von allem in eine Yogastunde integriert.

Kapitel 15

Ruhe bewahren –

ein Gespräch mit Eberhard Bärr über die alten Weisheitstexte, Klarheit und Unterscheidungsfähigkeit

Als ich bei meinem ersten Seminar vor einiger Zeit auf Eberhard traf, hat er mich mit seinem ersten Satz direkt gehabt. Er sagte: „Es gibt hier nichts zu glauben, sondern nur etwas zu erfahren." Bähm! Völlig undogmatisch, ruhig und dazwischen der eine oder andere Witz, gelingt es Eberhard, sein unglaublich großes Wissen über die alten Schriften einfach, modern und ohne Schnickschnack zu präsentieren.

Für mich war sofort klar, wenn ich dieses Buch schreibe, dann muss Eberhard ein Teil des philosophischen Abschnitts sein. Und so führten wir ein Gespräch darüber, wie man sich dem Wissen nähern kann. Was die Essenz aus diesen alten Schriften ist und warum sie auch heute noch genauso viel Gültigkeit haben, wie vor mehreren tausend Jahren.

Um es dir als Leser zu erleichtern, haben wir uns entschieden, unser Gespräch nicht in Interviewform hier wiederzugeben, sondern daraus einen Text zu machen, der die Grundaussagen dessen wiedergibt. Ergänzt mit einigen Zitaten aus unserem Gespräch. Mögest du Inspiration auf die eine oder andere Weise darin finden.

15.1 Ruhe bewahren

Es war einmal ein junger Typ namens Arjuna. Er steht auf einem Schlachtfeld und soll kämpfen. Doch darauf hat er gar keinen Bock, denn er findet das alles so ungerecht und ist deshalb kurz vor dem Nervenzusammenbruch. Da trifft er auf einen anderen Typ, von dem er sich eine Lösung von seinem Problem erhofft. Dieser andere, namens Krishna, ist, trotz der wilden Situation, völlig ruhig.

Das macht Arjuna erst einmal noch wütender. Er fragt sich, ob Krishna etwas eingeworfen hat, weil er in dieser Situation so gelassen sein kann. Doch irgendwie fasziniert ihn diese Ruhe auch, scheint Krishna da gerade nicht so belastet zu sein wie er selbst. Also fragt er ihn, wie er diese Situation lösen und den Krieg beenden soll.

Doch Krishna bietet ihm keine Lösung, zumindest nicht in der Form, wie es sich Arjuna erhofft hat. Er erklärt ihm, dass jede Situation einfach Veränderung ist. Ohne Bewertung, ohne gut oder schlecht. Eine Veränderung, die ich mir in Ruhe anschaue, um dann eine Entscheidung treffen zu können. Denn letztendlich liegt es alleine an mir, wie ich die Situation bewerte.

So oder ähnlich könnte die Geschichte der *Baghavad Gita* für unsere heutigen Ohren erzählt werden. Denn eine der grundlegenden Essenzen daraus heißt „Ruhe bewahren". Nicht umsonst ist dies der erste Satz auf sämtlichen Tafeln zur Ersten Hilfe. Du kommst als Ersthelfer an den Unfallort, was sollst du tun? Ruhe bewahren. Du hast gerade etwas sehr Ärgerliches gehört, was kann helfen? Ruhe bewahren.

Was hat es also damit auf sich und wie können wir das in unserem Alltag umsetzen?

Eberhard spricht hier von der Unterscheidung zwischen praktischen und persönlichen Problemen. Du hast einen platten Fahrradreifen? Das ist eindeutig ein praktisches Problem. Es wird dir also wenig helfen, dich jetzt neben dein Fahrrad zu setzen und eine halbe Stunde zu meditieren. Kann man natürlich machen, wenn man möchte, wird aber den platten Reifen nicht flicken. In diesem Fall ist also Aktion angesagt. Das Rad ausbauen, den Reifen flicken und weiter kann es gehen.

Anders sieht das bei persönlichen Problemen aus. Du hast gerade Stress mit deinem Kumpel, der dich, völlig ungerechtfertigt, für etwas beschuldigt hat, was du nicht getan hast. Am liebsten würdest du ihm mal richtig die Meinung geigen oder ... Doch das wird nicht zielführend sein. Erwartungsgemäß wird sich die Sache hochschaukeln und wie solche Situationen enden, wissen wir wohl alle. Jetzt hilft genau das: Ruhe bewahren.

Einmal tief durchatmen und schauen:

◊ Wie will ich auf diese Situation reagieren?

◊ Was ist wirklich zielführend?

◊ Wie können wir zu einer Lösung kommen, die für beide Seiten angenehm ist?

◊ Doch wie können wir das schaffen?

◊ Gibt es Weisheitstexte, die sich besonders eignen?

◊ Und wo fange ich da überhaupt an?

Diese Fragen habe ich auch Eberhard gestellt.

15.2 Weisheit ist kein Bring-Wissen

Die Vermittlung von Wissen geschieht meist aus der Intention heraus, jemand anderem etwas beibringen zu wollen, seinen Horizont durch neues Wissen zu erweitern. Für praktisches Wissen, wie z. B. schreiben lernen, Mathematik, Chemie etc., ist das eine mögliche Form. Etwas anders sieht das jedoch mit dem Wissen um mich selbst aus.

Wir haben in den vorherigen Kapiteln schon gesehen, wie schnell Glaubenssätze und Verhaltensmuster entstehen, die jedoch in den meisten Fällen Zuschreibungen anderer Menschen über mich selbst sind. Möchte ich etwas über mich selbst erfahren, zur Ruhe kommen oder meine individuellen Fähig- und Fertigkeiten entdecken, so kann ich das nur in mir.

Eberhard sagt hierzu: „..., dass *Vedanta* oder das Wissen, über das wir jetzt gerade reden, eigentlich kein Bring-Wissen ist. Es ist also nicht dazu gedacht, es jemandem zu bringen. Das ist ein wichtiger Punkt. Wenn man jemandem etwas bringen will, dann meine ich es gut, dann will ich helfen, mit meiner Idee und mit meinem Wertesystem. Und das, dass wissen wir ja alle, ist das grundlegende Problem von allen Eltern und Lehrern, dass man dann den Kindern/Schülern etwas übergestülpt hat. Erst einmal merkt man gar nicht, dass das der eigene Kram ist. Deswegen ist das Wissen eigentlich kein Bring-Wissen, sondern ein Wissen, das sich am besten überträgt, wenn man so sagen darf, in Absichtslosigkeit, also indem ich es lebe."

Wo du dieses Wissen bzw. diese Weisheit entdeckst, ist dabei völlig unerheblich. Es geht darum, dass das Wissen dich erreicht und eine Sprache hat, die dich anspricht. Ob das dann ein Film, eine Geschichte oder Texte sind, spielt hierfür keine Rolle.

Wenn wir in die Yogaphilosophie schauen, so schlägt Eberhard Folgendes vor: „Für Jugendliche würde ich immer nach einem ‚leicht verdaulichen' Text schauen, sodass dieses Wissen irgendwie schmackhaft wird. Schmackhaft ist es meist dann, wenn es in Dialogform ist. Das hast du z. B. in der *Bhagavad Gita*, in der *Katha Upanishad* oder in der *Yoga Vasistha*. ... Ein Dialog ist lebendig, weil da jemand ist, der Hilfe sucht, der ein Problem hat, und er wendet sich an jemand. Der andere präsentiert etwas und bietet natürlich eine Hilfe an, die der Schüler jedoch in keiner Weise so erwartet hat. Er erwartet etwas ganz anderes."

15.3 Inspiration

Doch wie können wir dann Menschen bzw. die Jugendlichen an dieses Wissen heranführen? Die Antwort ist im Grunde ganz simpel: indem wir sie inspirieren. Dazu gehört auch, dass uns als Lehrer, Eltern, Begleiter bewusst ist, dass alles, was wir denken, sagen und vermitteln nur unsere eigene Wahrheit ist.

„Die Weitergabe von Wissen, ob das jetzt bei meinem eigenen Kind oder Jugendlichen oder als Lehrer dem Schüler gegenüber ist, sollte beinhalten, dass ich weiß, dass das, was ich vermittele, das ist, was mir bisher am meisten geholfen hat. Jetzt im Moment sehe ich das so. Im Moment ist das meine Meinung. Dann ist eine Achtsamkeit und Bewusstheit im Hintergrund, dass sich meine Meinung ändern kann, in der ich also über mich selbst weiß. ... Also wenn dir das bewusst ist, wenn du selbst in deiner Meinung innerlich locker bist und easy, dann kommt das auch locker rüber.

Aber in dem Moment, wo ich dogmatisch bin, z. B. in der Aussage: ‚Wenn du kein Yoga machst, dann wird das gar nichts mehr. Das musst du lernen.'

Mal ganz extrem ausgedrückt, dann stoße ich natürlich auf Gegenwehr. Aber je lockerer und leichter ich in mir selbst bin und das auch so rüberbringe, dann ist das ja nur ein Angebot. Da, schau mal, mir hat es geholfen. Das ist das Beste, was ich gefunden habe, ich finde das toll. Dann ist es locker und nicht dogmatisch. Ich denke, das ist ein ziemlich wichtiger Punkt."

Es gibt durchaus Lehrer, die ihr Wissen sehr dogmatisch präsentieren, als wäre dies die Wahrheit und nichts anderes. Doch gerade Jugendliche haben ein feines Gespür für Authentizität und Kongruenz. Es gibt nicht die eine Wahrheit. Kinder und Jugendliche sind neugierig und forschend. Sie wollen lernen und Neues entdecken. Also gilt es, ihre Neugier zu wecken, sie zu motivieren.

„Wenn du sie da irgendwo abholen kannst und ihre Neugier weckst, dann ist das Inspiration. Wie Gerald Hüther sagt, dass man ihre Begeisterung weckt und dann läuft es. Sobald die Begeisterung da ist, dann gehen alle Lichter an und dann wird alles wach."

Es gibt also nur unsere eigene Wahrheit. Die Bewusstheit hierüber sollten wir stets im Auge haben.

„Zum Thema Wahrheit und Unwahrheit hat Jiddu Krishnamurti für mich einen der besten Beiträge geliefert. Er sagt: Wahrheit und Unwahrheit ist etwas, was ich in jedem Augenblick unterscheiden kann und das ist ein wichtiger Punkt. Denn um zu unterscheiden, musst du unwahrscheinlich aufpassen, achtsam sein und genau hingucken. Dann sind wir wieder genau bei Yoga, bei der Präsenz, beim Jetzt und bei der Unterscheidungskraft."

15.4 Unterscheidungsfähigkeit – *viveka*

Ein wichtiger Punkt ist die Unterscheidungsfähigkeit, im Sanskrit *viveka* genannt. Gerade in unserer heutigen schnellen und medial dominierten Welt vielleicht wichtiger denn je.

„Eigentlich sieht es so aus, dass man Kindern und Jugendlichen mehr zeigen kann, was geistiger Junkfood und was geistige Nahrung ist. Wo ist Weisheit drin? Wo immer das herkommt, und das auch unterscheiden zu können. Lernen zu unterscheiden, was ist geistige Nahrung? Junkfood gibt es massenhaft im Moment, überall und von überall her. Ich denke, es ist auch Aufgabe der Schule, nicht mehr nur Informationen weiterzugeben. Wichtiger wäre es, zu zeigen, wie ich unterscheiden kann, was ist eine gute Information, wo Weisheit drinsteckt oder wie werde ich hier nur fürs System vorbereitet und funktioniere. Das ist Unterscheidungskraft. Ich denke, das Wichtige bei Kindern wäre, das zu lernen, nämlich *viveka*, also die Fähigkeit zur Unterscheidung."

Diese Fähigkeit bekommen wir Menschen jedoch häufig eher „abgewöhnt". Manche Lehrer, Eltern, Pädagogen reagieren regelrecht aufbrausend, wenn ihr Wissen oder ihre Meinung infrage gestellt wird. Doch das ist genau das, was Jugendliche tun. Sie hinterfragen, sie wollen verstehen, sich reiben und sich ein eigenes Bild machen.

Das bedeutet gleichsam für uns als Begleiter dieser forschenden und fragenden Heranwachsenden, dass wir uns über unseren eigenen Kram sehr bewusst und auch bereit sind, uns selbst zu hinterfragen.

In einem Satsang mit Eberhard hat er diesen, für mich äußerst inspirierenden Satz gesagt, der aus der ZEN-Tradition stammt: „Im Anfängergeist gibt es viele Möglichkeiten, im Expertengeist nur wenige." Ein Satz, der wahrlich zur Meditation über das Gesagte einlädt. Wir sollten also offen, neugierig und forschend bleiben (Anfängergeist). Sobald wir denken, wir wüssten, wie es geht, wird es eng und unbeweglich (Expertengeist).

Kleines Beispiel: In meinen Ausbildungen Thai-Kinderyoga bitte ich die Teilnehmer oft, sich bei der ersten Berührung, z. B. des Fußes, vorzustellen, noch nie in ihrem Leben einen Fuß berührt zu haben und diesen mit dieser Ausrichtung zu erkunden. Das lässt sich wunderbar auf alles übertragen, was wir tun. Stelle dir vor, du würdest das Meer zum ersten Mal sehen, diese Asana zum ersten Mal ausführen etc.

15.5 Vom guten zum klaren Menschen

Nun stellt sich die Frage, wie kann das im echten Leben aussehen und was macht es für einen Unterschied, ein guter bzw. ein klarer Mensch zu sein?

Unsere Welt, wie wir sie kennen, versteht sich als ein dualistisches System. Es gibt zu allem immer einen Gegenpol. Der Tag und die Nacht, Mann und Frau etc. Das bedeutet auch, an der Idee, ein guter Mensch sein zu wollen, hängt quasi der Gegensatz mit dran. Ohne böse gibt es kein gut. So wie es auch ohne Leid keine Leidlosigkeit gibt, was ja das zentrale Thema im Yoga ist, nämlich vom Leid zur Leidlosigkeit zu kommen.

„Es wird gesagt, dass dein einziges Problem eigentlich *avidya* ist. Also man kann sagen, es ist Unwissenheit, aber ich finde, es wird manchmal praktischer, wenn man das Wort Unklarheit benutzt. So wird gesagt, dein grundlegendes Problem ist nicht das, was du jetzt äußerst, sondern du bist einfach nicht klar."

So geht es also in Spiritualität darum, Klarheit zu erlangen, dann bin ich auch in der Lage, *viveka*, die Unterscheidungsfähigkeit, zu nutzen. Unser Bildungssystem, unsere Erziehung, gleich, ob sie religiös beeinflusst ist oder nicht, möchte in der Regel einen guten Menschen aus uns machen. Das geschieht dann natürlicherweise häufig mittels Regeln und mitunter auch durch Androhungen von Strafen.

So bringt uns die Idee, ein guter Mensch sein zu wollen, im Grunde in einen Konflikt, denn wir alle haben eben auch die andere Seite in uns, so scheint dieses Ziel wohl unerreichbar. Ein Teufelskreis, weil hierdurch wiederum Leid entsteht, weil ich es einfach nicht schaffe, ein „guter" Mensch zu sein. Du siehst sicher das Dilemma, in dem wir uns befinden.

Mit der Idee, ein klarer, bewusster und entscheidungsfähiger Mensch zu sein, erlangen wir Freiheit. Denn im Grunde wollen wir uns alle, bei allem, was wir tun, gut fühlen. Und wenn ich beispielsweise lüge, weil ich etwas (von mir) verstecken muss, dann handele ich im Grunde wider dieses gute Gefühl.

„Jedes Kind, jeder Jugendlicher, jeder Mensch denkt: ‚Ich will eigentlich friedlich mit mir selbst sein.' Ob sie das jetzt gechillt nennen oder gut drauf sein, da kann man verschiedene Worte benutzen, dann geht es mir eigentlich am besten. Und bei all dem, was wir über Regeln, über die Do's und Don'ts sagen, kann man im Gegensatz genauso den Spiegel hinhalten und sagen: Schaue mal, du handelst gegen dich selbst.

Du wirst dich dann irgendwann selbst nicht gut fühlen und das würde ich mir an deiner Stelle überlegen. Da ist also nirgendwo die Rede von gut und schlecht, sondern einfach die ganz normale Spiegelmethode, die man im *Vedanta* auch anwendet. ... Das ist der riesige Unterschied zwischen Klarheit und einem guten Menschen. Das ist ein völlig anderer Ansatz.

Es gibt im *Yoga Sutra* die *Yamas* und *Niyamas*, die Empfehlungen. Wobei das auch das Einzige ist, wenn wir in die *Upanishaden* oder die *Bhagavad*

Gita schauen, ist das nicht mehr da. Das hat man in Indien genauso unterschieden. In der *Karma Shastra*, der indischen *Vedeb*, gibt es noch die Regeln und die Dinge, die man tut. Gutes und schlechtes Karma, Inkarnationen und das Ziel der Befreiung *Moksha*, das irgendwann später kommt und was man dafür tun muss, sind hier noch zu finden.

In der *Bhagavad Gita* und dem Ende der *Veden*, der *Vedanta*, redet man nur noch über diese Erkenntnis und man hat keine Moral und Ethik mehr dort. Das kommt da nicht mehr vor. Man hat das ganz klar getrennt. Es gibt niemanden, der dir sagt, wie du es tun sollst. Das ist allerdings auch anstrengender, denn du musst immer mehr alleine herausfinden. Du bist dann in der Eigenverantwortung."

15.6 Fazit

Wir können also festhalten, dass wir in den alten Schriften keine Antworten finden werden. Wenngleich sie doch dazu gedacht sind, dass wir Fragen stellen. Sie sind ein Spiegel für uns selbst.

Wenn wir es schaffen, in Ruhe und Klarheit zu sein, dann können wir in jedem Moment entscheiden, z. B. was wahr oder unwahr ist. Sicher ein Grund, warum das *Yoga Sutra* mit dem Sanskritwort *atha*, was so viel heißt wie **jetzt**, beginnt. Yoga ist immer genau jetzt. Leben ist immer genau jetzt. Die meisten unserer Probleme liegen also nicht im Außen, sondern in uns selbst. Daran können wir arbeiten: jetzt.

Und dann kommt ein wichtiger Faktor hinzu, nämlich vom Denken ins Spüren zu kommen. Ist es doch häufig unser ach so intelligenter Denkapparat, der uns leiden lässt. Um diesen „Switch" zu schaffen, vom Denken zum Fühlen zu kommen, eignen sich z. B. Yoga und Achtsamkeit.

„Yoga und auch die Asanapraxis ist eine gut ausgetestete Möglichkeit, die in Indien lange Zeit erprobt und auch weitergegeben wurde als eine Technik, als ein System. Aber das Prinzip vom Denken zum Spüren, zur Präsenz zu gehen, wie das jemand bewerkstelligt, ist erst mal egal. ... Also irgendetwas zu entdecken, wie man von diesem beschäftigten Geist, der sich in Vergangenheit und Zukunft verliert, in die Freiheit zur Präsenz zu kommen. ...

Aber Yoga ist natürlich, durch die Verbindung von Atem und Bewegung, und dem zu folgen, eine wunderbare Möglichkeit. Es gibt Leute, die Yoga nicht erreicht und da sollte man immer noch etwas haben, das man alternativ anbieten kann. ... Es sollte irgendetwas sein, das mich von dem denkenden Geist, den ich als Instrument benutze, löst.

Der beschäftigte Geist kann mir Kummer und Sorgen machen. ... In der Spiritualität gibt es keine Ausnahmeregelung. Der Intellekt macht die Ausnahmeregelung. Der sagt, was da ist, das ist so intensiv, kann mir da jetzt noch Yoga helfen? Man versucht ja immer, die Ausnahmeregelung zu finden.

Wenn ich jetzt in Patanjali reinschaue oder in die *Bhagavad Gita*, dann sehe ich, da gibt es keine Ausnahmeregelung. Da gibt es nur eine äußere Welt mit Veränderungen. Da ist jemand, der das wahrnimmt und der die Freiheit hat, ruhig zu bleiben. Die Freiheit habe ich auch, nur wenn ich die nicht nutzen kann, dann ist das meine Beschränkung.

Das ist meine Prioritätenliste, wie wichtig etwas für mich ist. Dann bin ich da draußen so busy, dass ich die Freiheit einfach vergesse. Und das ist das, was uns häufig passiert: dass wir diese Freiheit vergessen."

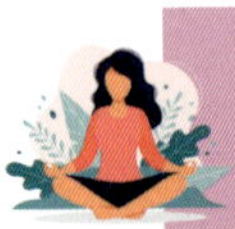

Tipp

Zum Abschluss unseres Gesprächs fragte ich Eberhard, ob er noch eine Geschichte für uns hat, da ich weiß, dass er ganz wunderbare Weisheitsgeschichten erzählen kann. Diese findest du im Praxisteil bei den Entspannungs- und Achtsamkeitsübungen.

Kapitel 16

Die Heldenreise,

eine Reise nicht nur für junge mutige Abenteurer – Michael Walkenhorst

16.1 Ein Entwicklungsweg, der Lösungen aufzeigt

Heute ist die Heldenreise, ein vor allem durch Joseph Campbell erforschtes, bereits älteres Konzept, wieder hochaktuell. Mit diesem Konzept der archetypischen Grundstruktur beschäftigten sich bereits C. G. Jung und viele andere. Drehbuchautoren bauen meist ihre Geschichten nach diesem mythologischen Grundmuster auf.

In Trauerprozessen, wie auch in Entwicklungs- und Veränderungsprozessen, sind diese Abläufe wiederzufinden. Gerade im Coaching und im Therapiebereich wird sie gerne in Selbsterfahrungsgruppen und Ähnlichem angewandt.

Im Bereich der Arbeit mit Jugendlichen hält sie momentan durch Selbsterfahrungswochen, Outdoor-Erlebnis-Wochenenden und in der Literatur Einzug.

Aber eigentlich ist sie ja schon immer vorhanden. In unseren Märchen, Mythen, Filmen, Romanen, Videospielen, der Bibel usw. ist sie zu finden. Es ist ein allgegenwärtiges Grundmuster, in dem es um einen inneren und äußeren Konflikt geht, der gelöst werden will. Es ist, sozusagen, eine grundsätzliche Erfahrung des Menschen, diese Konflikte zu lösen und gestärkt, erfahrener, resilienter und reifer daraus hervorzugehen.

Andere Kulturen haben gerade für die Heldenreise der Pubertät Initiationsrituale oder auch Aufgabenstellungen geschaffen, die von Generation zu Generation diese Reise strukturieren und dem Menschen bei seiner Entwicklungsaufgabe Sicherheit und Struktur geben sollen. In unserer westlichen Welt sind diese Strukturen nicht ausgeprägt. So ist der Mensch in dieser Phase, mehr als in anderen Kulturen, auf sich selbst gestellt.

Genau hier wäre Support für den Jugendlichen essenziell, um seine Heldenreise zu unterstützen. Ob nun in Geschichten wie *Star Wars, Herr der Ringe, Matrix, Jim Knopf und die wilde Dreizehn*, dem *Marvel*-Universum oder in Videospielen, sie ist allgegenwärtig. Sie ist ein Teil der Dramaturgie, ja unser aller Lebensdramaturgie.

So haben wir, ohne es bewusst zu bemerken, diese Dramaturgie in uns aufgenommen. Wir haben uns mit unseren Helden identifiziert und deren Heldenreise miterlebt, nicht umsonst sind sie ja genau deshalb unsere Helden.

16.2 Was hat das nun mit Jugendlichen zu tun?

Aus meiner Arbeit mit Menschen durfte ich viele Entwicklungen begleiten und stellte fest, dass die Heldenreise nichts mit Alter oder Entwicklungsstand zu tun hat. Doch gerade in der Pubertät ist ihr Stellenwert vielleicht am essenziellsten. In dieser Phase wird der Grundstein für vieles weitere im Leben gelegt.

Die bewusste Erfahrung einer eigenen Heldenreise und auch der Geschenke, die ich durch sie erfahre, kann und sollte eine grundlegende für das weitere Leben sein. Heute wird vermehrt durch Literatur versucht, gerade diese Strukturen Jugendlichen näherzubringen, da ihre Wichtigkeit erkannt wurde. Geschichten, Erzählungen, Filme und Ähnliches sind gute Vorbilder und Beispiele, an denen man sich orientieren kann.

Doch diese narrative Form hat eine andere Qualität, als die eigene Heldenreise zu erfahren. Erfahren bedeutet: Ich erfahre es selbst. Es macht einen großen Unterschied, von einem Abenteuer erzählt zu bekommen, oder es selbst erlebt zu haben. Das Geschenk der Erfahrung, die dazugelernten Ressourcen, die Steigerung der Resilienz, die Entwicklung meiner Persönlichkeit, all diese Schätze kann ich nur durch eigenes Durchleben erfahren und erhalten.

Ein Begriff der Psychologie in diesem Zusammenhang ist das „posttraumatische Wachstum“. Dieses trägt zur Resilienzstärkung bei.

Wir alle kennen das aus eigener Erfahrung. Wir hatten schon, unabhängig von unserem Alter, einige Heldenreisen. Wir lernten laufen, kamen in den Kindergarten, schliefen das erste Mal außer Haus, wurden eingeschult, hatten vielleicht ein Geschwisterchen, erste Verliebtheit, Berufswahl, Ausbildung usw.

Gerade für Jugendliche stellt die Heldenreise, auf die Berufswahl bezogen, eine große Herausforderung dar, die bewältigt werden will. Auch, weil gesellschaftlich erwartet wird, dass man sich quasi auf Knopfdruck nach Ende der Schulzeit, möglichst übergangslos, einen Beruf oder Studium aussucht. Das macht Druck. Damit hängt auch die Suche nach dem individuellen Sinn für den Einzelnen zusammen, der gefunden werden möchte. Dies ist für den einen eine kurze, für den anderen eine längere Reise, bis er seine Berufung gefunden hat.

Des Weiteren muss der Jugendliche seine Rolle als Mann oder Frau finden. Gerade in der Pubertät findet zudem eine starke Veränderung der Ichstruktur statt.

- ◊ Wer bin ich?
- ◊ Was will ich?
- ◊ Wo (Stichwort Peergroup) will ich dazugehören?

Dann kommt vielleicht noch die erste Liebe, mit all dem Chaos, das sie verursacht, hinzu.

Auch die Gesellschaft, das psychosoziale Umfeld, macht es für Jugendliche nicht einfacher. Ständig muss entschieden und abgewogen werden. Das stellt hohe Anforderungen an Selbstwahrnehmung und Selbstregulation. Ein weiterer Faktor ist die große Pluralität der Möglichkeiten im Bereich der Freizeitgestaltung. Freie Zeit heißt, frei zu bestimmen. Angebote durch Videospiele, Handy etc. stehen in Konkurrenz zu anderen Freizeitmöglichkeiten.

Dies alles stellt den Übergang zum selbstständigen Erwachsenen dar. Das bringt neue Aufgaben, Verantwortung und eine Findung der Identität mit sich. Wir haben im Laufe unseres Lebens Muster oder Schemata erlernt, um mit Veränderungen umzugehen. Durch Vorbilder, Geschwister, Eltern etc. haben wir mitbekommen, mit welchen Emotionen Veränderungen in Verbindung stehen. Oftmals wird hier Angst vor Neuem und vor Veränderung weitergegeben. Seltener wird Veränderung als positiv oder aufregend erlebt bzw. vorgelebt.

Die Freude an neuen Erfahrungen, die Spannung und Lebendigkeit, die auch das Neue am Abenteuer der Heldenreisen begleitet, kann so zur Ressource werden. Die große Vielfalt der Aufgabenstellungen, wie auch die Veränderung als solche, die wir zu diesem Zeitpunkt als Mensch erleben, kann dazu führen, dass die Muster, die zur Bewältigung ähnlicher Aufgaben funktionierten, hier nicht mehr hilfreich sind.

Unter anderem ist dies auf das Muster zurückzuführen, das die Eltern für uns Verantwortung und Lösungen übernahmen. Dies funktioniert jetzt eben nicht mehr.

Es ist die Zeit, in der einige Schlüsselkompetenzen erlernt werden. Wir wollen uns abgrenzen und eigene Wege entdecken, was auch den Einsatz neuer Muster erforderlich macht. Dazu kommt noch die Seite der Eltern, für die das „Kind" gefühlsmäßig häufig nicht älter als 12 Jahre alt wird. So erklärt es sich, warum der 40-jährige Sohn, beim Nach-Hause-Kommen im Winter, weiterhin von den Eltern gefragt wird, ob er auch eine warme Jacke angezogen hat und genügend Vitamine zu sich nimmt.

Also werden in der Pubertät auch die Eltern vor eine, für sie neue Aufgabe gestellt. Nehmen wir ein kleines Kind, das ein Klettergerüst hochklettern möchte. Es macht eine neue Erfahrung und wird sich meist in irgendeiner Form bei Mutter oder Vater vergewissern, welche Gefühlsregung das Ansinnen hervorruft. Reagiert der Elternteil mit Furcht, bestätigend, helfend, gleichgültig? Das ist eine wichtige Information für das Kind.

Übertragen auf die Pubertät, stellt sich für Eltern nun die Frage: Wie reagieren wir auf die Heldenreise des Kindes? Es ist ähnlich wie die Situation mit dem Klettergerüst. Das Kind bzw. der Jugendliche will und muss es alleine bewältigen. Er benötigt aber weiterhin (jedoch immer seltener) die Rückmeldung der Eltern.

Auch die Eltern sind auf einer Heldenreise, was die Sache nicht leichter macht. Sie müssen loslassen, neue Inhalte suchen, mit ihrer Partnerschaft neue Wege finden, Rollenkonflikte aushalten, eine veränderte Beziehung zum Kind zulassen und verarbeiten.

Vielleicht gelingt es ihnen, zu einer eher partnerschaftlichen Rolle zu kommen. Weg von der Elternrolle, immer mehr zur Rolle des Begleiters und Unterstützers. Dies heißt für uns als Erwachsene auch, Verantwortung abzugeben. In kleineren Dosen ist das sicherlich für beide Seiten leichter umzusetzen.

16.3 Die Heldenreise als Phasenmodell

Die Heldenreise stellt den Grundkonflikt zwischen dem Bedürfnis nach Veränderung und Lebendigkeit versus dem Bedürfnis nach Sicherheit und Kontrolle dar. So ist es für uns alle eine Aufgabe, die Angst zu überwinden und das Vertraute, das uns vermeintliche Sicherheit gibt, zu verlassen.

Die Heldenreise könnte man grob als Phasenablauf bezeichnen, der hier vereinfacht dargestellt ist:

1) Der Beginn ist das gewohnte Leben.

2) Danach folgt in unterschiedlichen Formen der Ruf zum Abenteuer.

3) Dieser wird erst einmal überhört, das gewohnte Leben wird weitergelebt.

4) Durch Personen oder Erfahrungen wird der „Held" von außen überzeugt, die Reise anzutreten. Tritt nun unser Held die Reise an, gibt es kein Zurück mehr.

5) Der Held muss sich nun bewähren. Verschiedenste Aufgabenstellungen und Probleme müssen bewältigt werden, stellen sich ihm in den Weg. Hierbei trifft er auf Mitstreiter und Gegner.

6) Des Weiteren kommt nun ein Höhepunkt auf den Reisenden zu: Er trifft auf den gefährlichsten Gegner oder den herausforderndsten, gefährlichsten Moment.

7) Dies ist der Punkt, an dem durch die Konfrontation und das Überwinden des Gegners oder der Situation die „Prüfung" stattfindet.

8) Danach bekommt der Held seine Belohnung in Form von Wissen, Resilienz, Erfahrung, Weisheit, einen materiellen oder auch zwischenmenschlichen „Schatz".

9) Nun, mit seinem Gewinn im Gepäck, aber auch gezeichnet von seinem Abenteuer, tritt der Held den Rückweg an. Gereift zu einer veränderten Persönlichkeit.

16.4 Was bringt uns diese vereinfachte Darstellung des Ablaufs?

Nun, wir könnten als Mensch, der sich in der Phase der Pubertät befindet, schauen:

◊ Wo stehe ich in diesem Ablauf?

◊ Was ist der nächste Schritt?

◊ Aber auch wohin geht die Reise?

Wir werden einen „Gewinn" haben, wenn die Reise abgeschlossen ist. Außerdem haben wir sogleich den Ablauf für alle weiteren Heldenreisen, die wir in unserem Leben noch erleben dürfen.

Für die Eltern kann dieses Modell eine Hilfestellung sein. Sie können schauen, wo benötigt „ihr" Held Unterstützung. Aber auch, wie diese aussehen müsste, damit sie für seine Reise auch hilfreich ist.

Grundsätzlich ist es sicherlich für den Jugendlichen hilfreich, Begleitung zu erfahren. Ein Erwachsener, der nicht als unterstützender Begleiter auf dieser Reise agiert, sondern eigene Werte und Erfahrungen auf den Jugendlichen projiziert, wird sicherlich die Gegenwehr unseres Helden vernehmen können. Diese Entweder-oder-Haltung ist für unseren Helden nicht hilfreich. Er benötigt eher ein Sowohl-als-auch, ein: „Mache deine Erfahrungen, wir geben dir die nötige Sicherheit, die du benötigst."

Außerdem hat es in der Literatur und im Film sicher noch keinen Held gegeben, dem jemand von außen Vorschriften gemacht hat, wie seine Erfahrungen zu machen sind und welche Konsequenzen er daraus ziehen muss.

Positiver Nebeneffekt: Wir werden in der Lage sein, die Konflikte mit den Jugendlichen zu reduzieren und sie konstruktiv begleiten zu können.

16.5 Wie kann das nun konkret aussehen?

In Phase 4 wäre es für den Jugendlichen z. B. hilfreich, ihm zur Seite zu stehen. Ihm den nötigen Rückhalt und Mut zu geben, wenn es um den Start der Reise geht.

In Phase 5 könnte eine sinnstiftende Hilfe sein, die sich ihm stellenden Aufgaben so zu gestalten, dass sie eine Anforderung darstellen und keine Überforderung. Auch hier ist es für unseren Helden wichtig, dass er Mitstreiter hat, auf die er sich verlassen kann und die ihn nicht verlassen.

In Phase 6 und 7 (der Showdown) benötigt er Begleiter, die Mut machen. Die ihm gleichzeitig helfen, sich bei einer ersten „Niederlage" wieder zu stabilisieren und neue Versuche zu starten.

Phase 8 ist insbesondere deshalb hervorzuheben, weil es hier um den „Gewinn" geht. Sehe ich diesen nicht bewusst, fehlen mir für die zukünftigen Heldenreisen wichtige positive Motivatoren. Außerdem ist es für unseren Helden auch wichtig, zu reflektieren, was er an Gewinnen erhalten hat.

Was kann er jetzt in seinem Ressourcenpool als neue Ressourcen in der Zukunft für sich und sein Leben einsetzen? Hier ist auch ein entscheidender Aspekt, die Bedürfnisse und Emotionen ohne Bewertungen zu mentalisieren (dies bedeutet, in der Lage zu sein, sein eigenes oder das Verhalten anderer durch mentale Zustände zu interpretieren).

Unterstützen kann man dies durch Fragestellungen wie:

- ◊ Wie hat sich das angefühlt?
- ◊ Was war dir in diesem Moment wichtig?

Solche Inhalte in Sprache zu gießen, macht sie erzählbar, wiedererkennbar und ermöglicht ein bewusstes Wahrnehmen sowie Selbstregulation. Am Ende die Frage zu stellen, wie es geschafft wurde, bringt ebenfalls Informationen für weitere Heldenreisen.

Eine Sonderstellung nehmen die altersgerechten Ängste ein. Auch ihre Bewältigung könnte man mit der Brille der Heldenreise sehen. Ähnlich wie der Schein-Riese aus *Jim Knopf und die wilde Dreizehn* wird er kleiner, je näher wir ihm kommen. Dies lässt sich wunderbar auch als Metapher einsetzen, um Jugendlichen das Thema Angstbewältigung näherzubringen.

16.6 Was sind diese altersgerechten oder auch normgerechten Ängste?

Im Alter von 13 bis 18 Jahren sind hier zu nennen: Angst vor Verletzung, Krankheit, sozialer Isolationen, Sexualität (siehe Herpertz-Dahlmann et al., 2003).

Altersgerecht heißt auch, diese Ängste und deren Bewältigung sind in diesem Alter natürliche Entwicklungsaufgaben, die sich stellen.

Oft geht dieses Durchschreiten der Prozesse einher mit anderen Veränderungen in der Entwicklung. Der Jugendliche hat nicht nur die Aufgabe, ein neues Selbstbild zu formen. Er hat auch die Aufgabe, oft parallel zur Bewältigung der Entwicklung, sich diesen alterstypischen Ängsten zu stellen. In diesem Bereich benötigt der Jugendliche, auch und gerade durch die Pluralität der Problemstellungen, Hilfe und Unterstützung.

◊ Wie gehen wir mit unseren Ängsten um?

◊ Was machen wir, wenn wir Angst haben?

Hier einige Beispiele dafür, was wir als Wegbegleiter konkret tun können:

Der Film *Finde dich* (Dokumentarfilm von 2010, von Patrick Takaya Solomon) ist, um sich filmisch auch gemeinsam mit den Jugendlichen mit diesem Thema auseinanderzusetzen, als Einstieg hilfreich. Dies könnte eine Empfehlung für Eltern sein, um gemeinsame Zeit zu verbringen und sich, auf eine leichte Art, mit diesem Thema zu beschäftigen. Gemeinsam Filme zu schauen und diese zu reflektieren, ist eine attraktive Methode, um sich der Heldenreise zu nähern.

Hierbei ist der Gewinn, durch gemeinsames Reflektieren und Identifizieren der einzelnen Teile der Heldenreise, herauszufinden, wo ich stehe und welche Schritte ich bereits gegangen bin bzw. welche noch vor mir liegen. Ebenso kann es eine Motivation darstellen, diese Heldenreise mutig zu durchschreiten, mit der Gewissheit, am Ende als beschenkter Held daraus hervorzugehen.

Außerdem bietet es sich an, mehrere Filme, Geschichten etc. gemeinsam zu schauen oder zu lesen, um Parallelen zu finden und die Struktur sozusagen einzuüben. Es ist für die Jugendlichen leicht anzunehmen, da dies mit so gut wie allen Filmen/Geschichten funktioniert. Das heißt, der Jugendliche darf aussuchen, was er mag. Nicht nur in Filmen, auch in der Literatur und in Videospielen lässt sich dies gemeinsam erleben und reflektieren.

Neue Erlebnisse, wie beispielsweise „Escape Rooms" (ein Raum, in dem Rätsel gelöst werden müssen, um ihn als Gewinner verlassen zu können, Anm. des Verf.), können auch als Abenteuer und Metapher der Heldenreise reflektiert und begleitet werden. Aber auch schon erlebte Heldenreisen, Imaginationen oder Rollenspiele eignen sich hierfür.

Eine weitere Möglichkeit, Veränderungen zu unterstützen, ist, Kleinigkeiten zu verändern. Gewohntes, Rituale, feste Abläufe zu verändern, um „beweglicher" zu werden. Dies kann geschehen durch das Benutzen eines anderen Schulwegs, das Frühstück anders als bisher zu gestalten, den Kleidungsstil zu verändern, ein neuer Haarschnitt und vieles mehr.

Eine weitere einfache Übung hierfür ist das Verschränken der Arme vor dem Körper. Wir machen das unbewusst immer gleich. Auch hier ist es hilfreich, dies zu verändern, indem der untere Arm mal nach oben kommt. Oder auch im Schneidersitz, beim Händefalten und ähnlichen Bewegungen diese einfach mal andersrum zu vollziehen.

Tipp

Wie wäre es mit einem Tagebuch über deine Heldenreise? So kannst du dir bewusst machen, was du schon alles geschafft hast bzw. wo du dich gerade befindest.
Im Praxisteil findest du im Teil Entspannungs- und Achtsamkeitsübungen eine Anleitung für ein Heldenreisetagebuch.

Kapitel 17
Yoga in der Schule
– Mona Bekteši

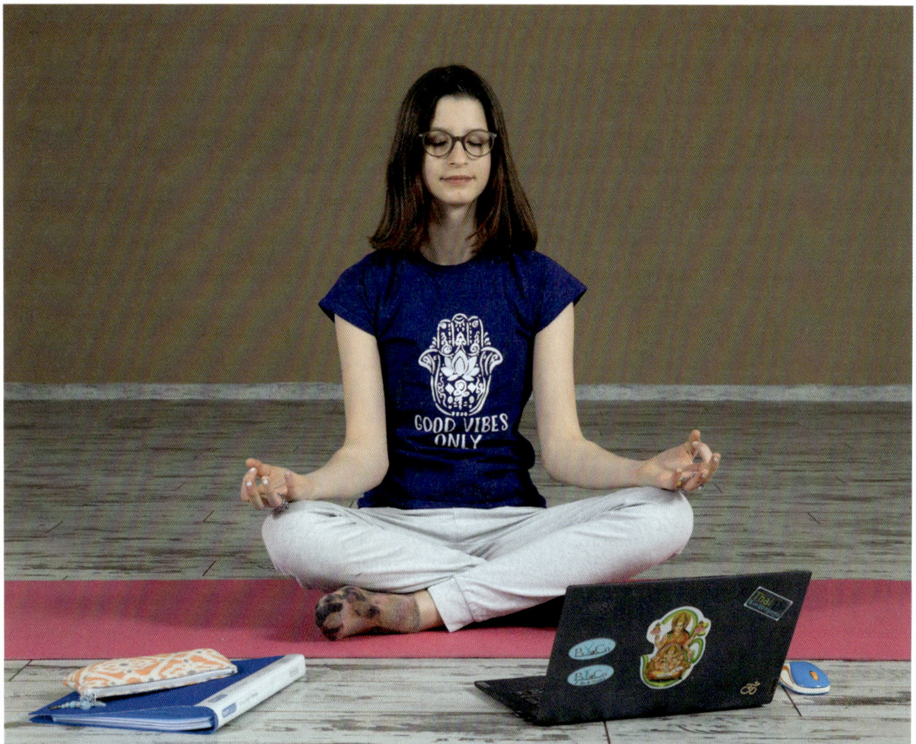

Vorweg sei Folgendes gesagt: Yoga lässt sich leicht in den Schulalltag integrieren. Sei es eine kurze Yogasequenz im Unterricht, eine Yogapause, eine Atemübung auf dem Ausflug oder ganze Yogasequenzen auf Klassenfahrten.

Es gibt viele Gründe dafür, Yoga in den Schulalltag zu integrieren: In der weiterführenden Schule begegnen Jugendliche vielen Herausforderungen. Die oftmals spielerische Leichtigkeit aus der Grundschule tritt in den Hintergrund, der Leistungsgedanke nimmt einen größeren Raum ein und der Schultag wird oft länger.

Die Pubertät als Phase der physischen und psychischen Veränderungen und großen Fragen nach der eigenen Identität, der eigenen Zukunft und dem eigenen Verhältnis zur Welt werden zu einer Mammutaufgabe.

Jugendliche erfahren durch Asanas und Pranayama Möglichkeiten, das eigene Stresserleben produktiv zu kanalisieren, was zu Resilienz führt. Als resiliente Schüler haben sie größere Fähigkeiten, den Erfolg der eigenen Handlung einzuschätzen, gehen Schwierigkeiten aktiver an und nutzen eigene Ressourcen effektiver.

Yoga gibt den Jugendlichen die Möglichkeit, sich selbst und den eigenen Körper zu spüren und sich zu akzeptieren, wie sie sind. So kann Yoga eine Antwort auf Gefühle und Bedürfnisse im Schulalltag geben und stellt eine Form der Stressbewältigung und Gesundheitsförderung dar.

Yoga stärkt bei nachlassender Konzentration sowie bei Ermüdungserscheinungen, hilft aber auch gegen Unruhe und Stress. Auch bei dem in der Schule üblichen Bewegungsmangel schafft Yoga einfach und schnell Abhilfe gegen die gängigen körperlichen Leiden: Schultern und Nackenpartie und auch der Rücken sind nach einem langen Schultag im Sitzen häufig verspannt. Das führt nicht selten zu Kopfschmerzen, die die Konzentration auf einen langen Unterrichtstag fast unmöglich machen.

Auch treten negative Gefühle und Zustände wie Frust, Wut, Angst, Trägheit, Traurigkeit und Müdigkeit auf, die sich mit Asanas und Pranayama in Zustände der Zuversicht, Hoffnungsfreude, Gelassenheit, Freude und Konzentration verwandeln lassen. Nach einer Yogasequenz kehrt man mit mehr Gelassenheit und Konzentration zurück in den Schulalltag.

Yogaübungen während des Unterrichts sind daher keine verlorene Zeit, sondern schenken allen Beteiligten neue Energie und fördern Wohlbefinden, Konzentration und Leistungsbereitschaft.

Ohne viel Zeitaufwand sind die einfachen, aber sehr wirksamen Yogaübungen im Stehen oder Sitzen vor oder während einer Stunde einsetzbar. Sie dienen den Jugendlichen zudem als wichtige Werkzeuge zur Rekreation.

Yoga braucht nicht viel Vorbereitung. Wer eine unkonzentrierte Gruppe vor sich hat, übt den „Baum" mit geöffneten oder geschlossenen Augen. Vor einer Klassenarbeit sind entspannende Yogaübungen Gold wert. Wenn die Schüler aber angespannt oder gar aggressiv sind, helfen Atemübungen wie die Löwen- oder Gorillaatmung.

Entspannung und Bewegung im Wechsel bringen frischen Wind in den sonst oft so starren Schulalltag. Und die allermeisten Schüler sind dankbar für einen Augenblick Bewegung.

Yoga als festen Bestandteil des Unterrichts zu etablieren, wäre ein starker Beitrag zur Förderung der Lernbereitschaft, Partnerschaftlichkeit und Freude. Meine Erfahrungen deuten klar darauf hin, dass Schüler und Lehrer eine kooperative Haltung zueinander gewinnen und ihren gemeinsamen Tag viel besser gestalten.

17.1 Yoga vor Klassenarbeiten und Prüfungen

Viele Jugendliche geraten vor Klassenarbeiten, aber auch vor Referaten und mündlichen Prüfungen unter Stress. Sie sind aufgeregt, verunsichert und fürchten, schlecht abzuschneiden oder sich zu blamieren. Manche leiden gar unter Versagensängsten und Panikattacken.

Auf physiologischer Ebene beschleunigt sich unter Stress unter anderem der Atem, die Herzfrequenz steigt und kalter Schweiß entsteht vor Aufregung. Das Herz schlägt einem buchstäblich bis zum Halse. In Prüfungssituationen leiden einige auch unter Bauchschmerzen und Übelkeit.

Wer diesen Ängsten ausgeliefert ist, arbeitet weniger konzentriert und ist weniger leistungsfähig. Glücklicherweise bieten sich auch hier Auswege an: Es gibt einfache Atemübungen und Yogahaltungen, die zu mentaler Entspannung und Konzentration beitragen. Sehr hilfreich sind in diesem Zusammenhang auch Übungen zur Entspannung des Schulter-Nacken-Bereichs.

Ich empfehle, nur Übungen zu praktizieren, die den Jugendlichen bereits bekannt sind. Es hat sich bewährt, mit einem Pranayama zu starten und Asanas folgen zu lassen, sodass die Yogaeinheit vor Klassenarbeiten zwischen zwei und fünf Minuten dauert. Gegen Ängste und Sorgen während der Arbeit gibt es zwei Notfallprogramme, die die Schüler bei Bedarf selbstständig durchführen können.

Tipp

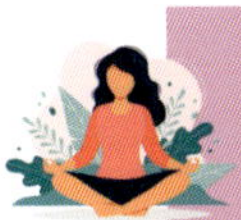

Du findest im Praxisteil zwei Notfallprogramme vor Klassenarbeiten, sowie Pranayama und Asanas, die du leicht in den Unterricht integrieren kannst. Weitere Übungen hierfür findest du in Mona Bektešis Buch Yoga in der Schule (2020), das dir viele praktische Tipps gibt.

In unserem gemeinsamen Buch *Achtsamkeit und Entspannung in der Schule* findest du ein von uns entwickeltes 4-Wochen-Programm, um Yoga und Achtsamkeit leicht in den Schulalltag zu integrieren.

Kapitel 18

Verabredung mit dir selbst

– Ein Gespräch mit Florian Palzinsky über Meditation

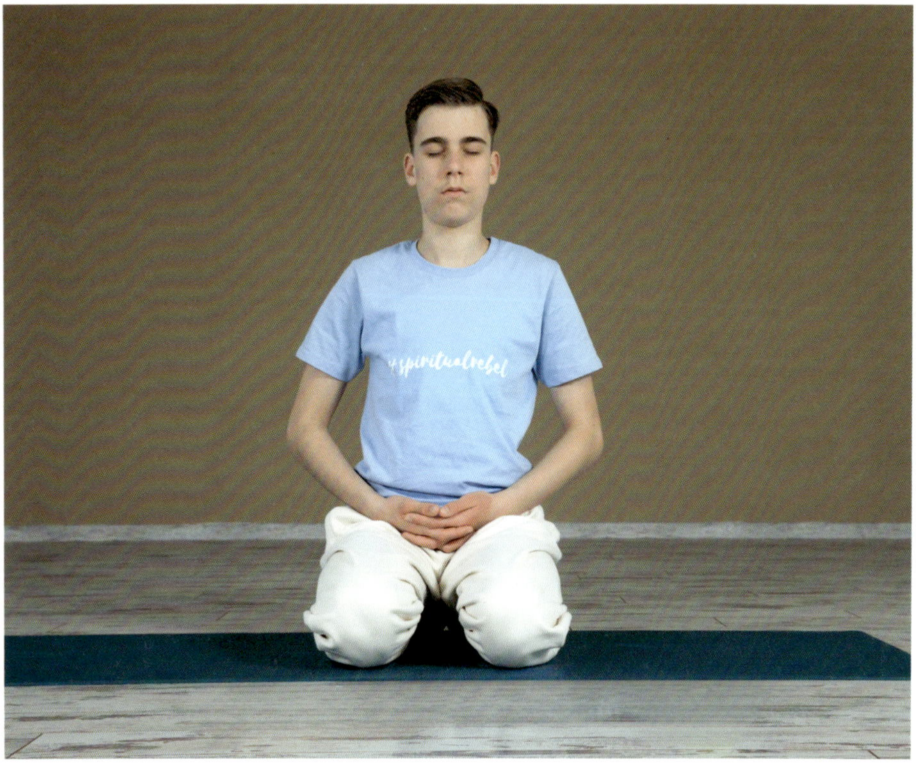

Bereits im Kapitel über den achtgliedrigen Pfad haben wir etwas zur Meditation erfahren.

Doch was genau ist eigentlich Meditation und muss man dafür im Lotussitz mit einer bestimmten Handhaltung oder Mudra sitzen?

Das und mehr wollte ich von Florian Palzinsky wissen, der, wie wohl kaum ein anderer in meiner Community, über einen profunden Erfahrungs- und Wissensschatz verfügt. Kennengelernt habe ich Florian auf einem Yogafestival, wo ich u. a. seine Session zur Mediation besucht habe und sofort von ihm eingenommen war. Seine unglaublich ruhige und besonnene Art mit einer spürbaren Tiefgründigkeit und Erfahrung haben mich sofort angesprochen. Zudem ist Florian bescheiden und authentisch. Ich kann also an dieser Stelle von Herzen empfehlen, ihn einmal kennenzulernen!

Und damit es für dich leichter lesbar ist, habe ich, wie auch beim Gespräch mit Eberhard Bärr, das Ganze in einen Text geschrieben und nicht die klassische Interviewform gewählt. Trotzdem habe ich einige Zitate eingefügt, damit auch Florians Worte direkt und unverändert wiedergegeben werden.

So beginnen wir mit der Frage, wie Florian denn überhaupt zur Meditation gefunden hat, oder vielleicht hat sie auch eher ihn gefunden?

Die Vita von Florian ist wirklich spannend und zugleich sehr beeindruckend, weshalb ich sie auch in Kurzfassung mit Dir teilen möchte.

Florians Interesse an Spiritualität entstand bereits sehr früh. Im Alter von 15 Jahren entdeckte er, laut seiner Aussage eher zufällig, die Bücher „Siddharta“ von Hermann Hesse und „Haben oder Sein“ von Erich Fromm. Diese sind nach wie vor prägend für ihn und durch dieses Interesse am Thema entstand ein bis heute wohl eher ungewöhnlicher Weg. Nach seinem Abitur absolvierte er seinen Zivildienst, doch anstatt einem Studium nachzugehen, entstand in ihm die brennende Sehnsucht, nicht in das „normale und erwartete“ Leben einzusteigen. So zog es ihn nach Amerika, wo er fast zwei Jahre auf Farmen arbeitete und in Kommunen lebte.

Seine ersten Meditationserfahrungen machte Florian bereits mit 17 Jahren, was ihn, wie er sagt, auch durch diese schwierigen Zeiten und „early lifecrises“ getragen hat.

Nach seiner Rückkehr aus Amerika war für ihn klar, dass ein sogenanntes weltliches Aussteigerleben auch nicht das Richtige für ihn ist. So kam er in eine buddhistische Gemeinschaft und von dort zog er in ein buddhistisches Kloster in die Schweiz. Relativ schnell reifte dann die Entscheidung, buddhistischer Mönch zu werden. Es war jedoch klar, dass er dies nicht im Westen, sprich in unserem Kulturkreis, tun wollte, da sich die Kompromisse und Eigenarten hier nicht stimmig angefühlt haben.

So verkaufte und verschenkte er alles und fuhr mit 21 Jahren und nur wenigen Habseligkeiten über den Landweg nach Thailand, um Novize und anschließend Mönch in der Theravada-Tradition zu werden. Florian lebte zwölf Jahre als buddhistischer Mönch in Thailand und Sri Lanka, bis ihn wieder ein innerer Ruf ereilte. Er spürte, dass diese Zeit zu Ende ging und das Leben noch etwas anderes für ihn bereithielt. Zu dieser Zeit begann er, sich intensiver mit Yoga zu beschäftigen. Ihm wurde klar, dass er weiter auf seinem spirituellen Weg bleiben wollte, allerdings nicht mehr in dem engen und eingeschränkten Leben als buddhistischer Mönch. Es zog ihn hin zu einem freieren Leben mit der Idee, Yoga und Meditation weiterzugeben. So ließ sich Florian in Australien zum Yogalehrer ausbilden. Von 2004 bis 2008 pendelte er als Lehrer für Yoga und Meditation zwischen Asien und Europa und lernte dabei seine Frau kennen. Mittlerweile leben sie in Österreich. Hier bietet er Seminare unter dem ganzheitlichen Aspekt von Spiritualität, Yoga und Meditation an.

Als ich Florian fragte, ob er mein Buch mit seiner Expertise bereichern würde, meinte er zuerst, dass er ja keine wirkliche Erfahrung in der Arbeit mit Jugendlichen habe. Doch neben meiner Antwort, dass er ja doch auch mal ein Jugendliche war, kam dann schnell die Erkenntnis, dass sein Weg doch genau im jugendlichen Alter, nämlich während der Pubertät, begann und er somit eine Menge zum Thema zu sagen hat!

Denn Florian begann, wie schon oben geschrieben, im Jugendalter zu meditieren. Zu dieser Zeit war das noch eher „exotisch", wie er sagt, da es auch noch kaum Texte und Bücher zum Thema gab. Schon in der Mittelschule verspürte er den Wunsch, sich jeden Tag etwas Zeit für sich zu nehmen, in der er nur mit sich selbst zusammen ist. Er stellte sich Fragen wie „Kann ich es aushalten, nur mit mir selbst zu sein, ohne mich durch irgendwas abzulenken?" Heute nennt er das „ein Rendezvous mit mir selbst".

In diesem Alter, wie in jeder Lebensphase, kann es eine spannende Erfahrung sein, einfach nur zu sitzen, zu lauschen und zuzuschauen.

» „Kann ich mit den Gedanken, Gefühlen und Themen, die da kommen und gehen, einfach mal sein? Oder halte ich sie gar nicht aus?" «

So waren seine Anfänge eine Art Selbstversuch in Meditation. „Und immer wieder stellte sich die Frage des Aushaltens und zugleich war da ein innerer Drang, das zu meistern. Einfach mit mir selbst zu sein ohne Ablenkung. ... Da war innerlich ein Ruf und der musste gehört werden!"

Auf meine Frage, ob er sich zu dieser Zeit eine Begleitung gewünscht hätte, antwortete er, dass sich für ihn diese Frage zwar nicht gestellt hätte, da es eben war, wie es war. Aber sicherlich kann es äußerst hilfreich sein, gut begleitet solche Erfahrungen machen zu können. Für Florian war jedoch das Bedürfnis, „dahinter" zu schauen so stark, dass er es einfach alleine gemacht hat, ohne darauf zu warten, dass ihm das jemand zeigt. Schwierig kann es vor allem dann werden, wenn sofortige Antworten auf Fragen erwartet werden. So war seine Herangehensweise vor allem auch, ein „Sich-in-Geduld-üben" und zu lernen, dass nicht alles sofort beantwortet werden muss und kann. „Es lohnt sich, dranzubleiben und die Erfahrung zu machen, dass es mit der Zeit leichter wird. Das Wichtigste ist die Fähigkeit, wirklich bei etwas zu bleiben und nicht nur wenn es gerade schön und angenehm ist. Es ist also nicht nur der Drang, sondern auch das Vertrauen, dass das Richtige zur richtigen Zeit kommen wird."

Es braucht also Zeit und Vertrauen, denn häufig sind wir sehr im Außen, mit einer Idee so sein zu müssen und die Erwartungen anderer zu erfüllen.

18.1 Doch was genau ist denn nun Meditation?

Meditation wird vielfältig beschrieben. Es gibt unglaublich viele Anleitungen und Ideen was und wie sie zu sein hat. Deshalb frage ich natürlich auch Florian, was er dazu sagt. Gibt es die eine „richtige" Form der Meditation?

» „Du fragst 100 Leute: „Was ist Yoga" und bekommst 100 Antworten, ähnlich ist das mit der Meditation. Viele Antworten geben vor, die einzig richtigen zu sein. Und das inkludiert, dass andere Antworten falsch sind. Deswegen halte ich nichts von vereinfachten und engen Definitionen über Meditation. Das Feld ist unglaublich weit und offen." «

So gibt es ganz unterschiedliche Arten von Meditation, wie es auch unterschiedliche Stile im Yoga und zahlreiche Arten des Unterrichtens gibt. Einige Arten von Meditation sind konträr zueinander und doch laufen sie alle unter dem Begriff und/oder Verständnis von Meditation. So teile ich mit Florian die Skepsis darüber, wenn Behauptungen darüber aufgestellt werden, wie es richtig gemacht wird oder wie es zu sein hat. Sollte jemand behaupten er wisse den einzig richtigen Weg, dann dürfen, meines Erachtens, alle Alarmglocken rot leuchten!

Eine Art, wie Meditation verstanden wird, ist ein Fokussieren oder Konzentrieren. Doch es gibt auch andere Meditations-Zugänge. Ebenso kann man sich die Frage stellen, wer da überhaupt wahrnimmt und meditiert.

Was meist dabei ist, ist Achtsamkeit und Gelassenheit sowie auch die Fähigkeit des Lauschens und Zuschauens.

So können wir festhalten: Es gibt zwar kein richtig und kein falsch und dennoch sind bestimmte Rahmenbedingen und wenige Erwartungen sehr hilfreich!

Es geht dabei auch darum, einfach mal mit sich zu sein. Kann ich mich selbst aushalten? Ohne zu fragen, wofür es gut ist oder die Erwartung zu haben, dass da etwas dabei rauskommen muss.

So kann Meditation einiges verändern und in Frage stellen: Zum Beispiel meine eigenen Bewertungen, bestimmte und bestimmende Äußerlichkeiten; die Gewichtung von dem was andere sagen oder tun ...

» „Ich bin 24 Stunden am Tag mit mir zusammen und mit anderen nur einen Teil des Tages. Wenn ich mit mir im Reinen bin, dann ist das die Grundlage für ein zufriedenes Leben! Wenn ich kontinuierlich nur mein Leben danach ausrichte, möglichst den anderen zu gefallen, dann bin ich immer am Laufen in diesem Hamsterrad. Zudem wird es mir sowieso nie gelingen, immer den anderen alles recht zu machen." «

Wir interpretieren ziemlich viel (s. auch die Kapitel zum Gehirn und zur Philosophie). Was denken wohl die anderen? Und diese ständigen Interpretationen machen das Leben oft unnötig kompliziert. Wenn ich meine Themen mit mir ausmachen kann, kann das wunderbare Klarheit bringen. Wenn ich im inneren konfus und unklar bin, überträgt sich das auch ins Außen. Wir suchen und finden Sicherheit und Bestätigung nicht im Außen, sondern in uns!

Und doch ist es so, dass nicht jeder gleich mit Meditation etwas anfangen kann. Manchmal hört man etwas davon, aber es passt gerade nicht. Vielleicht erscheint es dann erst Jahre später als eine Ressource, auf die wir dann dankbar zurückgreifen wollen.

Tipps von Florian zum Beginnen

Für viele ist es hilfreich, in einer Gruppe zu üben. Vielleicht ist es auch ein gezieltes Buch (wie dieses), indem es schon Vorlagen und Hinweise gibt. Geführte Meditationen gibt es mittlerweile auch als App. Bei Interesse findet sich da unglaublich viel, sodass es bisweilen auch schwierig sein kann, das für dich Passende zu selektieren. Deshalb habe ich Florian auch um eine Übung für den Praxisteil gebeten. So kannst du es einfach mal ausprobieren. Zudem findest du auch noch andere Möglichkeiten, wie z. B. die Metta-Mediation oder die Drei-Minuten Meditation.

Tipp

Auf Florians Internetseite findest du auch einen Podcast mit geführten Meditationen. Besonders zu Beginn ist die Körperhaltung während der Meditation wichtig, dazu findest du hier eine Folge: https://www.yogaundmeditation.at/meditation/podcast/koerperhaltung-beim-meditieren.html

Kapitel 19

Yoga und Tanz – eine bewegende Verbindung

von Benjamin Olzem

In den vielen Jahren, in denen ich Kinder und Jugendliche im Yoga begleiten darf, hat sich eines nicht verändert, nämlich dass gerne beim Warm-up getanzt wird. Da ich nicht klassisch aus dem Tanz komme, hat sich in meinen Kursen und Workshops das Ganze dann auch meist auf diese Aufwärm-Tänze oder einen Yoga-Flow beschränkt. Als ich dann den ersten Workshop mit Benjamin erleben durfte und die wunderbare und stimmige Fusion von Tanz und Yoga auf diese Weise erfuhr, weckte das meine Neugier. So entstand die Idee, in der Neuauflage dieses Buches die spannende Verbindung etwas bekannter zu ma-

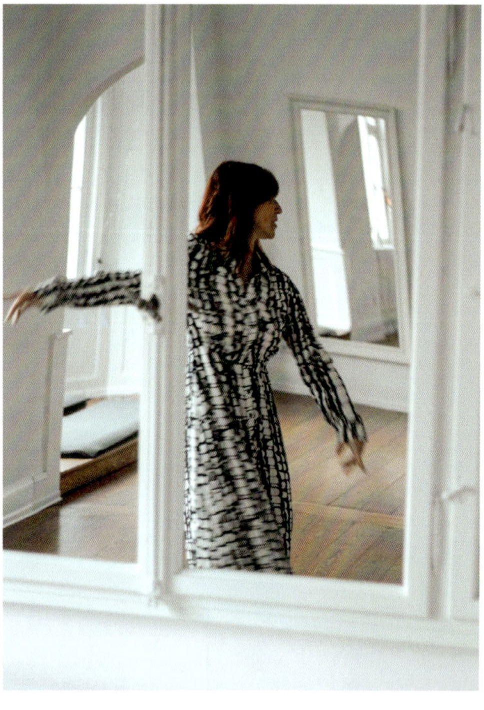

chen und Menschen zu inspirieren, wie leicht auch diese Verschmelzung sein kann.

Das Yoga und Tanzen gut zueinander passen, ist in den letzten Jahren sehr deutlich geworden. In sogenannten Yoga-Flows hat sich der Tanz nach und nach etabliert und so ist eine wunderbare Verbindung entstanden. Dies kann auf ganz vielfältige Weise entstehen und so habe ich einen Experten gefragt, wie wir das auch im Yoga mit Jugendlichen einsetzen können. Benjamin Olzem ist sowohl im Tanz als auch im Yoga zu Hause und verbindet dies auf ganz einzigartige Weise. Er unterrichtet hierzu auch Weiterbildungen und Workshops. Ich habe ihm einige Fragen zum Thema gestellt. Lass dich inspirieren und entdecke eine vielleicht neue Verbindung für dich und die Jugendlichen.

So war meine erste Frage an Benjamin, wie diese Verbindung zwischen Tanz und Yoga entstanden ist.

„Am Anfang war der Tanz..." könnte diese Geschichte beginnen, denn tatsächlich kam zuerst der Tanz in Benjamins Leben. Hierzu teilt er einen Teil seiner Geschichte mit uns. Sein Erleben ist sicherlich in ähnlicher Form bei vielen Kindern und Jugendlichen zu finden, heute noch genauso wie in den 1990er-Jahren. Deshalb stellvertretend für die Erfahrung vieler Menschen ein Auszug aus Benjamins Geschichte, denn sie kann uns als Inspiration dienen sowie Mut machen.

Bereits als Kind hat sich Benjamin gerne über Stimme und Bewegung/Tanz ausgedrückt.

> » Auch beim Spielen in der Natur, mit der ich schon damals tief verbunden war, erinnere ich mich noch an ausgelassenes Tanzen im und mit dem herbstlichen Laub. In der Bewegung und im kreativen Ausdruck meiner Gedanken- und Gefühlswelt habe ich mich immer selbstbewusst, stark und frei gefühlt. In meiner Schulzeit kam mir diese Freiheit dann nach und nach abhanden: In einem System von Leistung und Erwartung habe ich keinen Raum für freien Ausdruck und kreativ-fantasievolles Mitteilen erlebt – Anpassung war angesagt. «

Dies gipfelte dann in Benjamins Teenagerzeit in einem immer mehr Sich-selbst-in-Frage-stellen, was ihn dazu brachte, immer mehr in sich selbst abzutauchen und die Dinge, im wahrsten Sinne des Wortes, in sich hineinzufressen.

Ich habe mich ganz oft unverstanden und einsam, traurig, verzweifelt und wütend gefühlt; mein Körper- und Selbstbild war düster und abwertend.

» Erst im späten Jugendalter habe ich allmählich wieder herausgefunden aus diesem dunklen Labyrinth schräger Annahmen, Ideen, Glaubenssätze und belastender Gefühle zu meiner Identität: Ich habe die elektronische Musik für mich entdeckt, zum Tanzen zurückgefunden und mir all meine Belastungen, Ängste und Selbstzweifel buchstäblich ‚von der Seele getanzt'. Damals begann ich, meine Einzigartigkeit im Tanz auszudrücken und zu feiern. «

Bis Yoga dann in Benjamins Leben Einzug hielt, dauerte es noch einige Jahre, doch auch dies geschah während einer sehr herausfordernden Zeit.

» Yoga kam in der Mitte meiner Dreißiger in mein Leben. Nach einem schweren Fahrradunfall versuchte ich, wieder ‚auf die Beine' zu kommen, meinen Körper ins Lot zu bringen, Stabilität und Flexibilität zurückzugewinnen - sowohl physisch als auch psychisch. Das war eine sehr herausfordernde Zeit, in der ich erneut mit vielfältigen Unsicherheiten, Sorgen und Ängsten jonglieren musste - eine Zeit, in der ich viel Halt brauchte. Diesen fand ich am Anfang in der Asanapraxis, die meinen Körper stärkte und mir ermöglichte, mich wieder frei und ohne Einschränkungen zu bewegen. Doch da war noch mehr, was nach dem Trauma Fürsorge und Integration einforderte: meine mentale Gesundheit. «

So entstand nach und nach die Idee, Yoga auch mit seinem Beruf als Erzieher zu verbinden und es folgte die erste Ausbildung als Kinderyogalehrer 2018, bei der wir beide uns dann auch kennenlernten, da ich in dieser Ausbildung die Themenfelder Pädagogik und Philosophie unterrichtet hatte.

» Das Tanzen kam dann fast ‚wie von selbst', ganz natürlich und intuitiv, hinzu und brachte eine ganz besondere Dynamik, Leichtigkeit und Freiheit in die Praxis. Fasziniert von diesen Qualitäten, wollte ich die Synergie von Yoga und Tanz in einer Weiterbildung zu Tanzpädagogik und Choreografie für mich erforschen und konnte während der Reise für mich feststellen: Yoga und Tanz sind wie zwei sehr alte und vertraute Freunde, die einander inspirieren, unterstützen und stärken. «

Der Tanz ist tief in der Menschheitsgeschichte verwurzelt. Erste Zeugnisse sind Höhlenmalereien in Indien, die u. a. tanzende Menschen zeigen. Auch in der indischen Kultur sowie der yogischen Tradition findet er Bedeutung und Ausdruck, z. B. in der Darstellung von Göttern: *Nataraja* (‚König des Tanzes') ist eine Erscheinungsform des Hindu-Gottes Shiva. » In seiner Form als Nataraja führt Shiva einen kosmischen Tanz auf, « welcher den Prozess von Schöpfung, Zerstörung und Wiedererschaffung des Universums symbolisiert. Im alten Griechenland hieß es *‚panta rhei'* – alles fließt! Auch in diesem Sinne dürfen wir lernen, mit dem Leben zu fließen und sind eingeladen, uns in der Fusion von Yoga und Tanz mit uns selbst und der Welt zu verbinden.

Was macht diese Verbindung so besonders?

Ebenso wie Naturbegegnungen sind Yoga und Tanz für mich ganz wunderbare und wirkungsvolle Möglichkeiten, Körper, Geist und Seele in Einklang zu bringen, Achtsamkeit zu kultivieren, Lebensenergie und Freude zu verspüren. Kurzum: unsere Resilienz zu stärken.

Sie laden uns dazu ein, innezuhalten, im Hier & Jetzt zu sein und uns mit uns selbst zu verbinden; achtsam in unseren Körper zu spüren und auch unsere Gefühle und Gedanken wahrzunehmen.

In der Verbindung von Yoga und Tanz können wir einen ganz besonderen Raum für intensives Spüren, Erleben und Erfahren kreieren, der mich sehr fasziniert. Vielleicht ist es bis hierhin schon aufgefallen: Yoga und Tanz haben für mich ganz viel mit Raum zu tun!

Mit beiden können wir den Raum um und in uns erkunden und erforschen: Raum wahrnehmen, entdecken, schaffen; ja auch suchen, geben und nehmen. Yoga und Tanz bieten Spielraum für lustvolle, intuitive Bewegung, sinnliche Vertiefung und sinnstiftende Betätigung für Körper und Geist. Damit verbunden auch der Freiraum, eigenen Impulsen, Ideen und Fragen nachzugehen, aus unserer Komfortzone herauszutreten und auf „Abenteuerreise" mit uns selbst zu gehen, mit Neugier und ohne Ziel. Beim Praktizieren und Tanzen in der Gemeinschaft bewegen und inspirieren wir uns auch immer gegenseitig, verändern und gestalten mit unserer Präsenz und Energie auch den sozialen Raum mit.

Zwei weitere, tiefe verbindende Aspekte von Yoga und Tanz sind für mich Atmung und Klang. Sei es als bewusster Impulsgeber, unterstützender Begleiter oder fokussierender Anker. Über den Atem können wir Raum im Körper erforschen und schaffen. Und auch der Klang, z. B. in Form eines Seufzens, Gähnens, Tönens schafft Weite und zugleich Verbundenheit mit unseren Emotionen, ermöglicht uns loszulassen und Raum für Neues zu schaffen.

Einer meiner Yogalehrer teilte dieses wunderbare Zitat nach der Asanapraxis:

» „If there's sound, there is vibration –
if there's vibration, theres is creation."
Gabriel Ching «

In diesem Kontext von Kreislauf und Transformation hat Yoga und Tanz für mich auch immer etwas mit Veränderung und Wandel zu tun: Wir können Altes hinter uns lassen und Neues erschaffen.

Bewegen wir beim Tanzen nur den Körper oder bewegen wir auch hierbei unseren Geist?

» „Tanz ist die verborgene Sprache der Seele"
Martha Graham, US-amerikanische Tänzerin,
Choreografin und Tanzpädagogin «

Es mag nicht überraschen, wenn ich hier feststelle: Ebenso wie beim Yoga bewegen wir auch beim Tanzen sowohl Körper und Geist als untrennbare Einheit, ja sogar unser Herz und unsere Seele! Besonders das freie, intuitive Tanzen kann uns dabei unterstützen, schwierige Situationen und Herausforderungen aus eigener Kraft erfolgreich zu bewältigen und so unser Selbstwirksamkeitsgefühl zu stärken.

» „Movement has the capacity to take us to the home of the soul,
the world within for which we have no name.
Movement reaches our deepest nature, and dance creatively
expresses it. Through dance, we gain new insights into the
mystery of our lives. When brought forth from the inside and
forged by the desire to create personal change, dance has the
profound power to heal the body, psyche and soul."
Anna Halprin (Pionierin des expressive arts healing movement) «

Was ich besonders an Yoga und Tanz schätze, ist, dass es in einer spielerisch praktizierten und undogmatisch vermittelten Weise für alle Menschen zugänglich ist und ihnen wertvolle Tools zur Selbstfürsorge an die Hand geben kann.

Dann musste ich die Frage stellen, die ich (wie beim Singen) immer wieder höre: *Kann eigentlich jeder tanzen?*

Kurze Antwort? Selbstverständlich! Yoga ist ja auch für alle da.

„Jeder ist ein Tänzer / jede ist eine Tänzerin" war die Philosophie der jüdisch-amerikanischen Tänzerin und Choreografin Anna Halprin.

Und auch die Psychologin für Tanz- und Bewegungstherapie Sabine Koch stellt in einem Interview fest: „Menschen sind Wesen, die sich bewegen wollen und müssen. Tanzen gehört zu unserem Standardrepertoire, das Rhythmusgefühl ist sozusagen in unserer Hardware verbaut. Wir alle folgen natürlichen und persönlichen Rhythmen, insofern können wir auch tanzen und musikalisch sein." (https://www.spektrum.de/kolumne/bewegung-kann-jeder-mensch-tanzen/1985311)

In über 20 Jahren pädagogischer Arbeit kann ich mich nur ganz vereinzelt an ein Kind erinnern, dass sich nicht gerne zu Musik oder rhythmischen Klängen bewegt hat und kenne kaum einen Menschen, der nicht wenigstens mitwippt, oder mitschwingt (sei es auch nur innerlich), wenn Musik oder rhythmische Trommelschläge ertönen oder wir eine tanzende Menschenmenge sehen.

Und das ist es doch eigentlich schon, was wir unter Tanzen verstehen: Bewegungen des Körpers zu Musik, Rhythmus, Klang oder Gesang. Das Ausdrücken eines aktuellen Gefühlszustands, Kommunizieren über den Körper, soziale Interaktion.

Wie wird Tanz bzw. Tanzen definiert?

Für mich ist Tanzen (ebenso wie Yoga) ein Spüren, Entdecken, Erforschen und Ausdrücken von Impulsen, Bedürfnissen, Gefühlen, Gedanken über und in Bewegung. Es erlaubt uns, nach innen zu schauen und unsere Impressionen auch mit dem Außen zu teilen, zu kommunizieren. Allgemein wird Tanz als „Sammelbegriff für jede Art von rhythmischer Körperbewegung beschrieben; eines der ursprünglichsten, naturtriebhaften Ausdrucksmittel des Menschen, um seelisch-geistige Vorgänge durch Bewegungen des Körpers, durch Gestik und Mimik zu versinnbildlichen; meist von Musik oder rhythmisch erzeugten Geräuschen begleitet (…)." (https://www.wissen.de/lexikon/tanz)

Tanzen als Freizeitaktivität und soziale Interaktion wird oft als kräftespendende Quelle erlebt und begeistert Menschen auch in seinen verschiedenen Kunstformen, ist also auch Kulturgut. Wohl nicht ohne Grund hat die UNESCO im November 2022 den modernen Tanz in die Liste des Immateriellen Kulturerbes aufgenommen.

Mit der Zeit habe ich ein weitreichendes Verständnis von Tanz entwickelt, auch inspiriert vom Lebenswerk der deutschen Tanzlegende und Pionierin des modernen Tanztheaters Pina Bausch. Sie erklärte zum Tanz: „Er kann fast alles sein. Es hat mit einem bestimmten Bewusstsein, einer bestimmten inneren, körperlichen Haltung, einer ganz großen Genauigkeit zu tun: Wissen, Atmen, jedes Detail. Es hat immer etwas mit dem Wie zu tun. Es gibt so viele Dinge, die Tanz sind, auch ganz gegensätzliche Dinge." (https://www.bergischerverlag.de/uploads/tx_ttproducts/datasheet/Pina-LeseProbe-3Auflage-s2-43.pdf - S.13)

By the way: dieses Zitat trifft für mich auch auf Yoga zu!

In der (tanz-) pädagogischen Arbeit liegt mein Fokus auf einem sICH erleben und erforschen, in Bewegung, Raum und Gemeinschaft.

Was Tanz ist, definiert jeder Mensch auch immer für sich selbst, aus dem eigenen Erleben heraus. Was ist / bedeutet er für dich? Fällt dir ein Wort, ein inneres Bild, eine Bewegung, eine Frage dazu ein?

Ob sich ein Mensch zutraut, sich vor oder sogar mit anderen zu bewegen und zu tanzen, hängt meiner Ansicht nach viel mit seinen individuellen Erfahrungen, sei es im Kontext sozialer Erwartungen oder gesellschaftlicher Vorstellungen von Tanz, zusammen. Irgendwann im Leben muss es einen Moment gegeben haben, in dem das „wie es aussieht" wichtiger wurde als das „wie es sich anfühlt".

Pina Bausch erklärt dazu: „Mich interessiert nicht, wie Menschen sich bewegen, sondern was sie bewegt." Und auch die US-amerikanische Tänzerin, Choreografin und Tanzpädagogin Martha Graham stellt fest: "Nobody cares if you can't dance well. Just get up and dance. Great dancers are great because of their passion."

Natürlich kann man nicht erwarten, dass eher unsichere, introvertierte Jugendliche/Menschen nun direkt aufspringen und den John Travolta in sich hervorholen ... Wie beim Yoga, bedarf es Zeit und eines guten Settings, das geprägt ist von

- *einer inklusiven Haltung, Partizipation & Freiraum:* Jede:r kann Tanz & Yoga! und ist eingeladen, sich entsprechend seiner individuellen Fähigkeiten und Möglichkeiten zu bewegen. Raum für eigene Ideen, Wünsche, Wege zu erleben, stärkt das Selbstwertgefühl. Auch kann es ein lustvolles Erlebnis sein, (erst einmal) zuzuschauen und sich „innerlich" bewegen zu lassen.

- *einer wertschätzenden Atmosphäre und Authentizität auf Augenhöhe:* Alle dürfen sich in einem geschützten Rahmen ausprobieren und in individueller Form, frei von Erwartungen, Wettbewerb, Leistung und Bewertung bewegen, erleben und ausdrücken.

- *Spaß & Kreativität stehen immer im Vordergrund:* Bewegt euch frei von Vorstellungen wie „so soll es sein/aussehen", der eigenen Intuition folgend. Feiert & genießt das gemeinsame Tun.

- *Kontrastreich- und Verspieltheit in den Übungen:* Tanzen mit Menschen ist für mich immer undogmatisch, alles darf sein. So kann es mal laut und wild ebenso wie leise und meditativ zugehen. Gerade das Wahrnehmen dieser Kontraste ermöglicht es uns oft, damit verbundene Qualitäten besser zu verinnerlichen.

Für mich ist Yoga und Tanz immer und überall möglich – denn alles, was wir zum Bewegen brauchen, ist unser Körper und vielleicht mal eine Matte oder Musik. Mach dir und deiner Gruppe zwischendurch einen (Lieblings-) Song an und drückt eure Lebensfreude oder momentane Gefühlslage aus, ganz frei und ohne Vorgaben. Auch kleine Achtsamkeits- & Yogaübungen bieten sich gut als „kleine Pausen vom Alltag" an.

Wie kann nun konkret diese Verbindung, gerade auch in der Arbeit mit Jugendlichen aussehen?

Es gibt vielfältige Arten, wie man Tanz und Yoga verbinden kann: wahrscheinlich fast allen bekannt sind Yoga-Flows, in denen Asanas mit tänzerischen Elementen zu einer Choreografie verschmelzen – sei es zu Musik oder dem Rhythmus unseres Atems.

Tanzen kann aber auch z. B. zum Ankommen im Raum und achtsamen Hineinspüren in den Körper, als energetisierendes Warm-up für die Asanapraxis oder auch „mal zwischendurch" in die Yogapraxis integriert werden, also zum Spaß, zur Entspannung oder um Energie zu tanken. Zudem gibt es viele tanzpädagogische Übungen, die ein kreatives Einander-Kennenlernen ermöglichen, die Kontaktaufnahme und Interaktion in der Gruppe unterstützen, gruppendynamische Prozesse initiieren oder vertiefen und das Miteinander stärken können.

Beim Tanzen können Jugendliche wertvolle Selbstwirksamkeitserfahrungen machen, wenn wir ihnen Raum und Zeit geben, eigenen Impulsen und Bedürfnissen nachzugehen und Neues auszuprobieren: nonverbale Ausdrucksmöglichkeit zu erfahren, neuartige Kompetenzen zu entdecken und dabei eventuell auch eigene (vermeintliche) Grenzen zu überwinden. Wir stärken das Selbstvertrauen und die Intuition der jungen Menschen. Tanzen ist auch immer ein kognitiver Prozess, regt die Fantasie und Kreativität an, befreit und macht glücklich.

Wie beim Yoga werden zudem spielerisch Motorik, Koordination & Bewegungsqualität gefördert sowie unsere Wahrnehmung verfeinert. Besonders unsere Basissinne, das taktile (Tastempfinden), kinästhetisch-propriozeptive (Tiefensensibilität) und das vestibuläre (Gleichgewicht) System werden angeregt; aber auch die Fernsinne, insbesondere das Hören und Sehen, werden geschult. Ein paar Impulse, wie das geschehen kann:

Diese Prozesse finden sowohl bei einem Solo, besonders aber auch beim Tanzen in der Gruppe statt - Stichwort Choreografie.

Das Erfinden und Einstudieren von Bewegungen sowie Entwickeln von (gemeinsamen) Bewegungsabläufen ist eine gute Methode, um die Interaktion und Dynamik in einer Gruppe zu stärken. Es gibt tolle Übungen, wie man sogenanntes „Bewegungsmaterial" sammeln und die individuellen, einzigartigen Bewegungen aller Tänzer („signature moves") zu einer Choreografie zusammenführen kann. Im Rahmen dieser Komposition kann so jeder einen „persönlichen Moment" haben.

Tanzen und Yoga verbindet! Verbindet uns mit uns selbst, dem Leben und anderen Menschen.

Und zum Schluss: Welchen Benefit haben wir/die Jugendlichen von der Verbindung von Tanz und Yoga?

Neulich habe ich einen circa 14-jährigen Jungen in der U-Bahn gesehen, der eine Mütze mit der Aufschrift „Think less - feel more!" trug. Das ist ein starkes Statement, wie ich finde, und hat mir noch einmal vor Augen geführt, wie reflektiert und selbstbewusst junge Menschen oft schon sind in der heutigen Zeit. Ich erinnerte mich an eine Workshopreihe mit dem Titel

„Raus aus dem Kopf, rein in den Körper", an der ich vor einigen Jahren teilgenommen hatte: konzipiert für gestresste, Entspannung und Ausgleich suchende Pädagog:innen, waren es der Tanz und Elemente aus der Yogapraxis, die das ermöglichten.

Yoga und Tanz sind für mich zwei wirkungs- und liebevolle Formen der Körperarbeit sowie Instrumente der Selbsterforschung und Selbstfürsorge. Beide bieten jungen Menschen die Möglichkeit, sich für einen Moment aus dem Alltag zurückzuziehen sich (neu) aus- bzw. aufzurichten, Präsenz zu erleben und persönlichen Fragen zu ihrer Einzigartigkeit, ihren Potenzialen und ihrer „Bestimmung" nachzugehen: Wer bin ich? Was kann ich? Was fühle ich? Was brauche ich? Wohin geht mein Weg?

Tanz ist Gemeinschaft stiftend und schafft zudem auch Zugehörigkeit und Individualität.

Schon in der *Bhagavad Gita* steht, dass Yoga die Reise des Selbst, durch sich selbst, zu sich selbst ist! Und B.K.S Iyengar erkannte:

» „Yoga gibt dir die Möglichkeit, zu entdecken, wer du wirklich bist." «

Für alle Menschen gilt der Wunsch nach Selbstbezug und gleichzeitiger Entfaltungsmöglichkeit sowie Zugehörigkeit zur Gemeinschaft. Yoga und Tanz sind für mich Motor, Begleiter und ‚Anker' bei der Identitätssuche, ermöglichen Selbstreflexion und Selbsterkenntnis und können gerade auch in ihrer Verbindung

- ◊ unser Körperbild und Selbstkonzept stärken
- ◊ Individualität und Selbstbestimmtheit fördern
- ◊ und Gemeinschaft stiftend und stärkend sein

Mögen wir alle unserer inneren Stimme und Intuition folgen - bewegend, spürend, fühlend und einander inspirierend!

Natürlich habe ich Benjamin auch gebeten, mit uns eine Übung zu teilen, diese findest du im Praxisteil!

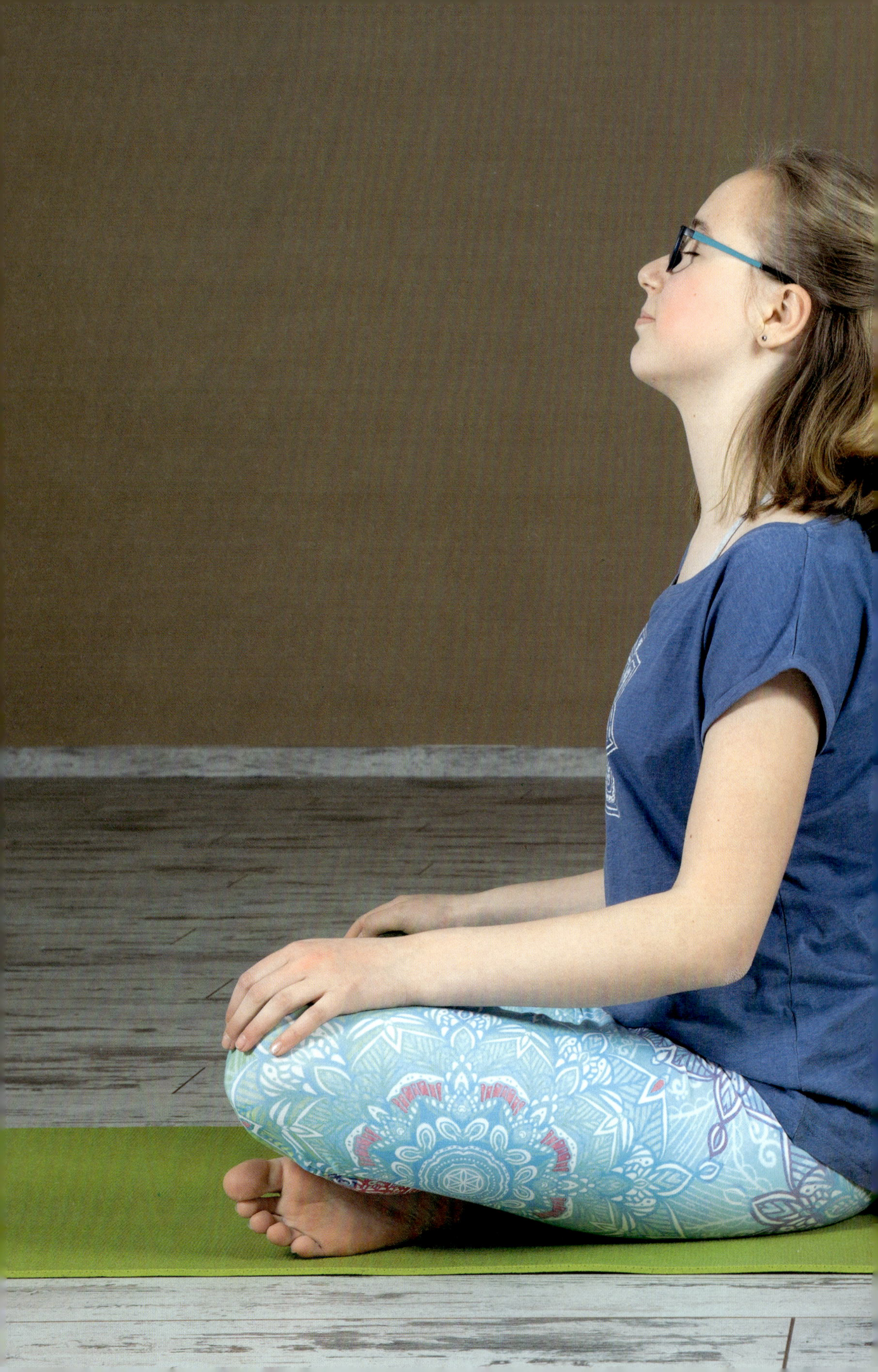

II Praxis

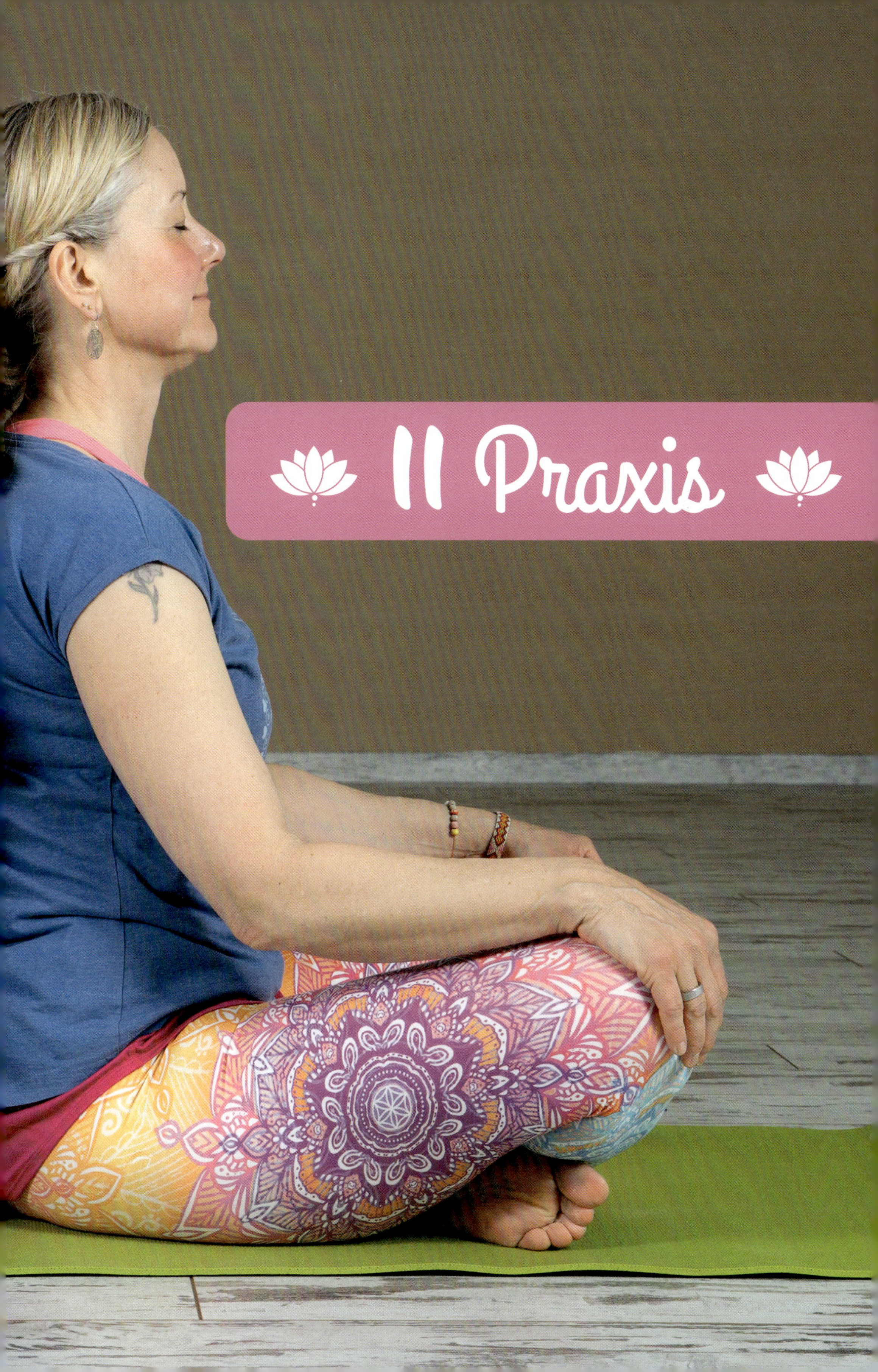

Kapitel 20
Praxisteil
– Einführung

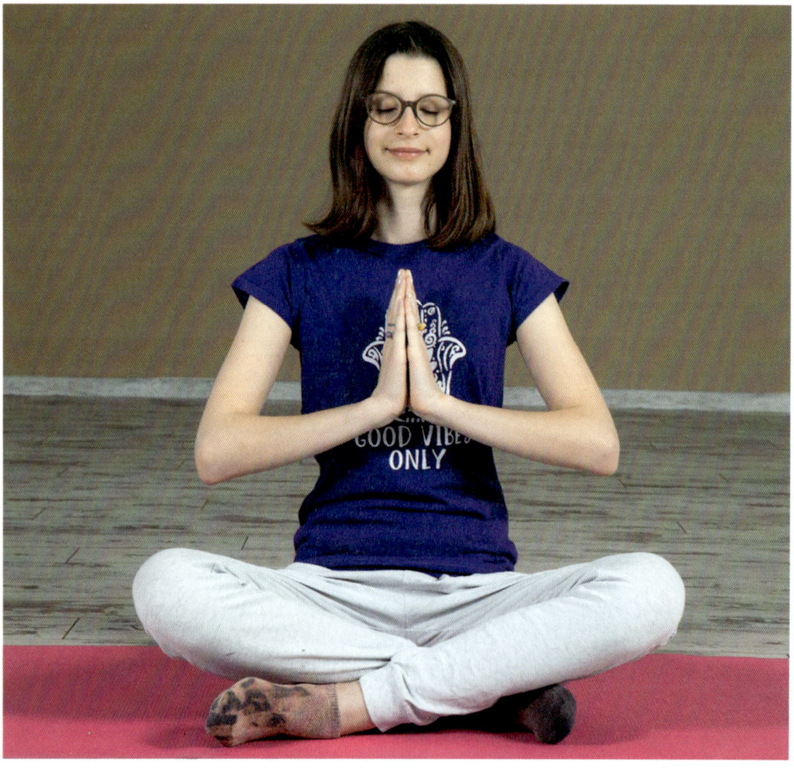

Im Praxisteil soll es vorrangig um Übungen bzw. Übungsreihen gehen, die du mit Jugendlichen üben und/oder ihnen an die Hand geben kannst. Deshalb ist in manchen Teilen der Jugendliche selbst angesprochen und in anderen du als Begleiter. So kannst du ihnen auch die Übungen direkt mitgeben.

Es geht mir nicht vorrangig um die Erklärung und Wirkungsweise der einzelnen Asanas. Dazu gibt es viele und auch sehr gelungene Bücher. Hier möchte ich dir Ideen geben, welche Übungen in bestimmten Situationen hilfreich sein können bzw. welche Möglichkeiten der Resilienzstärkung es mittels Yoga-, Achtsamkeits- und Entspannungsübungen gibt.

So ist der Praxisteil auch in drei Bereiche gegliedert: *Entspannungs- und Achtsamkeitsübungen* und *Meditationen*, *Asanapraxis*, in denen du Ideen für einzelne Asanas oder kurze Sequenzen zu bestimmten Themenbereichen findest und *Pranayama und Energieübungen*. So findet sich hoffentlich leichter das jeweils Passende zur jeweiligen Situation.

In dieser überarbeiteten Version findest du zu einigen Übungen Audiodateien, die dir ein Üben erleichtern können. Schau dir vorher die Übung im Buch an und schau, was es möglicherweise zu beachten gibt.

20.1 Konzepte und Variationen

Es gibt, wie bei allem, unterschiedliche Konzepte. Deshalb kennst du möglicherweise Variationen oder andere Ausführungen von manchen Übungen. Es ist mir wichtig, noch einmal anzumerken, dass die hier vorgestellten Übungen Anregungen für dich und die Jugendlichen sind. Deshalb finde deine eigene Art der Modifikation und Anpassung an den jeweiligen Menschen. Es gibt nicht die eine Wahrheit und so behaupte auch ich nicht, dass hier der „Stein der Weisen" zu finden ist.

Ich stelle dir hier Übungen vor, die ich in meiner Arbeit oder persönlich, als hilfreich empfunden habe. Im besten Fall findet jeder von uns sein eigenes Konzept in den unterschiedlichen Konzepten, Vorstellungen, Übungen. Deshalb bin ich auch mit den Wirkungsweisen eher zurückhaltend, denn auch hier mag jeder Unterschiedliches erfahren und empfinden.

So würde ich mir wünschen, dass du den Praxisteil forschend, neugierig und frei ausprobierst, um für dich selbst bzw. den Jugendlichen deinen/seinen eigenen Nutzen zu erfahren.

Du wirst hier Beispiele finden, die ganz wunderbar „zwischendurch" praktiziert werden können. Denn für mich ist das ein wichtiger Faktor. Yoga und Achtsamkeit schmiegen sich, im besten Fall, ganz einfach in deinen Alltag (bzw. den der Jugendlichen) ein.

Häufig erleben wir eher Frustration, wenn wir uns etwas vornehmen, z. B. endlich eine regelmäßige Yogapraxis zu implementieren. Oftmals liegt dieses „Scheitern" an der Tatsache, dass wir unsere Ziele nicht realistisch wählen. Kaum jemand wird es in seinem Alltag schaffen täglich eine Stunde auf die Matte zu gehen.

20.2 Atha – jetzt

Für mich ist das auch nicht das Ziel, und das erzähle ich auch den Jugendlichen. Die Praxis findet im Grunde immer und überall statt. Du möchtest achtsamer werden, dann sei es, genau JETZT. Nimm in diesem Moment wahr, was du tust. Das muss keine schicke Atemübung oder dergleichen sein.

Gerade im Moment liest du diese Zeilen. Nimm das wahr. Jetzt. Du liest gerade diese Zeilen. Das ist Achtsamkeit. So ist es auch mit den Yoga- und Entspannungsübungen. Es kann viel sinnvoller sein, jeden Tag nur einige Minuten etwas davon zu tun, als dreimal die Woche eine Stunde. Denn genau darum geht es, dass wir unseren Alltag gut bewältigen und auch mit Herausforderungen gut klarkommen können. Das üben wir auf der Matte, aber die tatsächliche Praxis findet im Leben statt.

So wirst du hier Übungen finden, die auch ganz wunderbar in ein paar Minuten „to go" praktiziert werden können. Du bist gerade aufgeregt, dann versuche doch mal das ... Du hast gerade Angst, dann probier's doch mal damit .... Es geht nicht darum, ein Rezept zu erstellen. Das wäre vermessen und kann nicht funktionieren.

Alle Übungen hier können nur Ideen und Anregungen sein. Probiere sie aus. Erfahre sie. Erlebe sie. Und dann stelle fest, ob sie für DICH hilfreich sind. Wenn nicht, probiere etwas anderes! Frei nach dem systemischen Ansatz: Wenn etwas gut läuft, mache mehr davon. Wenn es nicht gut läuft, versuche etwas anderes.

Deshalb auch die Idee, möglichst undogmatisch zu arbeiten und viele unterschiedliche Tools in meinem Methodenköfferchen zu haben. Jeder von uns ist anders und braucht folgerichtig auch etwas anderes. Und so schließen wir auch wieder den Kreis zu den Weisheitstexten, denn darin ist es so beschrieben. Hier gibt es nichts, was du tun musst. Wir sagen dir nicht, so funktioniert es. Probiere aus und erfahre und dann mache dir dein eigenes Bild.

Aus meiner Erfahrung heraus ist das auch genau das, was die Jugendlichen sich meist wünschen. Nicht gesagt zu bekommen: Mache das so und so! Sondern Ideen zu geben, um Erfahrungen und Erlebnisse zu schaffen. Ernst genommen werden. Selbst entscheiden zu dürfen. Mein eigenes Erleben zählt und das darf auch anders sein, als die Erwartung mancher Erwachsener!

Deshalb empfinde ich es als wichtigen Punkt, den Jugendlichen die Übungen als ein Angebot zu unterbreiten, um dann selbst zu erfahren und zu erforschen, ob das jeweilige Programm für sie passend oder hilfreich ist. Deshalb sei zurückhaltend mit Aussagen, wie „Das hilft bei ...", stattdessen schaffe Erfahrungen und Erlebnisse!

Du wirst feststellen, dass einige Übungen sich ähnlich sind bzw. abgewandelt wurden für den jeweiligen Kontext. Das zeigt, dass es für jeden unterschiedliche Möglichkeiten des Einsatzes und der Nutzung gibt und auch, dass jeder Lehrer seine eigene Art des Unterrichtens hat.

Die Gastautoren hatten freie Hand, passend zu ihren Artikeln Übungen zu wählen, weshalb du Ähnlichkeiten feststellen wirst und doch hat jeder seine ganz eigene Art. Deshalb habe ich es auch so belassen, um zu zeigen, alles ist wunderbar wandelbar. Du darfst durchaus kreativ sein.

20.3 Erfahren – erleben – erforschen

Ich habe bereits erwähnt, dass in diesem Buch der Fokus nicht auf der Erklärung einzelner Asanas liegt. Sicher hat jede Asana eine andere Wirkung, diese sollte jeder Übende individuell für sich selbst herausfinden.

Einige Beispiele hierfür sind:

Tadasana (der Berg) kann z. B. mit Standhaftigkeit, Stabilität und innerer Ruhe assoziiert werden.

Vrksasana (der Baum) mit Zentrierung, Ausgeglichenheit und innerem Gleichgewicht.

Paschimottanasana (die Vorwärtsbeuge) mit Gefühlen von Demut und Hingabe, aber im Gegensatz dazu auch mit Enge und Bedrängung.

Matsyasana (der Fisch) öffnet den Brustkorb, das Herz, kann aber auch ein Gefühl von Schutzlosigkeit und Verletzlichkeit auslösen.

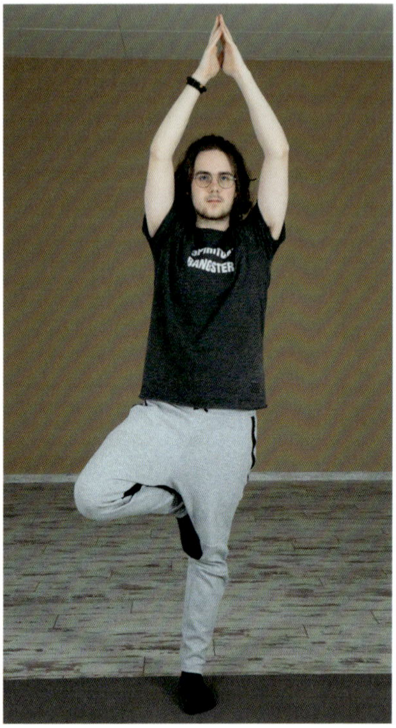

So können verschiedene Asanas auch für das Üben in bestimmten psychischen Prozessen eingesetzt werden. Habe ich z. B. das Gefühl, meine Durchsetzungsfähigkeit, meine Unabhängigkeit mehr einüben zu wollen, so kann ich mich eventuell intensiver mit *Tadasana*, *Virabhadrasana* (der Krieger, wobei ich es lieber den Helden nenne) oder *Garudasana* (der Adler) auseinandersetzen.

Wie gesagt, geht es im Yoga mit Teenagern vor allem um Stabilität, Ausgeglichenheit und Gleichgewicht (Standhaltungen, Gleichgewichtshaltungen), sowie um das Erproben der Kraft (Armbalances, kraftvolle Asanas). Die Ich-Wahrnehmung ist ein zentrales Thema, ebenso wie die Sinnfrage. Das bedeutet, dass neben den Asanas ein wichtiger Teil auch auf Gesprächsangeboten, der Stärkung im sozio-emotionalen Bereich, Selbstregulation und natürlich der gemeinschaftlichen Gestaltung (Stichwort Partizipation) liegt.

Vielleicht noch ein Wort zu den Geschlechtern. Wenn möglich, trenne ich Jungs und Mädchen im Yogaunterricht, es kann aber auch sehr spannend und bereichernd sein, heterogene Gruppen zu unterrichten. Hier sollte jeder Yogalehrer für sich selbst herausfinden, was ihm mehr liegt. Es hat beides seinen Reiz und natürlich auch seine Vorteile.

Gleiches gilt für Kategorisierungen, die häufig vorgenommen werden. Ich habe es in meiner Arbeit immer als sehr hilfreich erlebt, möglichst wenig in Schubladen zu denken, wie z. B. Jungs wollen kraftvolle Übungen und Mädchen lieber Dehnübungen, weil sie gelenkiger sind. Das stimmt nur bedingt. Es ist wie mit allem, es gibt immer ein Sowohl-als-auch.

So gibt es auch viele Mädchen, die sich gerne in kraftvollen Asanas ausprobieren, sowie es auch Jungs gibt, die gerne Yin-Yoga üben und es lieben, in die Dehnung zu gehen. Wir brauchen immer von allem etwas, wie viel wovon, entscheidet dann der jeweilige Mensch. Wir tun also gut daran, möglichst wenig in bestimmten Kategorien zu denken, sondern offen, neugierig und forschend zu bleiben. Mit gutem Beispiel vorangehen für unsere Teens!

So wünsche ich dir und den Jugendlichen, mit denen du lebst und/oder arbeitest, nun viel Freude am Praxistest und am Herausfinden, was genau für dich bzw. den Jugendlichen passend und hilfreich ist!

Tipp

Mittels VAKOG lassen sich viele Übungen, sowohl auf körperlicher als auch auf geistiger Ebene unterstützen und verstärken. VAKOG steht für: Visuell, Auditiv, Kinästhetisch, Olfaktorisch, Gustatorisch. Es sind unsere fünf Sinneskanäle, die als eine Art Anker oder auch Verstärker dienen können, wenn wir sie in Übungen abfragen.
Die fünf Sinneskanäle tauchen in ihrer Beschreibung schon in sehr frühen Zeiten auf, bereits bei Aristoteles und in den alten indischen Schriften ist die Rede davon. Der Begriff VAKOG, so abgekürzt und beschrieben, wird auf das NLP (Neuro-Linguistisches Programmieren) zurückgeführt.
So kannst du, sowohl in einzelnen Asanas als auch in Meditationen die Sinne abfragen.

- ◊ Was siehst du?
- ◊ Gibt es etwas zu hören?
- ◊ Was spürst du?
- ◊ Gibt es einen Geruch?
- ◊ Gibt es etwas zu schmecken?

Damit verstärkst du die Wahrnehmung und auch die Übung als solche.

Zusatzinfo

Tipp für die Jugendlichen: Beim Üben geht es vor allem darum, zu spüren, was dir guttut. Yoga ist kein Wettbewerb, das heißt, im besten Fall ist es dir gleichgültig, wie eine Asana auf der Nebenmatte aussieht, weil du ganz aufmerksam bei dir selbst bleibst. Es ist nicht schlimm, wenn du die Augen nicht geschlossen lassen kannst oder manche Dinge nicht gleich so klappen. Auch bei geübten Yogis klappt nicht immer alles. Jeder Tag ist anders und es kann sehr spannend sein, auch solche Unterschiede wahrzunehmen.
Auch wenn den Übungen bestimmte Wirkungsweisen nachgesagt werden, ist es doch das Wichtigste, herauszufinden, wie es für dich wirkt.

◊ Was macht die Übung mit dir?

◊ Ist sie dir hilfreich?

◊ Braucht es eine Veränderung?

Denn nicht du sollst dich dem Yoga anpassen, sondern Yoga soll dich unterstützen.
Vielleicht noch ein kleiner Tipp: Wirf es nicht gleich beim ersten Mal hin, wenn etwas nicht so gut funktioniert oder es für dich keine Wirkung hat. Gib den Dingen immer eine Chance. Erforsche es und wenn es nach einigem Ausprobieren nicht guttut, dann probiere etwas anderes! Viel Freude beim Ausprobieren.

Zusatzinfo

Tipp für die Begleiter: Yoga soll zum jeweiligen Mensch passen und so können wir nicht sagen, dass diese Übung immer genau diese Wirkung hat. Jeder von uns ist anders. Deshalb ermutige die Jugendlichen dazu, auszuprobieren, zu erforschen und neugierig zu sein. Ein bisschen wie in einem wissenschaftlichen Diskurs. Probiert aus, erfahrt und tauscht euch darüber aus. Alles kann, nichts muss, ist sicher eine gute Devise.
Denn auf Dauer werden den Jugendlichen die Dinge hilfreich und nützlich sein, die sie für sich als sinnvoll erlebt haben und nicht unbedingt die, die du für sie als richtig erachtest. So wünsche ich dir einen liebevollen und achtsamen Blick auf jeden Menschen ganz individuell mit seinen Fähigkeiten und Besonderheiten.
Es ist ein Angebot, das wir machen. Habt vor allem Freude am Tun. Es darf leicht sein!
Bisweilen herrscht die Meinung im Yoga vor, dass Mädchen/Frauen während ihrer Periode keine Umkehrhaltungen üben sollten. Da sich mir persönlich der Sinn hierüber nicht erschlossen hat, habe ich eine Gynäkologin nach ihrer Meinung aus medizinischer Sicht hierzu befragt.

Dr. Britta Lange sieht hier keine medizinischen Gründe, die dem Üben von Umkehrhaltungen während der Periode entgegensprechen. So empfiehlt sie, dass die Mädchen spüren sollen, ob ihnen die Umkehrhaltung angenehm ist, oder nicht. Auch hier gilt also, es sollte jede für sich selbst erfahren, was für den individuellen Körper wohltuend ist.

Übungsregister

Entspannungs- und Achtsamkeitsübungen und Meditation

Asanapraxis

Pranayama und Energieübungen

Kapitel 21

Zwei Notfallprogramme

gegen Panikattacken während Klassenarbeiten – Mona Bekteši

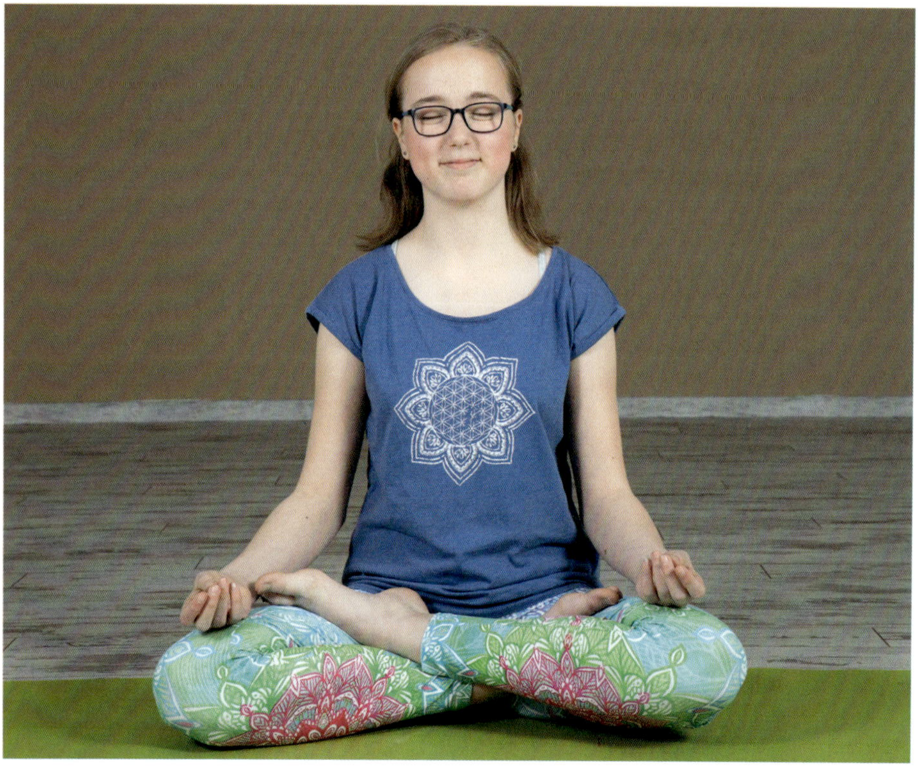

Notfallprogramm I: Ich werde es schaffen

Führe Daumenkuppe und Zeigefingerkuppe zusammen und sprich im Geiste: *Ich*

Bringe dann die Daumenkuppe mit der Mittelfingerkuppe zusammen und sprich im Geiste: *werde*

Dann berühren sich Daumenkuppe und Ringfingerkuppe, während du dir im Geiste sagst: *es*

Und schließlich trifft die Kuppe des Daumens auf die des kleinen Fingers und du sagst dir im Stillen: *schaffen*

Wiederhole das 3-5-mal.

Alternativ kannst du dir auch das Mantra *ich bin gut genug* zusprechen.

Tipp: Ist es eine Englischklausur?
Dann lautet das Mantra: *I will make it.*

Du kannst dir selbstverständlich auch ein eigenes Mantra ausdenken, das gut zu dir passt.

Notfallprogramm II: Doppelt so lange aus- wie einatmen

Atme ganz normal durch die Nase ein, atme dann aber länger aus als ein.

Allmählich wird es gelingen, doppelt so lange aus- wie einzuatmen.

Atme ein 1, 2, 3, 4. Atme aus 1, 2, 3, 4, 5, 6. Atme ein 1, 2, 3, 4. Atme aus 1, 2, 3, 4, 5, 6, 7, 8. Irgendwann wird der Atem ruhiger und gleichmäßiger und du kannst dich besser konzentrieren.

Durch das lange Ausatmen wird dein Parasympathikus angeregt, der Teil des Nervensystems, der für Beruhigung verantwortlich ist.

Kapitel 22 Entspannungs- und Achtsamkeitsübungen und Meditation

22.1 Die Karawane in der Wüste – eine Weisheitsgeschichte, erzählt von Eberhard Bärr

Es ist die Geschichte einer Kamelkarawane, die durch die Wüste läuft. Irgendwann sagt der Chef der Karawane, wir campen hier, es wird bald dunkel und wir schlagen jetzt die Zelte auf. Er verteilt die Arbeiten, sodass jeder seine Aufgabe hat. Einer ist zuständig für die Küche, einer für die Zelte und einer, nennen wir ihn John, ist verantwortlich für die Kamele, die er festbinden soll.

Plötzlich stellt John mit Entsetzen fest, dass er alles vergessen hat, um die Kamele festzubinden. Er hat keine Pflöcke, er hat keine Seile. Er weiß genau, dass es bald dunkel wird und wenn er die Kamele nicht anbindet, ist das gefährlich für die ganze Gruppe. Wenn die Kamele nachts weglaufen, dann hängen die Menschen fest in der Wüste. Es wird ihm heiß und kalt und er ist vollkommen verzweifelt.

Da kommt jemand vorbei, nennen wir ihn Mike, und sieht ihn da in seiner Verzweiflung sitzen und fragt ihn, was los sei. John schildert ihm die Situation. Dass er alles vergessen hat, um die Tiere anzubinden und er nicht weiß, was er machen soll.

Und der Kameltreiber hofft jetzt auf Hilfe. Mike sagt, dass er ihm helfen kann. John ist erleichtert, denn es gibt ja nur eine Hilfe: „Oh gut, dann hast du Pflöcke und Seile dabei?" Sagt Mike: „Nö, ich habe gar nichts dabei." „Aber wie kannst du mir da helfen?" „Soll ich dir helfen oder nicht?" Der Kameltreiber ist verzweifelt und lässt sich darauf ein.

Mike kennt sich gut aus mit Kamelen, denn so ein Kamel hat ja auch eine Routine. Jeden Tag um vier oder halb fünf wird es festgebunden. Er klopft dem Kamel auf den Buckel, das Kamel setzt sich hin und er geht vor das Kamel, sodass das Kamel ihn sieht und tut so, als ob er einen Strick holt. Dann auch einen Pflock und mit einem imaginären Hammer haut er den imaginären Pflock in den Boden rein. Das Kamel guckt zu. Dann tut er, als würde er den Strick über das Kamel legen. Da ist aber kein Strick.

Dann geht er von einem Kamel zum anderen und macht die gleiche Prozedur, bis sie alle schön in einer Reihe sitzen. Dann geht er zum Chef der Karawane und dem, der verantwortlich ist für die Tiere, und sagt: „Es ist alles in Ordnung, sie können schlafen gehen, die Kamele können nicht mehr weg."

Die Männer sehen keine Stricke und auch keine Pflöcke. Und denken sich, das ist ja irre, die laufen heute Nacht in alle Richtungen weg. Doch Mike sagt: „Ihr könnt alle schlafen gehen, sie sind morgen früh noch da." Die Männer haben der Sache nicht getraut und haben nachts mit der Taschenlampe nachgeschaut, ob sie noch da sind.

Am nächsten Morgen waren tatsächlich alle Tiere noch da. Die Männer wollen morgens packen und die Kamele hochscheuchen, dass sie loskönnen. Kein Kamel rührte sich vom Fleck.

Dann sagt der Chef: „Ruft den Kerl mal her, der hat sie irgendwie verhext, die können sich nicht bewegen." Sie rufen ihn also und fragen, was denn da los sei, die Kamele könnten nicht mehr aufstehen. Dann sagt Mike: „Na klar können die nicht aufstehen, sie sind ja festgebunden." Die Männer fragen, was sie denn jetzt machen müssen.

„Ihr müsst sie losbinden, sonst können sie nicht laufen", sagt er und geht hin und tut, als wenn er den Pflock rausholt. Dann tut er so, als ob er den Strick abmacht. Erst dann können die Kamele aufstehen.

Zusatzinfo

Das ist eine sehr bezeichnende Geschichte. Das ist in Yoga und Spiritualität die unumstößliche Aussage aus den Upanishaden „Tat tvam asi - Das bist du". Das ist die Lehre der Upanishaden. Wenn der Schüler es verstanden hat, sagt er „Aham Brahmasmi - ich bin Brahman." Das ist Lehre und was verstanden ist bzw. so kann es verstanden werden. Darin steckt: „Du bist frei!" Dann sage ich: „Ja, hört sich schön an, schöne Botschaft, aber ich fühle mich nicht frei." „Doch, du bist frei!"
Patanjali, die Upanishaden, da ist jemand, der von außen auf die Kamele draufschaut, sieht keine Stricke und sagt: „Steh auf und lauf!" Das Kamel selbst sagt aber: „Nein, da ist ein Strick, ich kann nicht laufen." Das ist Avidya, die egozentrische Sichtweise.
Und was man jetzt macht in Yoga und Vedanta, nachdem ich zigmal sage, du bist frei und ich sage, nein, ich bin nicht frei, dann sagen die irgendwann, okay, nehmen wir doch mal an, du bist nicht frei. Gehen wir mal davon aus.
Das nennt man im Vedanta das Überstülpen einer angenommenen Wirklichkeit, die dann Stück für Stück auf ihre Unwirklichkeit hin untersucht wird. (Das ist das bekannte Neti Neti und bedeutet in etwa „nicht das, nicht das", Anm. d. Autorin).
Aber diese Stricke haben für sie nie existiert, sie existieren nur für mich. Dabei ist es immer wichtig, das im Auge zu behalten: In der (Yoga) Vedanta geht es um Erkenntnis, nicht um das Lösen. Wenn ich etwas lösen will, setze ich immer voraus, dass es da ist. Wir sagen immer, es ist ein Weg, um ein Ziel zu erreichen, um etwas zu lösen, es Stück für Stück abzubauen. Yoga und die Praxis sollen immer so sein, dass ich klarer werde und etwas sehen, erkennen kann und zwar jetzt. - *Eberhard Bärr*

Tipp

Narrative (lat. narrare = erzählen) Techniken sind seit jeher beliebt. Wir erzählen uns Geschichten und Märchen mit moralischen und/oder ethischen Inhalten. Solche Geschichten eignen sich sowohl zur Reflexion über den „eigenen Kram", aber auch für spannende, wertschätzende Diskussionen über Werte und die Yamas und Niyamas.

22.2 Heldenreisetagebuch von Michael Walkenhorst

Fertige ein Tagebuch für dich und deine Heldenreise an. Wichtig ist, ein wenig vorgegebene Struktur für die Einträge zu haben. Schaffe dir eine Struktur, wie du dein Tagebuch führst. Das muss nicht täglich sein, vielleicht nimmst du dir einmal die Woche dafür Zeit. Wichtig ist, dass dein Ziel gut umzusetzen ist!

Punkte, die bei jedem Eintrag zu berücksichtigen wären, können sein:

- In welcher Phase der Heldenreise befinde ich mich gerade?
- Wie läuft dieser Teil meiner Reise ab?
- Befinde ich mich noch in der gleichen Phase wie beim letzten Eintrag bzw. welche Phase folgt dann?
- Welche Gefühle begleiten mich auf dieser Reise gerade?
- Welche Unterstützung benötige ich im Moment?
- Was ändert sich gerade (gefühlt) in meinem Alltag?
- Was habe ich bis hierhin über mich und meine Reise erfahren?
- Was nehme ich heute aktuell als Gewinn aus meiner Reise mit?

Tipp

Es kann sehr hilfreich sein, sich der eigenen Heldenreise bewusst zu werden und somit auch, was man schon alles geschafft hat. Die oben genannten Fragen dienen nur als Idee bzw. Inspiration. Hier sind der eigenen Fantasie und Kreativität keinerlei Grenzen gesetzt.

Hier geht es zum Tagebuch

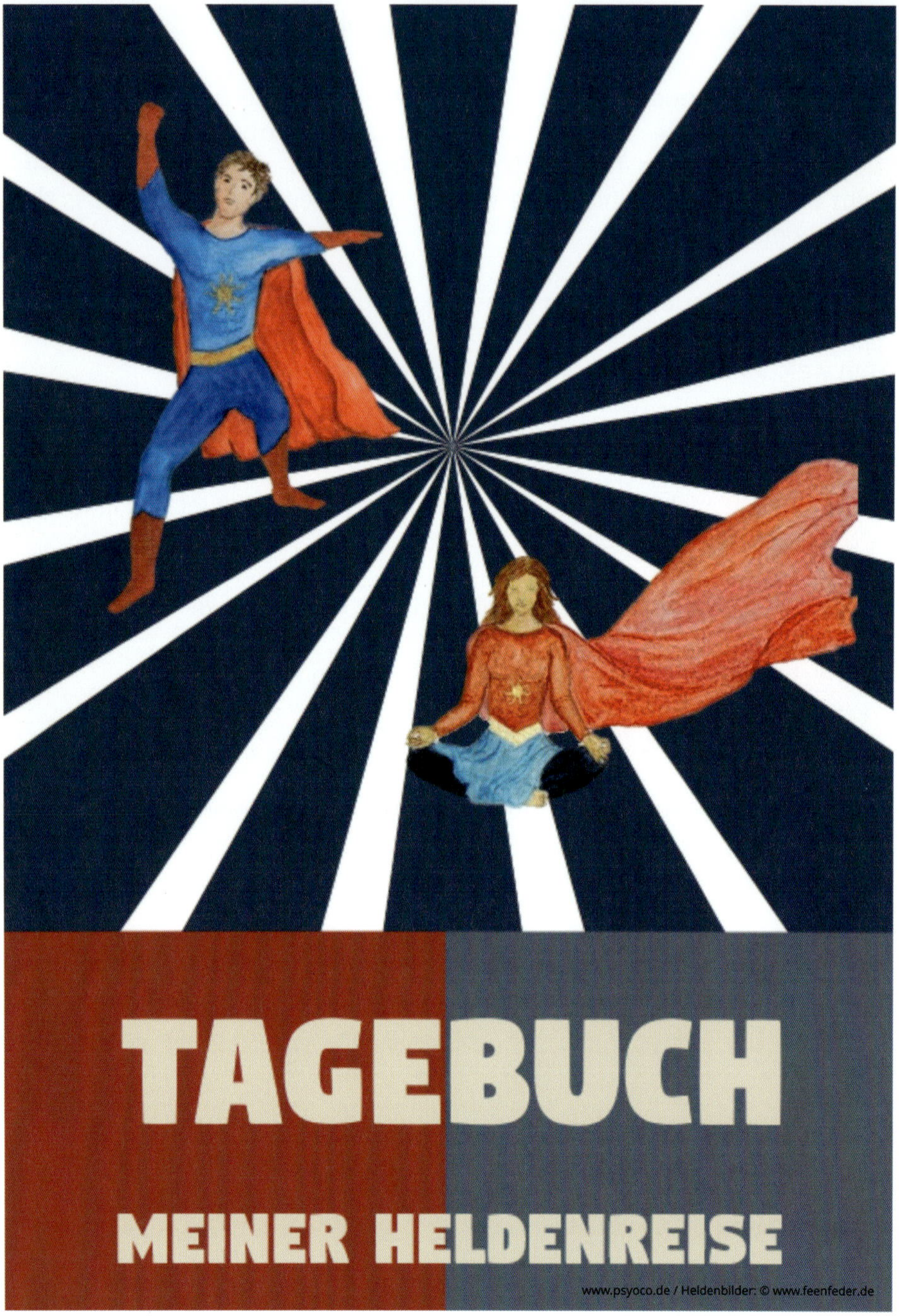
TAGEBUCH
MEINER HELDENREISE
www.psyoco.de / Heldenbilder: © www.feenfeder.de

HELDENREISE TAGEBUCH

In welcher Phase der Heldenreise befinde ich mich gerade?

Wie läuft dieser Teil meiner Reise ab?

Befinde ich mich noch in der gleichen Phase wie beim letzten Eintrag, bzw. welche Phase folgt dann?

Welche Gefühle begleiten mich auf dieser Reise gerade?

Welche Unterstützung benötige ich im Moment?

Was ändert sich gerade (gefühlt) in meinem Alltag?

Was habe ich bis hierhin über mich und meine Reise erfahren?

Was nehme ich heute aktuell als Gewinn aus meiner Reise mit?

22.3 Dankbarkeitsgeschichte

Das Thema Dankbarkeit findet sich gerade in vielen Büchern, Artikeln oder Sendungen wieder. Bisweilen neigen wir dazu, uns mehr auf die Dinge zu fokussieren, die nicht so gut klappen, doch wir können üben, auch die schönen Dinge um uns herum mehr wahrzunehmen. Das können Kleinigkeiten sein, wie ein Lächeln, ein nettes Wort, der Sonnenschein etc.

Oftmals ist es hilfreich, eine kleine Erinnerung dazu zu haben. Du kannst ein Dankbarkeitstagebuch schreiben oder dir abends vor dem Einschlafen noch einmal drei besonders schöne Erlebnisse des Tages vorstellen.

Vielleicht magst du auch diese Geschichte und packst dir ein Säckchen mit Bohnen, Steinchen oder Ähnlichem in deine Tasche, um dich an den jeweiligen Moment zu erinnern.

Es war einmal ein Bauer. Jeden Morgen steckte er eine Handvoll Bohnen in seine linke Hosentasche. Jedes Mal am Tag, wenn er etwas Schönes erlebt hatte, wanderte dann eine Bohne von der linken in die rechte Hosentasche. Anfangs kam das nicht so oft vor.

Doch von Tag zu Tag waren es mehr Bohnen, die von der einen in die andere Tasche wanderten. Ein nettes Wort, eine schöne Begegnung, die ersten Sonnenstrahlen, das Zwitschern der Vögel, das Abendessen mit seiner Familie, jedes Mal wechselte eine Bohne die Seite.

Am Abend schaute der Bauer, wie viele Bohnen in seiner rechten Hosentasche gelandet waren, und bei jeder Bohne erinnerte er sich dankbar an das schöne Erlebnis!

Tipp

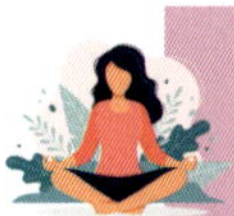

Diese Geschichte wird in unterschiedlichen Versionen erzählt, der Verfasser ist unbekannt. Sie eignet sich wunderbar für den (Yoga-) Unterricht. Schön ist auch, deinen Jugendlichen kleine Säckchen mit Bohnen oder kleinen Steinchen mitzugeben, um sie an ihr tägliches Dankbarkeitsritual zu erinnern, dies dient gleichzeitig als Anker.

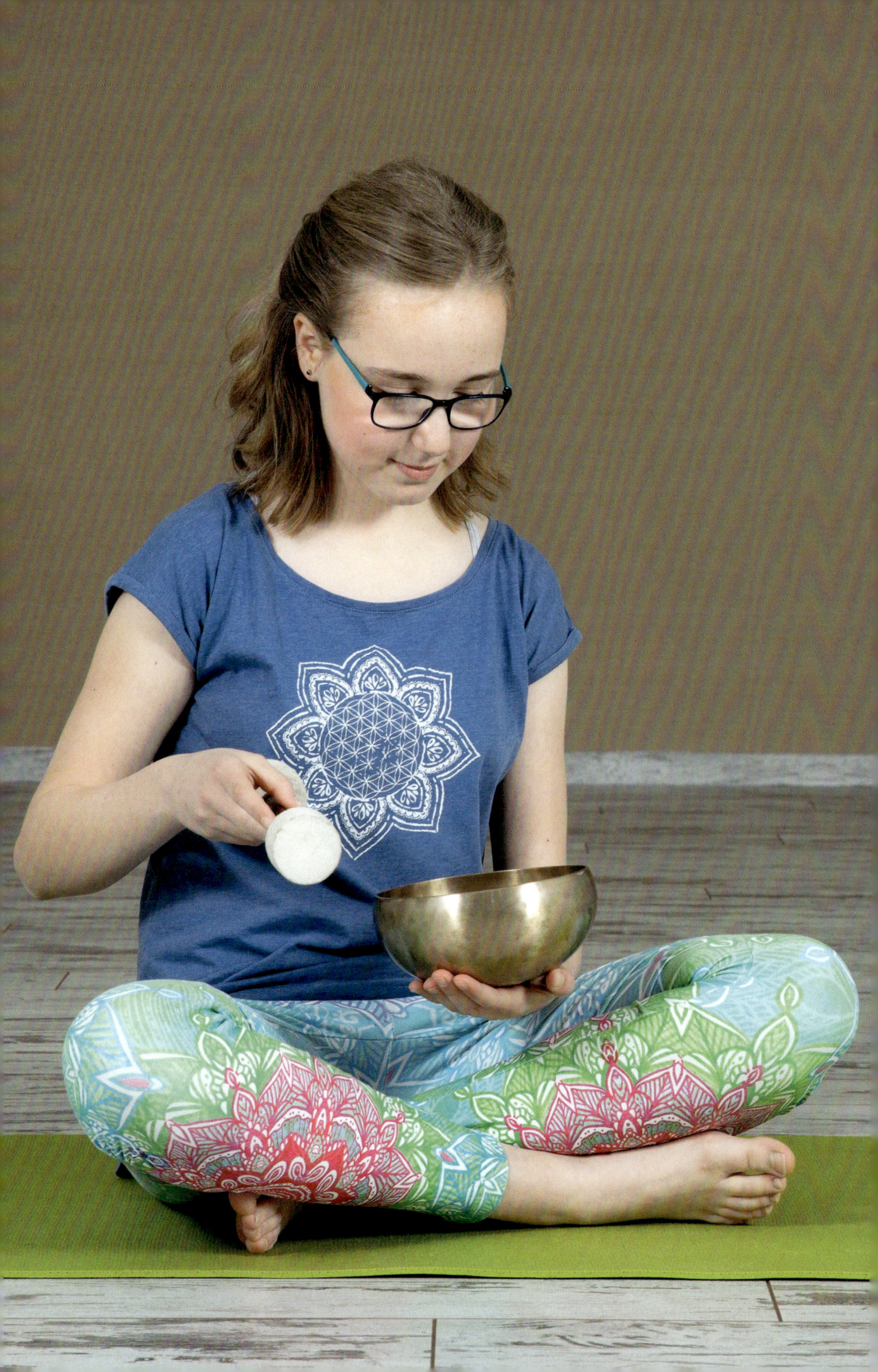

22.4 Der sichere Ort

Der sichere Ort ist eine wunderbare Möglichkeit, sich einen Ort des Rückzugs und der Sicherheit zu schaffen. Er ist ganz individuell und gehört nur dir. Hier hast du jederzeit die Möglichkeit, dich zurückzuziehen, wenn du Ruhe benötigst, Kraft tanken magst oder einfach mal kurz Abstand von einer Situation benötigst. Den sicheren Ort sollte man öfter üben, denn je besser du ihn kennst, desto leichter kannst du ihn nutzen. Hier ein Beispieltext:

Ich lade dich nun ein, für einige Minuten mit deiner Aufmerksamkeit nach innen zu gehen.

Ich werde gemeinsam mit dir auf eine Entdeckungsreise nach deinem persönlichen sicheren Ort gehen.

Ein Ort, an dem dich nichts und niemand in Angst versetzen kann.

Ein Ort völliger Entspannung und Erholung.

Es ist ein Ort, an dem alles gut für dich ist.

Für manche ist es ein Ort am Meer, eine einsame Insel, ein Leuchtturm, ein ferner Berggipfel oder auch ein Märchenreich. Es kann eine Höhle sein oder ein Planet.

Jeder Ort ist möglich und du kannst frei auswählen, wie es dort aussieht.

Du kannst dir diesen Ort so gestalten, wie es dir gefällt, um dich wohlzufühlen.

Nun geht es daran, diesen Ort zu schützen.

Du entscheidest, wie du zu dem Ort gelangst.

Vielleicht ist er unsichtbar oder nur mit einem fliegenden Teppich erreichbar, vielleicht benötigt man einen Zauberspruch, um ihn zu erreichen, oder ein Tier.

Vergewissere dich noch einmal, ob du an diesem Ort wirklich sicher bist.

Hast du den Eindruck, du benötigst noch mehr Sicherheit, so verändere ihn nach deinen Vorstellungen, bis er sich für dich absolut sicher anfühlt.

Hier ist alles genau so, wie es dir gefällt und es gibt all das, was du brauchst, um dich gut und sicher zu fühlen.

Nimm deinen Ort wahr, schaue dich um.

Was hörst du an deinem sicheren Ort?

Was siehst du dort?

Wie riecht es?

Was für einen Geschmack hat dein Ort?

Wie fühlt sich dein Körper an?

Wenn sich alles wirklich gut und sicher anfühlt, lade ich dich ein, deinem Ort einen Namen zu geben, um ihn in deinem Gedächtnis einzuprägen.

Und nun bitte ich dich, deinen sicheren Ort wieder zu verlassen und wieder in diesen Raum zurückzukehren. Du kannst jederzeit wieder an diesen Ort zurückkommen, wann immer dir danach ist.

Ich lade dich nun ein, mit deiner Aufmerksamkeit wieder zurück in die Außenwelt zu kommen.

Du hörst die Geräusche um dich, nimmst deine Atmung bewusst wahr, streckst dich und öffnest deine Augen.

Du bist wieder ganz im Hier und Jetzt.

Tipp

Der sichere Ort lässt sich gut in einer Yogaeinheit während „Savasana“ oder einer Meditation einüben. Genauso gut ist es möglich, ihn vor einer Klassenarbeit oder einer herausfordernden Situation einzuüben und als kleine beruhigende Einheit davor zu nutzen.
Um den sicheren Ort gut nutzbar zu machen, sollte er regelmäßig geübt werden. Ist der Jugendliche mit dem sicheren Ort vertraut, kann er ihn selbstständig nutzen.
Noch ein Tipp beim Vorlesen: Lasse lange Pausen, damit der Jugendliche auch die Zeit hat, den Ort zu gestalten.
Der Text stammt, leicht verändert, aus dem Buch „Yoga trifft Coaching“, 2020, von meinem Mann und mir.
Ursprünglich stammt der sichere Ort von Luise Reddemann (Psychoanalytikerin), die ihn als Imaginationsübung in der Traumatherapie einsetzte.

Zusatzinfo

Du kannst den Text auch ergänzen, indem sich der Jugendliche jemanden an seinen Ort einladen kann, falls er nicht alleine sein mag. Manchmal kann ein sogenannter „Hilfsselbst“ eine gute Unterstützung sein. So könnte es auch ein Tier oder Ähnliches sein.

Hier geht es zur Audiodatei

22.5 Metta-Meditation

Meditation der liebenden Güte

Diese Meditation kommt ursprünglich aus dem Buddhismus und soll uns zum einen helfen, uns selbst wertzuschätzen, aber auch Personen in unserem Umfeld, sei es auch, dass es gerade nicht so leicht mit ihnen ist. Die Meditation kann prinzipiell überall durchgeführt werden. Sie benötigt nur eine bequeme Sitzposition und ein paar Minuten Ruhe.

Der Text wird für sich selbst gesprochen, dann einmal für eine Person, die man sehr gerne hat. Einmal für eine Person, mit der es gerade nicht so einfach ist und einmal für eine neutrale Person.

Möge ich in Sicherheit sein.

Möge ich gesund sein.

Möge ich glücklich sein.

Möge ich leicht durchs Leben gehen.

Mögest du in Sicherheit sein.

Mögest du gesund sein.

Mögest du glücklich sein.

Mögest du leicht durchs Leben gehen.

Tipp

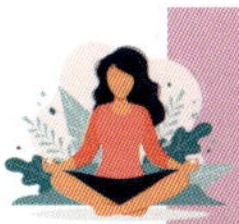

Die Metta-Meditation kann gut in einer Gruppe oder auch alleine, für den Jugendlichen selbst, durchgeführt werden. Auch möglich ist es, sie z. B. vor einer Klassenarbeit oder einer herausfordernden Situation, bzw. wenn man gerade nicht so im Reinen mit sich ist, als Meditation zu nutzen. Ist der Jugendliche mit der Meditation vertraut, kann er sie jederzeit und überall selbstständig durchführen. Die Sätze lassen sich natürlich auch verändern bzw. anpassen. Auch hier gilt, es ist eine Idee, die an die eigenen Bedürfnisse angepasst werden kann.

Hier geht es zur Audiodatei

22.6 Sa Ta Na Ma

Die *Kirtan Krya* (Sa Ta Na Ma) stammt aus der Kundalini-Tradition. *Yogi Bhajan*, der Kundalini Yoga in den Westen gebracht hat, war davon überzeugt, dass diese Mediation eine gute Unterstützung wäre, um ein glückliches und zufriedenes Leben zu führen.

Die Kirtan Krya kannst du überall üben, denn sie ist einfach und kaum zu sehen, sodass du auch in der Bahn oder in der Pause eine kleine Meditationseinheit „einschieben" kannst.

Das Wirkungsvolle an dieser Meditation ist, dass du gleichzeitig deinen Körper, in Form des Mudras (dt.: Siegel, bedeutet hier Handgeste) und auch deinen Geist beschäftigst, indem du die Silben (*Mantra*) für dich sprichst:

- ◊ Bei der Silbe SA berühren sich Daumen und Zeigefinger.
- ◊ Bei der Silbe TA berühren sich Daumen und Mittelfinger.
- ◊ Bei der Silbe NA berühren sich Daumen und Ringfinger.
- ◊ Bei der Silbe MA berühren sich Daumen und kleiner Finger.

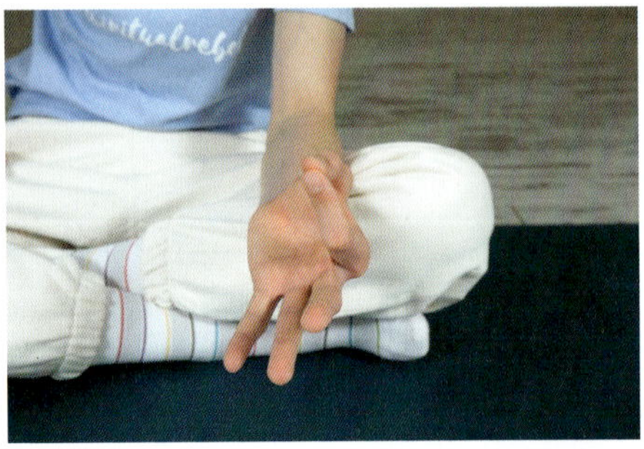

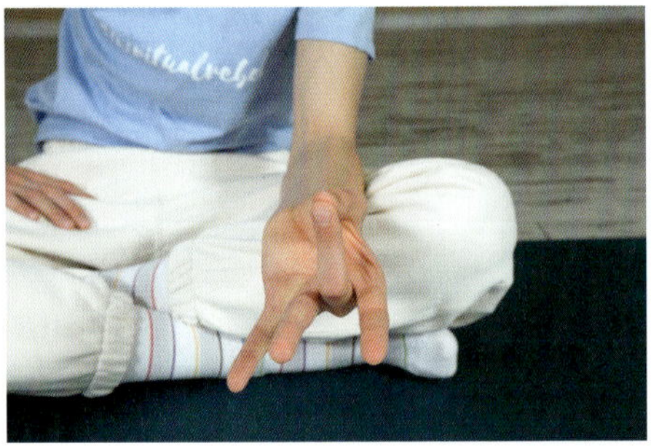

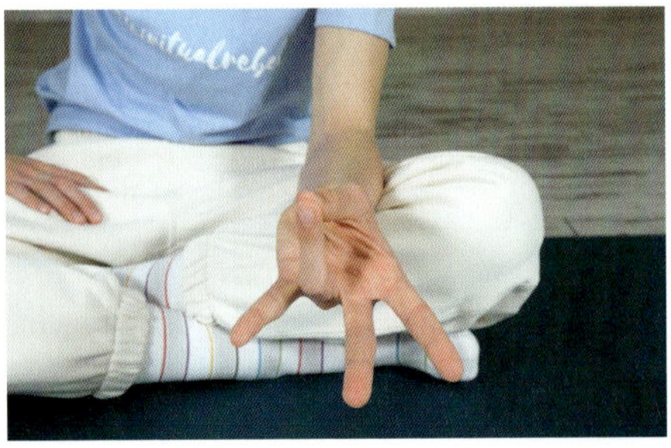

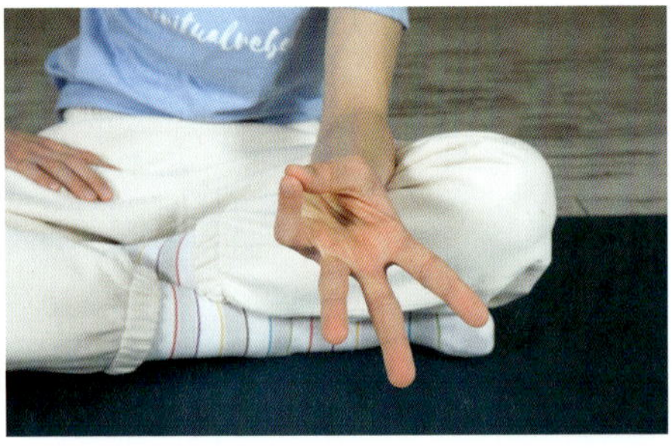

Sa bedeutet Geburt, *Ta* steht für das Leben, *Na* für den Tod und *Ma* für die Wiedergeburt. Es symbolisiert also den immerwährenden Kreislauf des Lebens und der Erneuerung.

Falls dir ein deutsches Mantra näher ist, kannst du stattdessen auch „*Ich fühle mich* …“ und setzt dann ein passendes Gefühl ein. Dies kann z. B. *entspannt, freudig, ruhig, gelassen, mutig, glücklich* oder ein anderes Gefühl deiner Wahl sein, das gerade für dich passt.

Alternativ funktioniert auch der Satz: „*Ich bin ganz* …“, auch wieder mit deinem passenden Wort ergänzt.

Prinzipiell funktionieren alle Vier-Wort-Sätze als Affirmation. Du kannst also passend zur jeweiligen Situation deinen „Kraftsatz“ finden.

Das Mantra kannst du, je nach Situation, laut sprechen oder nur in deinem Geist, ganz wie es für dich gerade stimmig ist.

Diese Meditation hilft, sich zu fokussieren, zur Ruhe zu finden, kann Ängste besänftigen und den Geist beruhigen, wenn gerade Gedankentohuwabohu herrscht.

Tipp

Diese Übung kann für Teenager hilfreich sein in Situationen, die für sie herausfordernd sind, oder sie Aufregung verspüren. Sie kann helfen, die Gedanken zur Ruhe zu bringen und sich wieder besser zu konzentrieren. Sind die Jugendlichen mit der Übung vertraut, benötigen sie keinen „Anleiter“ mehr und können sie selbstständig nutzen.

Hier geht es zur Audiodatei

22.7 Drei-Minuten-Meditation

Die Drei-Minuten-Meditation ist einfach und ein guter Einstieg in die Meditation. Ich durfte sie bei einem Seminar von Anna Trökes kennenlernen und sie hat meine Meditationspraxis nachhaltig beeinflusst. Da sie kurz ist, lässt sie sich auch ganz wunderbar in den Alltag integrieren und bedarf keiner langen Vor- oder Nachbereitung.

Nimm eine bequeme Sitzhaltung ein. Das kann auf einem Stuhl, Sessel, Bett oder auch auf deiner Yogamatte sein. Schließe deine Augen, es gibt jetzt nichts zu tun, außer den Dingen, die in der jeweiligen Minute angesagt werden.

> **Erste Minute:** *Fühle, wie es dir gerade geht.*
>
> **Zweite Minute:** *Zähle deine Atemzüge*
> *(Einatmen und Ausatmen = 1, EA & AA = 2 ...).*
>
> **Dritte Minute:** Schenke dir selbst ein Lächeln.

Wenn möglich, schenke dir anschließend noch einen Moment des Nachspürens, bevor du langsam die Augen wieder öffnest.

Tipp

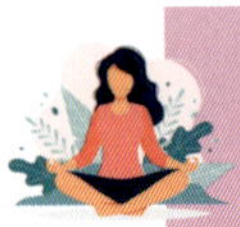

Diese Meditation kann für Teenager hilfreich in jeglichen Situationen sein. Sind die Jugendlichen mit der Meditation vertraut, benötigen sie keinen „Anleiter" mehr und können sie selbstständig nutzen. Zudem hat eine regelmäßige Meditationspraxis viele positive Wirkungen, wie z. B. auch die Stärkung der Resilienzfähigkeit.
Um zu wissen, wann die jeweilige Minute verstrichen ist, kann beispielsweise eine App auf dem Handy hilfreich sein, die mit einem sanften Gong die nächste Minute einläutet. Es gibt viele kostenfreie Modelle hierzu.
Bei der Frage, wie es mir gerade geht in der ersten Minute, gebe ich häufig den Impuls, differenziert wahrzunehmen. Gut ist kein Gefühl, so können wir auch üben, etwas genauer hinzuschauen und Worte für unser Befinden zu erlangen.

Hier geht es zur Audiodatei

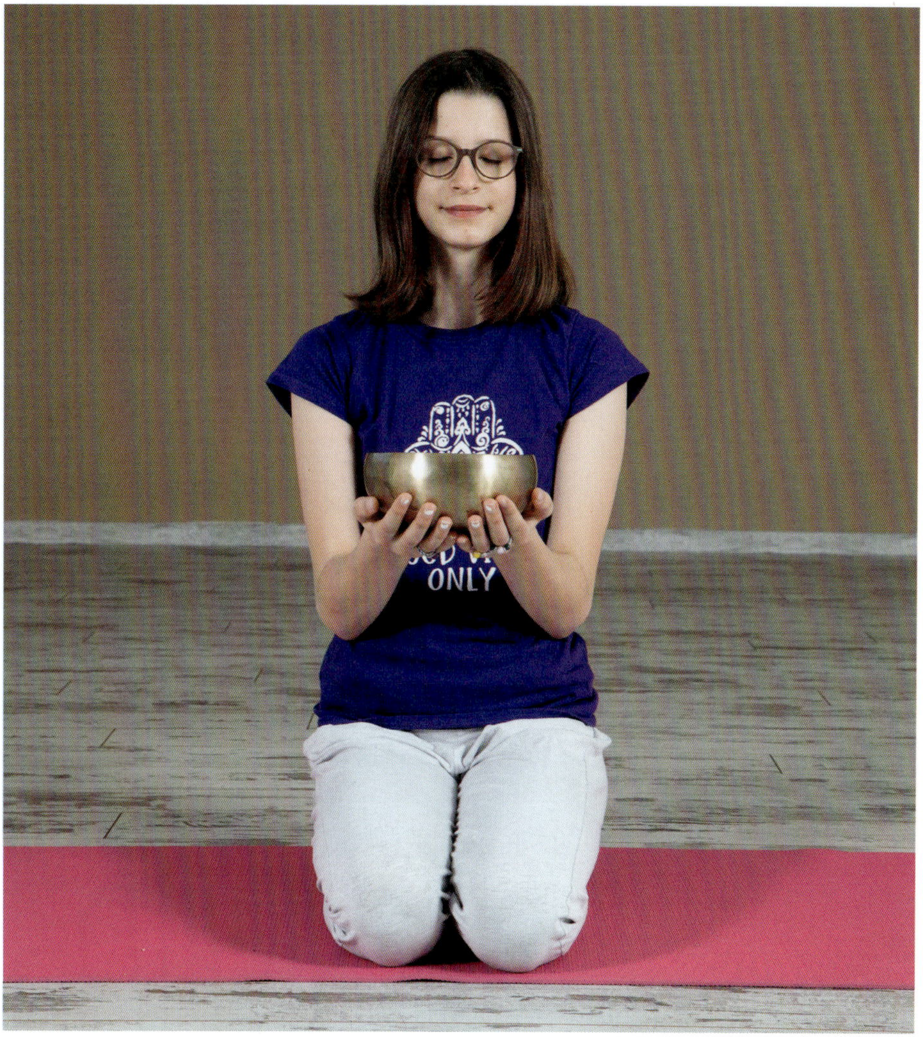

22.8 Die (eigene) Hand erkunden und die Finger halten

Beginne damit, mit geschlossenen Augen deine Hand zu erkunden.

◊ Wie fühlt sich das Gewebe an? Warm/kalt? Trocken/feucht?

◊ Wo kannst du knöcherne Struktur wahrnehmen?

Stelle dir vor, du hättest noch nie zuvor eine Hand erkundet. Sei neugierig, forschend.

Mache dir ein inneres Bild deiner Hand bzw. von der Hand des Partners/ Partnerin.

Nun kannst du beginnen, auch die einzelnen Finger zu erkunden.

Du kannst den Finger ganz liebevoll und achtsam halten (circa 2-5 Minuten), so wie es sich für dich gerade gut anfühlt. Eventuell spürst du nach einer gewissen Zeit ein Kribbeln oder Pulsieren in den Fingern. Vielleicht ist auch das Halten eines speziellen Fingers besonders wohltuend. Spüre dem einfach nach und versuche, es nicht zu bewerten.

Der *Daumen* ist der Qualität zugeordnet, quasi im Moment zu landen. Er bringt uns aus unseren Grübeleien zurück ins Jetzt und kann unterstützen, Grenzen zu setzen. Das Halten des Daumens kann helfen bei Sorgen, Einsamkeit, Schüchternheit.

Der *Zeigefinger* stärkt unseren Mut und kann uns unterstützen, unsere Ängste zu überwinden. Wir dürfen uns dem Fluss des Lebens anvertrauen und mit der Fülle verbinden, es ist genug da. Hilfreich bei Angst und Unsicherheit.

Der *Mittelfinger* bringt uns Milde und Weitsicht. Wir finden kreative Lösungen und kommen ins Handeln. Wir dürfen die Fähigkeit entwickeln, unser Potenzial in der Welt auszuleben und einzubringen. Das Halten des Mittelfingers kann helfen bei Wut und Ärger.

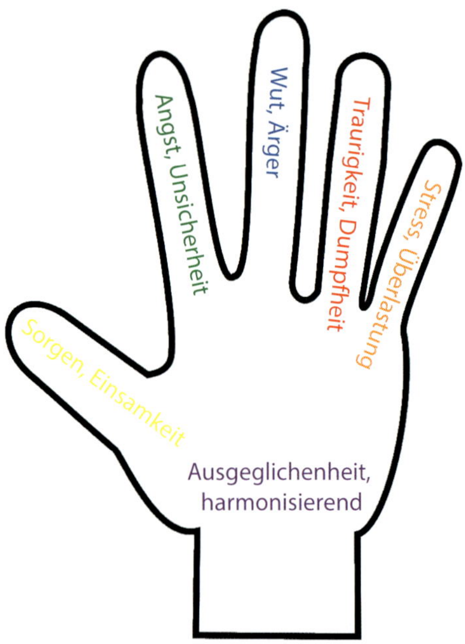

Der *Ringfinger* hilft uns, uns einzulassen und uns auf tiefen Ebenen berühren zu lassen. Die Integration der Qualitäten von Loslassen und Empfangen. Der Ringfinger gilt als Beziehungsfinger, sowohl zu mir selbst als auch zu anderen Personen und der Welt. Hilfreich bei Traurigkeit und Dumpfheit.

Der *kleine Finger* bringt uns Leichtigkeit und Lebensfreude. Er unterstützt uns dabei, aufrichtig zu sein, auch zu uns selbst. Ich zeige mich, wie ich bin und handele aus dem

Herzen heraus. Hilfreich bei Stress, Überlastung, Vergesslichkeit und Perfektionismus.

Die *Handinnenfläche* kannst du erspüren/entdecken, indem du die Finger der einen Hand in die Innenfläche der anderen Hand legst und umgekehrt. Du kannst beide Handinnenflächen parallel halten, dann ist das Erleben meist tiefer. Alternativ kannst du auch deine Handflächen, wie in der Geste von Namasté, zueinanderbringen. Dies wirkt harmonisierend auf unser ganzes Wesen, bringt Ausgeglichenheit und ordnet das Chaos.

Viel Freude beim Ausprobieren.

Tipp

Die Handerkundung kann wunderbar als selbstständige Übung sowie auch als Partnerübung angeleitet werden. Zudem können die „Zuschreibungen" der einzelnen Finger als eine Art Anker für bestimmte Situationen genutzt werden.
Fühle ich mich beispielsweise unsicher, kann ich den „Mutfinger", den Zeigefinger, einen Moment halten. Auch hier gilt, das ist ein Konzept, probiere es aus und erfahre deine eigene Qualität. Höre auf dein Gefühl!

Zusatzinfo

Das Fingerhalten stammt aus der Physiophilosophie *Jin Shin Jyutsu*. Hier wird davon ausgegangen, dass durch jeden einzelnen Finger Energieströme laufen, die mit dem restlichen Körper verbunden sind. Zusätzlich sind sie den oben genannten Qualitäten zugeordnet. Durch das Halten werden die Energieströme aktiviert und haben somit Einfluss auf den gesamten Körper.

Hier geht es zur Audiodatei

22.9 Schüttelmeditation

Schütteln ist total gesund. Es hilft uns, Stress abzubauen, kann bei Wut, Traurigkeit und Belastungen unterstützen. Falls du mit einem Hund dein Zuhause teilst, dann ist dir sicher schon einmal aufgefallen, wie häufig sich ein Hund schüttelt. Das tut er nicht nur, um seine „Frisur" aufzufrischen. In erster Linie dient das Schütteln dem Spannungsabbau, und das in ganz unterschiedlichen Situationen.

Wusstest du, dass wir in für uns überfordernden Situationen häufig zittern? Früher dachte man, man müsste dieses Zittern unterbinden, doch heute weiß man, dass das Zittern wichtig ist. Durch dieses Zittern baut der Körper Spannung ab. Wir schütteln also viel zu wenig, dabei kann es richtig Spaß machen, den ganzen Kram mal abzuschütteln.

Am besten legst du dazu deine Lieblingsmusik auf, wenn es niemanden stört, auch ruhig etwas lauter ...

Und dann geht es los. Stelle dich in einem aufrechten Stand etwa hüftbreit hin. Lasse die Knie weich und dann lege einfach los. Vielleicht sind es ganz kleine Bewegungen, vielleicht werden sie ganz groß. Vielleicht schüttelst du auch Arme und Beine getrennt voneinander aus. Vielleicht muss der ganze Körper mal durchgeschüttelt werden. Vielleicht muss auch ein lautes Seufzen das Abschütteln unterstützen. Was immer dir guttut und wie lang auch immer.

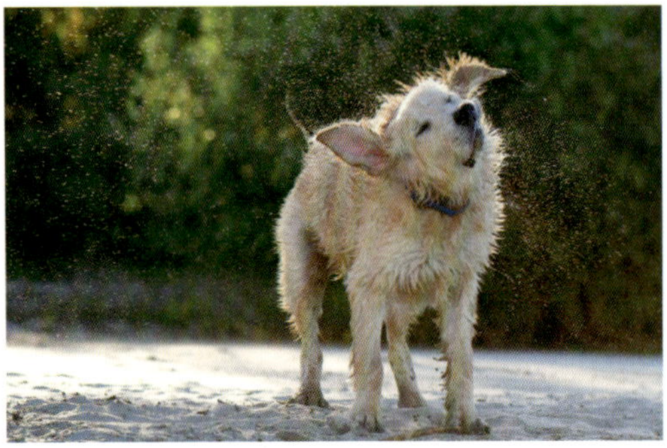

Wenn du dich ausgeschüttelt hast, gönne dir noch einen Moment mit geschlossenen Augen im Stehen oder Sitzen, um nachzuspüren.

Tipp

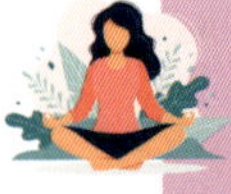

Schütteln kann sehr wohltuend sein, sowohl für unseren Körper als auch unseren Geist. Es bedarf nicht allzu viel Anleitung, denn auch hier gilt: Jeder so, wie er es braucht und es guttut!
Vielleicht sollten wir uns viel mehr schütteln?!

22.10 Gute Gedanken bleiben, schlechte Gedanken gehen – Entspannungsgeschichte von Mira

Setze dich an einen ruhigen und gemütlichen Ort, das kann vielleicht dein Bett in deinem Zimmer sein.

Wenn du einen schönen Platz gefunden hast und du dich in einer bequemen Position befindest, schließt du erst einmal deine Augen.

Konzentriere dich nun nur auf deine Atmung. Atmest du vielleicht schnell oder eher langsamer? Finde für dich die beste Atmung und wenn du möchtest, kannst du auch deine Hand auf deinen Bauch legen, um zu spüren, wie sich deine Bauchdecke hebt und senkt.

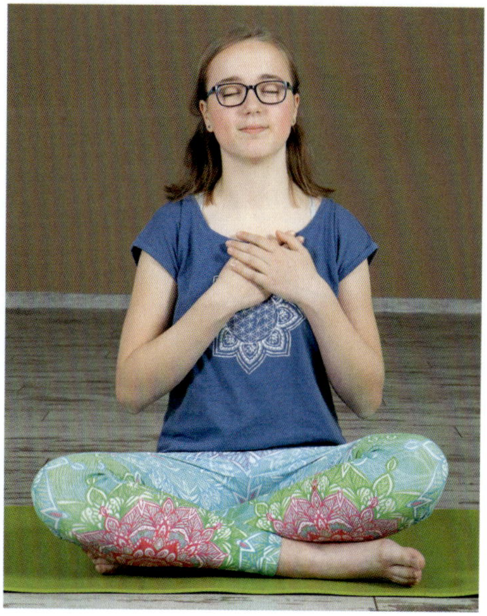

Wenn du für dich die beste Atmung gefunden hast, stelle dir vor, du hast ganz viele Seifenblasen im Kopf. Nun sortierst du die ganzen schlechten Gedanken in diese Seifenblasen. Auch aufwühlende Gedanken können in diese Seifenblasen, alles an Gedanken, was du nicht mehr in deinem Kopf brauchst.

Diese Gedanken fliegen nun in den Seifenblasen davon und zerplatzen in der Ferne. Alle nacheinander zerplatzen sie und die schlechten Gedanken zerplatzen mit und verschwinden.

Jetzt ist in deinem Kopf wieder mehr Platz für die guten Gedanken und sollte sich einer der schlechten Gedanken in deinen Kopf verirren, kommt er ganz schnell wieder in eine Seifenblase und zerplatzt.

Komme nun wieder in die Gegenwart zurück und spüre genauer in deinen ganzen Körper hinein, wie du liegst oder auch sitzt.

Stelle dir nun vor, es gibt ein Licht in deiner Lieblingsfarbe, das dich jeden Tag und jede Nacht umgibt und dich wie eine Schutzwand beschützt.

Gute Dinge dürfen hindurch und schlechte Dinge prallen einfach ab und kommen dahin zurück, wo sie herkamen.

Wache nun langsam wieder auf und strecke dich ausgiebig.

Und vor allem, passe gut auf dich auf.

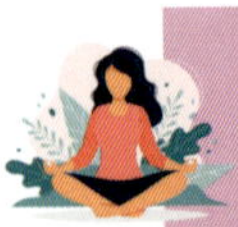

Tipp

Geschichten und Bilder sind oft hilfreich, um zur Ruhe zu kommen und sich zu entspannen. Du kannst Entspannungsgeschichten im Sitzen oder Liegen hören. Vor dem Einschlafen können sie dich unterstützen, den Affengeist etwas zur Ruhe zu bringen.

22.11 Yoga Nidra für Jugendliche: Jeder kann Yoga Nidra machen! – Marc Fenner

Wie nimmst du die Welt um dich herum wahr?
Genau, mit deinen fünf Sinnen, die da wären:
sehen, riechen, hören, schmecken und fühlen.

Hierum geht es auch, wenn du nun eine besondere Meditationsform erleben möchtest, mit der sich schon vor vielen Tausenden von Jahren in Indien die Yogis tief entspannt haben und ganz spannende Erfahrungen mit der Wahrnehmung gemacht haben, dann lasse dich durch Yoga Nidra führen. Hier werden nämlich deine fünf Sinne nach und nach reduziert, sodass du dein Selbst im Hier und Jetzt - ohne Ablenkung von außen, erfahren kannst.

Yoga Nidra heißt frei übersetzt „der Schlaf der Yogis" und ist eine Tiefenentspannung, welche dich in einen Zustand zwischen Wachsein und Schlaf führt. Das geht ganz einfach, indem du deine Augen schließt, und so einen Sinneskanal reduzierst, über welchen du den ganzen Tag sehr viele Informationen aufnimmst und dein Gehirn diese Informationen verarbeiten muss.

Wenn also keine neuen Bilder über die Augen aufgenommen werden, der Körper vorher noch in eine ganz einfach einzunehmende Asana, mit dem wohlklingenden Namen „Shavasana" - die Totenhaltung, gebracht worden ist, kann es mit der Yoga-Nidra-Führung auch schon losgehen.

Wenn du dich aber noch ein wenig vorbereiten möchtest, dann kannst du dich mit einer Decke zudecken, damit der Körper gut warm gehalten wird, denn während Yoga Nidra bewegt sich der Körper nicht. Der Körper kommt zur Ruhe, die Gedanken kommen zur Ruhe, da die Augen geschlossen sind, und der Geist muss nicht denken, da er durch Yoga Nidra geführt wird.

Etwas ganz Besonderes ist bei Yoga Nidra das SANKALPA.
Das *Sankalpa* ist wieder ein Wort aus dem indischen Sanskrit und heißt frei übersetzt so viel wie: dein ganz persönlicher Glaubenssatz, welcher in der Yoga-Nidra-Führung zweimal vorkommt. Einmal am Anfang und dann wieder am Ende von Yoga Nidra. Er ist meist kurz sowie positiv formuliert, und beinhaltet dein zukünftiges Ziel, welches du erreichen möchtest. Welches du für dich ganz alleine entwickeln und mit niemandem teilen musst. Beginne dein Sankalpa mit: ICH BIN ... , sodass du dich direkt ansprichst.

Zum Beispiel: Ich bin mit allem, was ich beginne, erfolgreich.

Lasse dir damit Zeit, bis du dein Sankalpa gefunden hast, welches gut zu dir passt. Probiere verschiedene Sätze aus, und wenn du dein Sankalpa gefunden hast, dann merkst du es in dir, denn dann verspürst du bestimmt ein Gefühl von Freude, gemischt mit Aufregung, und du siehst dein Ziel in inneren Bildern schon erreicht!

Das Sankalpa wird während der Yoga-Nidra-Reise in dein Unterbewusstsein gesetzt, so wie du einen Samen in gute Erde legst. Der Samen wird sich im Unterbewusstsein gut entwickeln und dich auf einen direkten Weg zu deinem Ziel führen, so wie ein Navi, welches auf ein Ziel programmiert wurde.

Viele Entscheidungen, die du in der Zukunft triffst, werden sich mit deinem Sankalpa vorher verbinden und prüfen, ob die Entscheidung auf die Erreichung deines Ziels Einfluss hat. Daher solltest du dein Sankalpa ab jetzt möglichst mehrmals täglich wiederholen und mit Yoga Nidra immer wieder stärken und pflegen, sodass sich dein Samen der Veränderung, so nenne ich das Sankalpa, gut entwickeln kann. Und so unterstützt Yoga Nidra die Entwicklung deiner Persönlichkeit.

So, jetzt hast du schon ein wenig mehr über Yoga Nidra erfahren, und dann mache dich bereit für deine Yoga-Nidra-Reise, und erlebe deine innere Welt, indem du deine fünf Sinne mit Yoga Nidra reduzierst und dich so langsam, Stufe für Stufe, langsam von der äußeren Welt zurückziehst. Erlebe Körper und Geist in tiefer Entspannung im Hier und Jetzt mit Yoga Nidra:

Bitte mache dich bereit für Yoga Nidra
So beginnt die Yoga-Nidra-Reise.
Lege dich in „Shavasana", die Totenhaltung.
Lasse den Jugendlichen die Zeit, sich auf Yoga Nidra gut vorzubereiten, indem sie sich wärmer anziehen und eine Decke zum Zudecken nehmen können.

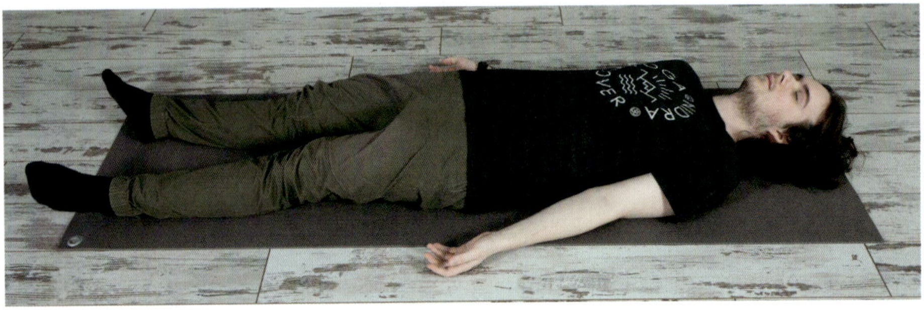

Der ganze Körper ist gut ausgestreckt – das Körpergewicht ist gleichmäßig verteilt.

Schließe die Augen und lasse sie bis zum Ende von Yoga Nidra geschlossen. Nimm die geschlossenen Augen wahr. Die Augenlider.

Die Fußspitzen fallen locker und entspannt nach außen – sodass sich die Beine gut entspannen können.

Die Handflächen sind noch oben ausgerichtet, und die Finger rollen sich leicht ein.

Ober- und Unterkiefer berühren sich nicht. Die Zunge liegt entspannt im Mund.

Während Yoga Nidra sind nur zwei Wahrnehmungskanäle geöffnet – das Hören und die Achtsamkeit. Die Wahrnehmung dehnt sich immer weiter aus. Du folgst nur der Stimme.

Nimm einen tiefen Atemzug und lasse mit dem Ausatmen alle Gedanken, Gefühle und Bilder des Tages aus dir hinausfließen. (*dreimal wiederholen*)

Nimm den Körper wahr.
Berühre mit der Wahrnehmung (*Pausen nach jedem Körperteil machen*) die Füße, die Beine, den ganzen Rücken, den Bauch, die Brust.

Komme zu den Händen, zu jedem einzelnen Finger, den Armen, den Schultern, dem Nacken und zum Kopf.

Berühre die Stirn mit der Wahrnehmung, die Augen und den Mund.
Nimm den ganzen Körper wahr. (*dreimal wiederholen*)

Lenke die Wahrnehmung in den Raum.
Nimm die Geräusche im Raum wahr, ohne ihnen einen Begriff oder ein Bild zuzuordnen. Bewege dich von einem Geräusch zum nächsten, zum nächsten, zum nächsten.
Welche Geräusche kommen aus der Nähe?
Wie hört sich der Atem an?

Beobachte den Atem.
Nimm mit dem Einatmen die Bewegung des Körpers wahr.
Mit dem Einatmen hebt sich die Bauchdecke und der Brustkorb.
Mit dem Ausatmen senkt sich der Brustkorb und die Bauchdecke.

Nimm einen bewussten Atemzug und lasse mit dem Ausatmen alle körperlichen Anspannungen los.
Mit einem weiteren bewussten Atemzug lässt du mit dem Ausatmen alle Gedanken los.
Halte die Wahrnehmung weiter auf den Atem gerichtet.

Erinnere dich jetzt an dein SANKALPA.
Deinen positiven Samen der Veränderung.
Wiederhole jetzt dreimal deinen kurzen, positiven und von dir gewählten Satz.
Mache dir ein inneres Bild, wie du den positiven Samen der Veränderung, dein Sankalpa, in einen schönen Garten pflanzt.
Dein Samen wird sich auf diese Weise gut entwickeln und heranwachsen.

Du wirst jetzt mit der Wahrnehmung durch den Körper reisen.
Lenke die Wahrnehmung in die rechte Seite des Körpers, zur rechten Hand, zum rechten Daumen.

1. Nimm den ganzen rechten Daumen wahr.
2. Mache dir ein inneres Bild vom rechten Daumen.
3. Wiederhole gedanklich: rechter Daumen.

Wiederhole diese drei Stufen mit jedem Körperteil, welcher genannt wird.
(*Mache nach jedem Körperteil eine Pause, sodass der Jugendliche die drei Stufen für sich durchgehen kann.*)

Zeigefinger ... Mittelfinger ... Ringfinger ... kleiner Finger ... alle fünf Finger
Handfläche ... Handrücken ... Handgelenk ... Unterarm ... Ellbogen ...

Oberarm ... Schulter ... Achselhöhle ... Taille ... rechte Hüfte ... Oberschenkel ... Knie ... Unterschenkel
... Fußgelenk ... Ferse ... Fußsohle ... großer Zeh ... zweiter Zeh ... dritter Zeh ... vierter Zeh ... kleiner Zeh ... alle fünf Zehen ... der ganze rechte Fuß. Die ganze rechte Körperseite.

Überprüfe deine Achtsamkeit und komme zur linken Seite des Körpers. Komme zur linken Hand.
Daumen ... Zeigefinger ... Mittelfinger ... Ringfinger ... kleiner Finger ... alle fünf Finger
Handfläche ... Handrücken ... Handgelenk ... Unterarm ... Ellbogen ... Oberarm ... Schulter ... Achselhöhle ... Taille ... Hüfte ... Oberschenkel ... Knie ... Unterschenkel ... Fußgelenk ... Ferse ... Fußsohle ... großer Zeh ... zweiter Zeh ... dritter Zeh ... vierter Zeh ... kleiner Zeh ... alle fünf Zehen ... Der ganze linke Fuß. Die ganze linke Körperseite.

Komme zur Rückseite des Körpers
Rechte Pohälfte ... linke Pohälfte ... rechtes Schulterblatt ... linkes Schulterblatt ... rechte Seite des Rückens ... linke Seite des Rückens ... der ganze Rücken ... die ganze Wirbelsäule ... die ganze Wirbelsäule vom Steißbein bis zum Kopf ... Nacken ... Hinterkopf ... die Krone des Kopfs ... die ganze Rückseite.

Komme zur Vorderseite
Stirn ... rechte Schläfe ... linke Schläfe ... rechte Augenbraue ... linke Augenbraue ...
rechtes Auge ... linkes Auge ... der Mittelpunkt zwischen den Augenbrauen ... rechtes Ohr ... linkes Ohr ... rechte Wange ... linke Wange ...
rechtes Nasenloch ... linkes Nasenloch ... Nasenrücken ... die ganze Nase ... die Nasenspitze ...
Oberlippe ... Unterlippe ... Zunge ... Kinn ... Hals ...
rechte Brust ... linke Brust ... die ganze Brust ... Oberbauch ... Bauchnabel ... Unterleib ... der ganze Bauch ... die ganze Vorderseite.

Komme zu den großen Teilen des Körpers
Das ganze rechte Bein ... das ganze linke Bein ... beide Beine gleichzeitig.
Der ganze rechte Arm ... der ganze linke Arm ... beide Arme zusammen.
Beine und Arme zusammen.
Der ganze Rumpf. Der ganze Kopf. Der ganze Körper ... der ganze Körper ... der ganze Körper.
Nimm den ganzen Körper wahr, vom Kopf bis zu den Zehenspitzen, zurück zum Kopf und zu den Fingerspitzen.
Den ganzen Körper (*dreimal wiederholen*).

Erinnere dich an dein SANKALPA, deinen Samen der positiven Veränderung. Wiederhole den gleichen Satz, welchen du schon am Anfang von Yoga Nidra für dich gefunden hast - dreimal achtsam und mit festem Vertrauen. *(Hier wieder Zeit geben, damit die Jugendlichen ihr Sankalpa auch wirklich dreimal wiederholen können.*)

Yoga Nidra kommt jetzt zum Ende und du wirst dich langsam von der inneren Welt, Schritt für Schritt, wieder achtsam der äußeren Welt nähern.
Lasse die Augen noch geschlossen.
Nimm den Boden unter dir wahr, der dich trägt.
Nimm die Geräusche im Raum wahr.
Nimm den ruhigen und gleichmäßigen Atem wahr.
Nimm den ganzen Körper wahr.
Atme ein, und mit dem Ausatmen beginnst du, langsam und achtsam die Füße und Hände zu bewegen. Dann die Arme. Dann die Beine. Dann den ganzen Körper. Lasse dir Zeit. Rolle dich mit geschlossenen Augen auf die rechte Seite des Körpers und setze dich langsam auf und öffne die Augen.

Tipp

Die hier beschriebene Yoga-Nidra-Sequenz eignet sich besonders gut für die ersten Erfahrungen mit Jugendlichen. Sie ist nicht zu lang, sodass die Teilnehmer nicht einschlafen. Sie ist dafür gedacht, dass sich die Teilnehmer an die Stimme gewöhnen, Vertrauen zu der Person, welche durch Yoga Nidra führt, aufbauen und natürlich erste Erfahrungen mit dem „yogischen Schlaf" und ihrem persönlichen Sankalpa machen.
Auf dieser Grundlage kann man im weiteren Verlauf Schritt für Schritt sehr gut weitere Stufen von Yoga Nidra integrieren.
Mache mit den Jugendlichen im Vorfeld aktive Asanas, sodass der Körper schon in der Wahrnehmung ist, und die Energie im Fluss ist.
Du kannst diesen Text vorlesen. Besser wirkt Yoga Nidra, wenn du die Inhalte von innen heraus anleitest.
Ich wünsche dir viel Freude mit Yoga Nidra und wenn du Fragen hierzu hast, sende mir gerne eine Nachricht per E-Mail, Dein Marc Fenner

Hier geht es zur Audiodatei

22.12 Konzentrationsflow/Mudra Flow

Mudras verbinden wir meist mit Handgesten, wie das bekannte Chin-Mudra, das wir aus der klassischen Mediationshaltung kennen und in dem Zeigefinger und Daumen zusammengelegt werden und die Hände auf den Beinen ruhen. Oder auch das Anjali-Mudra, in dem beide Handflächen vor dem Herzen zueinander gelegt werden. Mudras finden wir nicht nur im Yoga, sondern auch im Hinduismus, wie auch im Buddhismus. Im klassischen indischen Tanz und Theater spielen Mudras ebenfalls eine wichtige Rolle. So wird über die Hände und deren Gestik etwas ausgedrückt. Es dient aber ebenso der Energielenkung. Mudra ist ein Begriff aus dem Sanskrit und wird häufig mit dem Begriff *Siegel* übersetzt. Es bedeutet aber auch so viel wie „das, was Freude bringt" (*Mud* = Freude und *Ra* = bringen/geben). Mudras werden unterschiedliche Bedeutungen zugeschrieben. So werden den einzelnen Fingern verschiedene Energien, Elemente und auch Chakren zugeordnet. Aber auch eine Asana kann ein Mudra sein, dann eben mit dem gesamten Körper ausgeführt. Wir beschränken uns hier auf die Handgesten. So können wir Mudras zu einem Flow aneinanderreihen und damit unterschiedliche Aspekt verstärken, wie hier in unserem Beispiel die Konzentration, indem wir drei Handgesten aneinanderreihen und diese jeweils mit einer passenden Affirmation verstärken.

Gehirn-Mudra

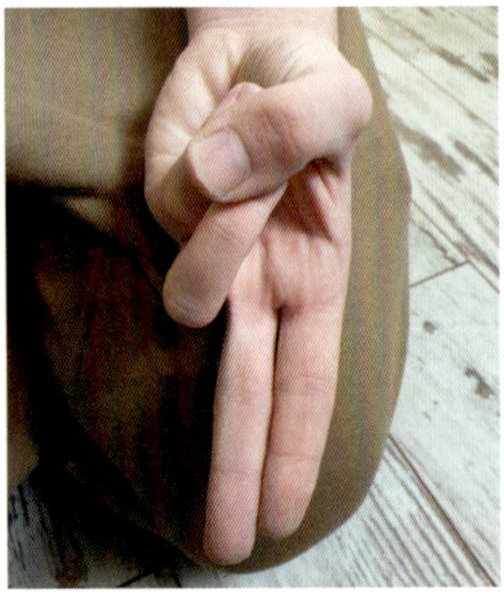

Du legst deinen kleinen Finger und den Ringfinger in die Handfläche. Den Daumen legst du quer über diese beiden Finger. Zeigefinger und Mittelfinger streckst du nach vorne aus. Lege beide Hände im Gehirn-Mudra entspannt auf deinen Beinen ab und sage dir: „Ich bin konzentriert."

Ganesha-Mudra

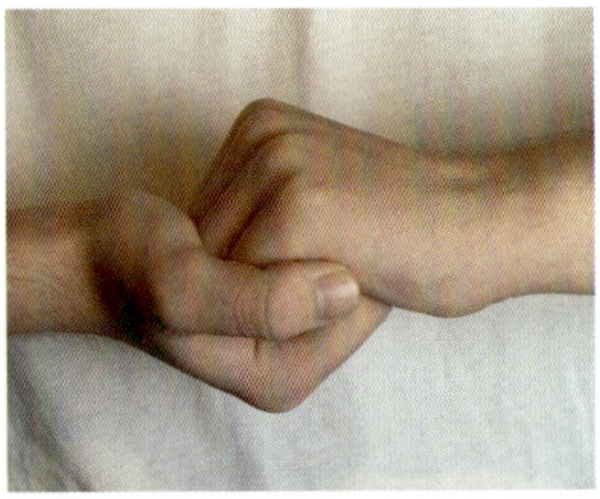

Deine linke Handfläche zeigt nach oben, mit den Fingern der rechten Hand greifst du die Finger der linken Hand. Halte die Hände etwa in Höhe des Herzens, die Ellenbogen zeigen nach außen. Mit dem Einatmen kannst du die Ellenbogen leicht auseinanderziehen, sodass ein sanfter Zug in den Händen entsteht. Sage dir dabei: „Ich schaffe das." Mit dem Ausatmen lasse wieder locker. Das kannst du dreimal wiederholen.

Padma-Mudra

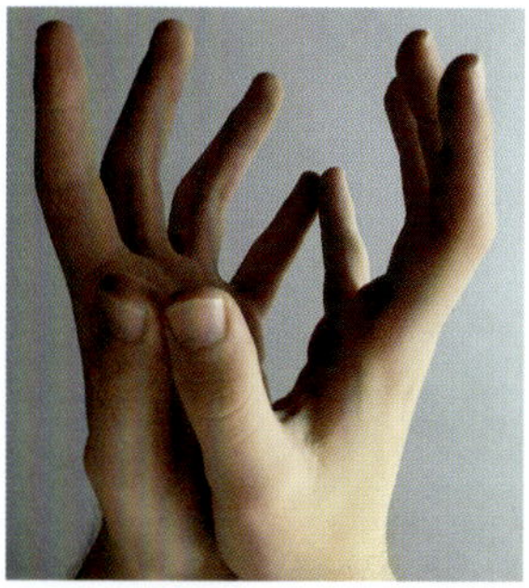

Lege deine Hände wie eine Blüte vor deinem Herzen zusammen. Dabei berühren sich die Handkanten, die Daumen und die kleinen Finger. Die anderen Finger spreizt du wie einen Kelch nach oben. Sage dir: „Ich vertraue mir und meinen Fähigkeiten."

Du kannst den Mudra-Flow auch mehrere Male wiederholen. Wie lange du das jeweilige Mudra übst und wie oft du dir dazu die Affirmation sagst, ist dir überlassen. Das kannst du ganz nach deinem Gefühl machen.

Tipp

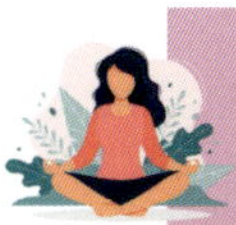

Mudra-Flows habe ich kennengelernt bei der wunderbaren Yogalehrerin Diana Sans und war sofort begeistert. Mudras als Flow aneinanderzureihen und mit einer Affirmation zu verstärken ist kreativ und spannend. Sofort war klar, dass das auch für Jugendliche eine tolle Sache ist.

Du kannst ganz kreativ passende Mudras zusammenstellen. Die Affirmationen kannst Du vorgeben, allerdings ist es wirkungsvoller, die Jugendlichen ihre eigene Affirmation finden zu lassen, denn alles, was aus uns selbst heraus kommt an Ideen und Sätzen hat eine größere Wirkung. Zu Mudras gibt es vielfältige Literatur und auch allerlei Kartensets.

Mudras können überall und ohne Aufwand durchgeführt werden, einige Mudras sind auch ganz „unauffällig" einzunehmen, sodass sie z. B. auch vor Klassenarbeiten oder aufregenden Situationen geübt werden können.

Mehr zu Diana Sans findest du hier: https://dianasans.com/

Hier geht es zur Audiodatei

22.13 Einfach nur Sitzen – Rendezvous mit dir selber von Florian Palzinsky

Such dir einen Platz, an dem du alleine bist, Ruhe hast und nicht gestört wirst. Stell auch dein Handy ganz aus, sodass du wirklich keinerlei Störungen zwischendurch hast.

Du kannst dir einen Timer auf 10 Minuten stellen (oder auch länger, so wie du magst).

Schau, dass du eine für dich stimmige Haltung findest. Das kann sowohl im Sitzen als auch im Liegen sein.

Versuche, nichts zu erwarten und ohne Ziel zu sein.

Schließe dann deine Augen und mache mal nichts.

Lass dich einfach überraschen, was passiert.

Schaue einfach nur zu und lausche auf das, was gerade passiert.

Auch wenn da viele Gedanken kommen.

Schau zu und lass es geschehen.

Lass es einfach wirken.

Hinweis

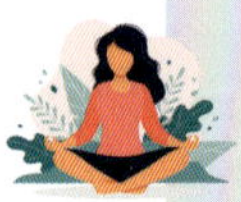

Wirkung: Der Geist kann sich in solch stillen Momenten sortieren und zur Ruhe kommen. Selbst wenn der Geist nicht still ist, braucht es keine Erwartung. Themen kommen und werden losgelassen. So kommt mit der Zeit mehr Ruhe und Klarheit in diesen häufig schon überfüllten Alltag mit unzähligem Input. Das kann eine unglaubliche Bereicherung sein.

Wichtig: es ist wie mit allem: es braucht Zeit. Also dranbleiben und nicht so schnell aufgeben.

Kapitel 23 Asanapraxis

23.1 Come as you are - Dance as you are! – Bewegte Verbindung von Benjamin Olzem

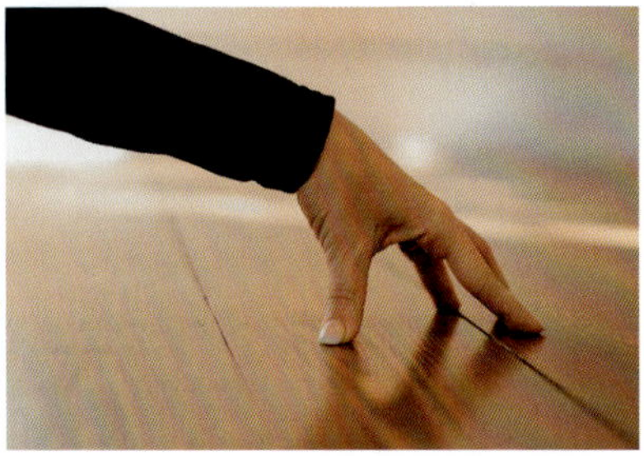

Diesen Sommer hatte ich die große Freude, an Workshops im Kontext von Spiel/Bewegung/Tanz, u. a. mit der Take Root Company aus Detroit teilzunehmen, die im Rahmen eines DanceExchange zu Gast an der TanzTangente in Berlin waren. An letzterer habe ich auch die Weiterbildung „Creating Dance in Art & Education" absolviert. Neben tanzkünstlerischen Produktionen und soziokulturellen Projekten widmen sich beide Institutionen der Tanzvermittlung für Kinder, Jugendliche und Erwachsene, mit besonderem Fokus auch auf Senioren und Menschen mit Parkinson.

Aus der Vielfalt von tanzpädagogischen Methoden, die ich hier sammeln durfte, möchte ich folgende Impulse zu Bewegung/Tanz im Kontext von „Raum (er)schaffen" teilen, die meiner Meinung nach gut in die Yogapraxis mit Jugendlichen (und auch mit allen anderen Altersgruppen) einfließen können.

„Explore the space" – Warm-up / Ankommen / Raum wahrnehmen

Klassischer „Raumlauf":

- ◊ Kreuz und quer durch den Raum gehen und „den eigenen Weg finden" (zunächst ohne Interaktion mit den anderen); entweder Freestyle („wonach dir gerade ist") oder Impulse zum Bewegen und Erforschen ansagen, z. B. verschiedene
    - ◊ Tempi (schnell, langsam, slow motion, etc.),
    - ◊ Bewegungsrichtungen (vor-, rück-, seit- auf-, abwärts, Drehung, etc.),
    - ◊ Bewegungsqualitäten (weich, zackig, fließend, entspannt, hektisch, etc.),
    - ◊ Raumebenen (hoch, mittel, tief, Boden) und -dimensionen (weit, eng, klein, groß, etc.).

Je nach Anlass/Intention der Übung können auch Besonderheiten im Raum (Materialien, Formen, Farben, etc.), evtl. mit etwas mehr Zeit erkundet werden.

Zwischen den Impulsen gerne mal ruhiges Gehen oder ein „Freeze" (Stillstand), um Kontraste besser zu erleben/integrieren. Wer mag, kann auch Musik dazu geben.

- ◊ Nach und nach die anderen Menschen im Raum wahrnehmen, dann interagieren: im Vorbeigehen kurz innehalten und einander grüßen (sei es mit einem Wort, einem Lächeln oder einer Bewegung) oder mit dem Partner etwas verweilen und Mimik, Gestik, Körperhaltung, Kleidung, Besonderheiten an der Person wahrnehmen; dann nonverbal Zeitpunkt finden, wann man sich wieder trennt.
- ◊ Im Anschluss an den Raumlauf festen Standort wählen, klassische Schüttelübung (Kopf bis Fuß) ***oder*** Kreisformation bilden und gemeinsam in den Körper spüren (Atem-/Herzrhythmus, Temperatur „innen & außen", Kontakt zum Boden, etc.).
- ◊ Dann Austausch: Was hast du erlebt, entdeckt und für dich erforscht? Wie bist du jetzt hier?

„That's us - Circle" – Ankommen / Gruppe wahrnehmen

◊ Alle stehen im Kreis und reihum stellt sich jeder mit Namen und einer individuellen Bewegung vor. Dies kann zur Person (z. B. aktueller Gefühlszustand/Lieblingstätigkeit, -sport/etc.) oder bezogen auf das Thema der Yogastunde sein.

◊ Laute, die die Bewegung untermalen sind ausdrücklich erwünscht.

Wer mag, kann dann alle Bewegungen nacheinander gemeinsam durchführen. Stelle die Frage: „Wie komme ich aus der einen in die andere Bewegung? Nach zwei bis drei Runden eine Musik dazu laufen lassen. Schon ist eine kleine Choreografie fertig, Körper und Geist sind aufgewärmt und los kann sie gehen, die Yogapraxis.

„My, your, OUR Space" – Puzzlen als Partner- oder Gruppenübung (Kreis)

Diese Übung zielt darauf ab, Räume in Körpern/Körperpositionen zu erforschen und sich in der Interaktion mit- bzw. zueinander zu „verhalten", bewegen:

◊ Person 1 findet aus einer freien Bewegung in eine (evtl. thematische) Standposition/(Yoga-)Pose (*in der Kreismitte*), in der sie entspannt für eine kurze Zeit im Freeze stehen bleiben kann.

◊ Person 2 kommt hinzu und erforscht, ergänzt, „füllt" die (Zwischen-) Räume (sogenannte „negative spaces") in der Körpersilhouette bzw. um den Körper von Person 1; und zwar mit dem eigenen Körper (z. B. Arm, Bein, Oberkörper, Kopf, etc.) oder Bewegungen (z. B. umranden, nachzeichnen, „durchstechen") - wichtig dabei ist, den anderen Körper **nicht** zu berühren!

◊ Nach dem bewegten Erkunden findet Person 2 eine eigene, statische Position/(Yoga-)Pose zum Körper von Person 1 - wie zwei Puzzleteile, die einander aber nicht berühren dürfen. Auch hier wichtig: spüren, wieviel Nähe/Abstand zum Partner angemessen bzw. geboten ist.

◊ Person 1 kann dann die entstandene Skulptur verlassen und die Rollen werden gewechselt bzw. eine neue Person der Gruppe ist an der Reihe.

◊ Für „Fortgeschrittene" und einander vertrauten Teilnehmern/Gruppen: Person 2 kann eine Position finden, die es Person 1 erschwert, aus der

Skulptur herauszukommen; hier sind dann Bewegungskreativität und -koordination gefragt.

Ruhige und sphärische Musik kann hier achtsame Bewegungen inspirieren oder das Ganze als gemeinsame Choreografie untermalen. Als Abschluss bietet sich eine Feedbackrunde zum Erlebten an.

„Dance your name" – Kennenlernen & Interaktion in der Kleingruppe, (3-4 TN)

- Alle haben kurz Zeit, zu den ersten drei Buchstaben ihres Namens jeweils eine Bewegung zu entwickeln (Stichwort: *„signature move"*).
- Dann stellt sich jeder im Kreis und mit seinen Bewegungen vor, kann auflösen um welche Buchstaben es sich handelt und welcher Name sich dahinter verbirgt.
- Dann können die individuellen Bewegungsabläufe gemeinsam wiederholt werden.
- Wenn das gut klappt, können zwei oder mehrere TN ihre Bewegungen aufeinander abstimmen, sprich: entstehende Räume in der Bewegung des Gegenübers mit den eigenen Moves füllen/ergänzen - eine Choreo entsteht, zu der wieder Musik eingespielt werden kann.

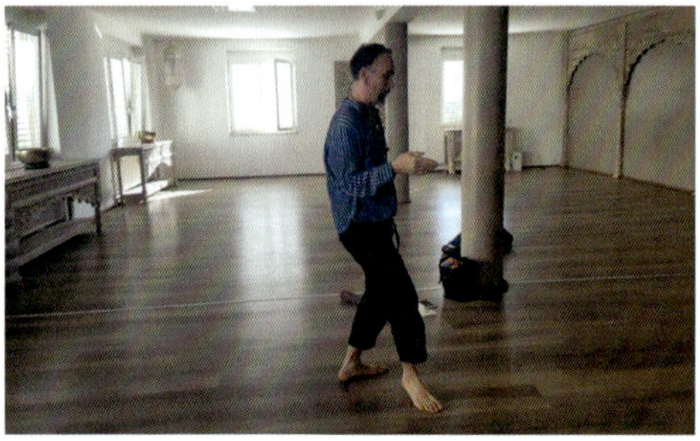

„Wenn dein Körper spricht" – Tanzmeditation inspiriert von Ruth Nuriya Macia

Finde einen Platz/eine für dich angenehme Position im Raum und mache es dir dort kurz gemütlich.

Wenn gleich die Musik beginnt, dann höre ihr erst einmal zu ... vielleicht möchtest du dabei die Augen schließen, um besser lauschen zu können? Höre dann auch auf deinen Körper - was möchte er dir sagen? Wann möchte er sich bewegen ... und wie?

Mögliche Anleitung:

Schau, dass du ausreichend Platz zum Bewegen hast, finde eine bequeme Position im Stehen. Vielleicht möchtest du noch einmal auf deinen Füßen vor- und zurückwippen, dann komm zur Ruhe. Spüre mal in deinen Körper hinein, wie er heute in Bewegung kommen möchte ...

Das kann eine ganz kleine Bewegung sein, z. B. ein sanftes Wiegen, das dann vielleicht größer wird, sich in deinem Körper ausbreitet und ihn in einen Bewegungsfluss bringt - alles so, wie du es möchtest und brauchst.

Mach gerne die Augen zu während der Übung, so kannst du besser nach innen schauen und die Impulse deines Körpers wahrnehmen; du kannst sie aber auch geöffnet lassen, wenn dir das lieber ist.

Dein Atem fließt ruhig und sanft, ganz in seinem eigenen Rhythmus. Wenn die Musik beginnt, höre erst einmal nur auf die Geräusche, die Töne, die Melodie... wahrscheinlich wird es nicht lange dauern, bis dein Körper ganz tief innen einen Bewegungsimpuls findet. Atme dann tief ein und aus, folge diesem Impuls, lass die Bewegung sich ausbreiten...

Wenn die Musik endet: Augen geschlossen halten/Innehalten/Nachspüren - ein guter Moment für eine Affirmation, z. B.: „Ich höre auf meinen Körper" oder „Ich bin/ich fühle mich ..., wenn ich tanze."

„Der Stuhl und Ich" – Tanzmeditation mit Objekt

◊ Jeder nimmt sich einen Stuhl und positioniert diesen im Raum mit Abstand zu den anderen.

◊ Achtsam und mit allen Sinnen den Stuhl wahrnehmen, Materialbeschaffenheit und Zwischenräume erkunden und erforschen (wer mag, mit geschlossenen Augen)

◊ Dann Bewegungen *mit* dem Stuhl sowie *in* den (Zwischen-)Räumen in/um den Stuhl ausprobieren (ähnlich „negative spaces"); zunächst mit berühren, dann bewegen, ohne den Stuhl zu berühren.

◊ Nach diesem freien Erkunden: Präpositionen IN*UM*AN*UNTER*ÜBER*ZWISCHEN*AUF*NEBEN*HINTER*VOR nacheinander ansagen (ggf. Auswahl treffen) und dazu jeweils eine Pose mit dem Stuhl finden, die für dich stimmig ist.

◊ Musik dazu und ihr habt eine kleine Choreografie.

Tipp

An dieser Stelle möchte ich gerne noch zwei Inspirationsquellen teilen: Auf der Homepage der **Tanzkomplizen** (https://tanzkomplizen.de/) gibt es Begleitmaterial zu jedem Tanzstück, als Download mit vielen bewegungs- und tanzpädagogischen Impulsen - eine gute und konkrete Inspiration für die Planung von Stunden oder Workshops mit Kindern und Jugendlichen.
Die Vimeo Seite der **Tanztangente** ist für mich wie eine Bibliothek kreativer Bewegungsideen, die eine Vielfalt an Videos mit Impulsen und Übungen zu Tanz und Bewegung bereit hält - für alle Menschen, die sich mit Fantasie und Freude bewegen wollen (https://vimeo.com/tanztangente)

23.2 Ankommen und sich bewegen

Savasana: Ankommen, spüren, Bild 1

Atemübung (Variation von Anuloma Viloma – Nasenwechselatmung), Bilder 2 & 3

Du bleibst in der Rückenlage. Gerne kannst du die Augen schließen. Drehe deinen Kopf sanft zur rechten Seite. Atme durch die Nase ein (EA) und schließe dabei die rechte Hand sanft zur Faust. In der Atemfülle (wenn du ganz eingeatmet hast) drehe den Kopf nach links. Atme aus (AA) und öffne dabei die rechte Hand. EA links, die linke Hand zur Faust schließen. In der Atemfülle den Kopf nach rechts drehen. AA - die linke Hand öffnen. Mache das einige Atemzüge in deinem Atemrhythmus.

Die Schultern wecken, Bilder 4 & 5

Strecke die Arme nach oben zur Decke, etwa schulterbreit. Die Finger zeigen nach oben, die Handflächen zeigen zueinander. Mit der Einatmung hebst du die Schultern nach oben in Richtung Decke, ausatmend fallen lassen. Dies kannst du mit beiden Schultern gleichzeitig machen oder auch wechselseitig.

Schulterbrücke, dynamisch, Bilder 6 und 7

Du liegst weiterhin in Rückenlage. Stelle deine Füße hüftbreit vor dem Gesäß auf. Die Arme liegen neben dem Körper, die Handflächen auf der Matte. Mit der Einatmung rollst du deinen Rücken langsam nach oben in die Schulterbrücke, dabei ziehst du sanft deinen Bauchnabel in Richtung Wirbelsäule. Ausatmend rollst du den Rücken ganz langsam und achtsam wieder zurück auf die Matte. Dies kannst du einige Atemzüge in deinem Tempo wiederholen. Eine Variante ist, die Arme in großem Bogen mitzunehmen und hinter dem Kopf abzulegen. Ausatmend führst du die Arme wieder zurück neben den Körper.

Apanasana, Bild 8

Ziehe die Knie zur Brust heran und umfasse deine Knie mit den Händen. Bring dein Kinn in Richtung Brustbein, sodass dein Kopf angehoben ist. Nun kannst du sanft nach rechts und links schaukeln. Das wirkt entspannend und ist wie eine kleine Selbstmassage. Du kannst auch vor- und zurückschaukeln (einfacher mit den Händen in den Kniekehlen). Von hier aus kannst du nach oben zum Sitzen kommen und kurz innehalten. Schließe deine Augen und spüre nach. Nun kannst du direkt in die Kindeshaltung fließen.

Der Tiger erwacht

Balasana - strecken - schleckende Katze vorwärts - Katzenbuckel - herabschauender Hund - Katzenbuckel - schleckende Katze rückwärts - strecken - Balasana (Variationen mit Brett, tiefes Brett, Seitstütz - siehe nächstes Kapitel).

Sonnengruß (gegebenenfalls in Variation, siehe übernächstes Kapitel)

Nachspüren: Spüre in einer Haltung deiner Wahl nach und fühle, ob es noch etwas braucht.

Tipp

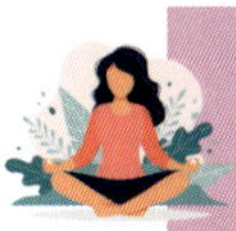

Diese Sequenz dient vor allem der Körperwahrnehmung. Sanfte Bewegungen mit dem Fokus auf Rücken und Schultern, den häufig verspannten Körperregionen. In dieser Sequenz geht es sehr um das eigene Empfinden und Spüren und weniger um Ausrichtung seitens des Yogalehrers.
Abschließend passt eine kurze Meditation gut oder auch ein Input zu Yama/Nyama, z. B. Ahimsa.

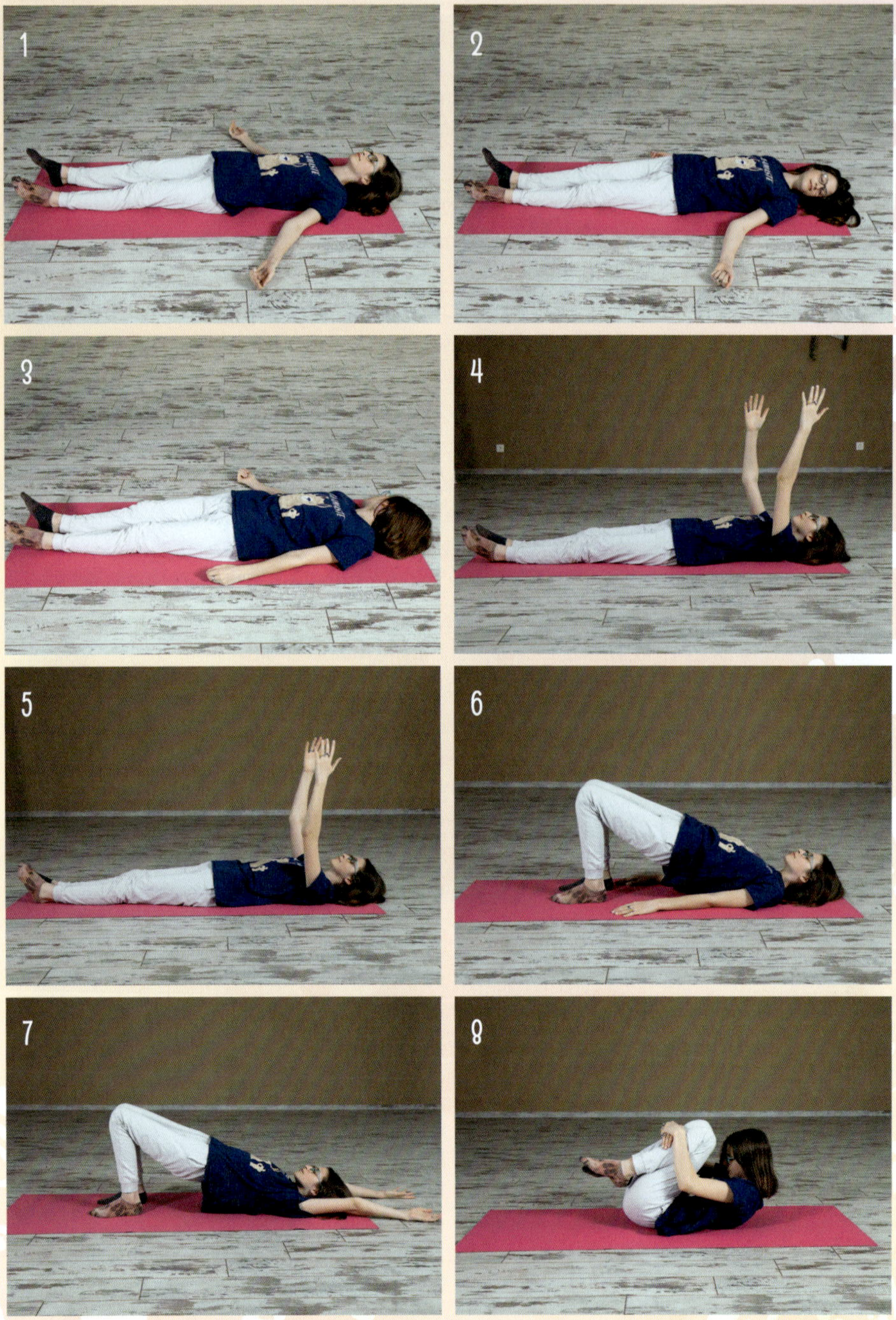
1
2
3
4
5
6
7
8

23.3 Der Tiger erwacht

Balasana (Stellung des Kindes): Komme in den Fersensitz und von dort lasse deinen Oberkörper nach vorne sinken, bis die Stirn die Matte berührt. Wenn es dir angenehmer ist, öffne etwas die Knie. Lege deine Arme nach hinten, neben den Oberschenkeln ab, die Handrücken liegen auf der Matte. Atme hier einige ruhige Atemzüge zum Ankommen.

Lange Arme: Von hier aus die Arme lang nach vorne dehnen.

Die Krallen raus: Strecke deine Finger (Krallen) nach oben und hebe den Kopf hoch.

Schleckende Katze vorwärts: Schiebe dich mit der Nase ganz dicht über der Matte in einer fließenden Bewegung nach oben in die „Kuh" (wie eine Katze, die Milch schleckt).

Bitilasana (Kuh): Im Vierfüßlerstand lässt du den Rücken hängen und hebst leicht den Kopf nach oben. Behalte eine leichte Grundspannung im Bauch, um ein Hohlkreuz zu vermeiden.

Marjaryasana (Katzenbuckel): Schiebe deinen Rücken ganz rund nach oben. Das Kinn zieht in Richtung Brustbein und dein Becken kippt nach vorne. Ziehe den Bauchnabel in Richtung Wirbelsäule.

Adho Mukha Svanasana (der herabschauende Hund): Setze die Fußzehen auf, gib Druck in die Hände und Füße und schiebe dein Gesäß nach oben. Der Rücken ist lang, das Steißbein strebt in Richtung Decke.

Dandasana (Brett): Schiebe dich nach vorne in eine kraftvolle Bretthaltung. Die Hände sind unter den Schultern plaziert. Deine Mitte ist stabil. Achte darauf, dass der Rücken nicht „durchhängt".

Adho Mukha Svanasana

Marjaryasana

Bitilasana

Schleckende Katze rückwärts

Krallen raus, Kopf hoch

Die Arme nach vorne dehnen

Balasana

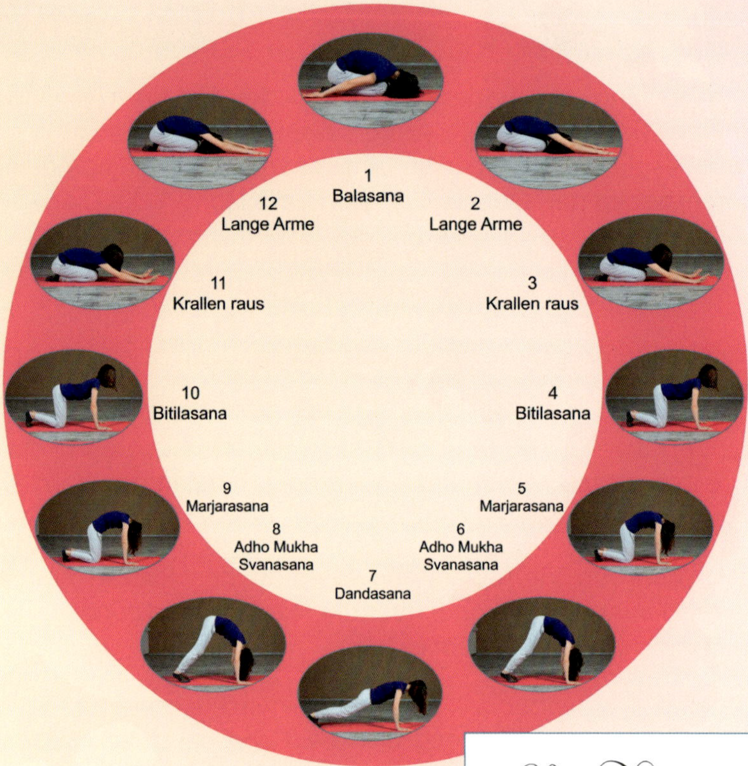

Der Tiger erwacht

Tipp

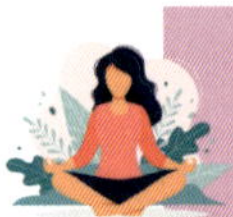

Der *Tiger erwacht* ist ein Flow, den du nach Belieben abwandeln kannst. Es muss z. B. kein Brett dabei sein. Du kannst ihn aber auch erweitern, indem du nach dem Brett über *Chaturanga* oder die Acht-Punkt-Haltung in die Bauchlage kommst, danach in die Kobra (*Bhujangasana*) und dann wieder zurück in den herabschauenden Hund.

Wenn du Energie benötigst, kannst du diesen Flow einige Male etwas kraftvoller und schneller üben. Benötigst du Ruhe, so kannst du ihn ganz langsam und genüsslich üben.

Den Flow „Der Tiger erwacht" habe ich vor vielen Jahren zu Beginn meines Yogawegs kennengelernt, konnte aber leider nicht herausfinden, wo er seinen Ursprung hat. Ich unterrichte ihn, seit ich Yogalehrerin bin, sowohl im Kinder- und Jugendyoga als auch früher in meinen Erwachsenenstunden in unterschiedlichen Variationen. So ist er wunderbar wandelbar, ähnlich dem Sonnengruß.

Hier geht es zur Audiodatei

23.4 Surya Namaskar – der Sonnengruß

Tadasana (aufrechter Stand): Stelle dich aufrecht hin, deine Füße sind etwa hüftbreit aufgestellt. Achte darauf, dass dein rechter und linker Fuß gleichmäßig belastet ist und du kein Hohlkreuz machst. In dem Fall kannst du dein Becken ein klein wenig nach vorne kippen. Die Hände kannst du in der Geste von Namasté (*Anjali Mudra*) vor dein Herz legen.

Urdhva Hastasana (gestreckte Berghaltung): Mit der Einatmung bringe deine Arme über die Seite nach oben. Die Handflächen zeigen zueinander. Achte darauf, dass deine Schultern nicht nach oben gezogen sind.

Uttanasana (Vorbeuge im Stehen): Mit der Ausatmung lasse dich nach vorne sinken. Beuge ein wenig die Knie. Lasse den Kopf entspannt, der Rücken ist lang.

Ardha Uttanasana (halbe Vorbeuge): Mit der nächsten Einatmung richte dich in die halbe Vorbeuge auf. Dein Rücken ist lang, der Nacken in Verlängerung der Wirbelsäule, der Blick zum Boden gerichtet. Du kannst deine Fingerspitzen aufstellen oder die Hände an deine Schienbeine legen.

Chaturanga Dandasana (tiefe Bretthaltung oder viergliedrige Stabstellung): Bringe deine Hände außen neben deinen Füßen auf die Matte. Mit der Ausatmung setze die Füße nach hinten in die Brettposition. Von hier aus sinke, mit den Ellbogen ganz dicht am Körper, in die tiefe Bretthaltung. Achte darauf, dass deine Schultern weg von den Ohren gezogen sind, der Po sollte nicht zu tief sein. Zusätzlich sind Bauch und Beine aktiv. Die Hände sind in etwa auf Höhe der Körpermitte und die Finger auseinandergespreizt. Dann lege dich auf der Matte in die Bauchlage ab. Alternativ kannst du hier auch die „klassische" Bretthaltung (Planke) üben.

Urdhva Mukha Svanasana (der heraufschauende Hund): Mit der folgenden Einatmung kommst du in den heraufschauenden Hund, indem du die Hände fest in die Matte drückst und deinen Oberkörper nach oben hebst. Achte darauf, deinen unteren Rücken nicht zu stark zu komprimieren. Das gelingt, indem du dein Schambein in Richtung Bauchnabel ziehst. Ziehe die Schulterblätter nach unten in Richtung Gesäß, so kann der Rücken lang und stabil bleiben. Die Beinmuskeln sind aktiv und die Kopfkrone strebt in Richtung Decke. Achte auch hier darauf, dass deine Ellbogen nicht nach außen fallen, sondern eng am Körper sind. Alternativ kannst du hier auch die Kobra (*Bhujangasana*) üben. Sie ist etwas sanfter, vor allem für den unteren Rücken.

Adho Mukha Svanasana (der herabschauende Hund): Ausatmend setzt du deine Fußzehen um und schiebst dein Gesäß nach oben in den herabschauenden Hund. Achte auf deine stabilen Hände, der Rücken ist lang, die Schultern sind weg von den Ohren. Ziehe die Schulterblätter etwas auseinander, dein Nacken ist entspannt. Du kannst die Knie auch leicht gebeugt lassen, falls es sonst zu unangenehm in der Beinrückseite ist. Es ist nicht schlimm, wenn die Fersen nicht auf den Boden kommen.

Ardha Uttanasana: Bringe einatmend deine Füße in zwei großen Schritten nach vorne (wenn du geübt und sicher bist, kannst du auch springen) und komme in die halbe Vorbeuge.

Uttanasana: Von hier aus lasse dich mit dem nächsten Ausatmen nach vorne in die Vorbeuge sinken.

Surya Namaskar

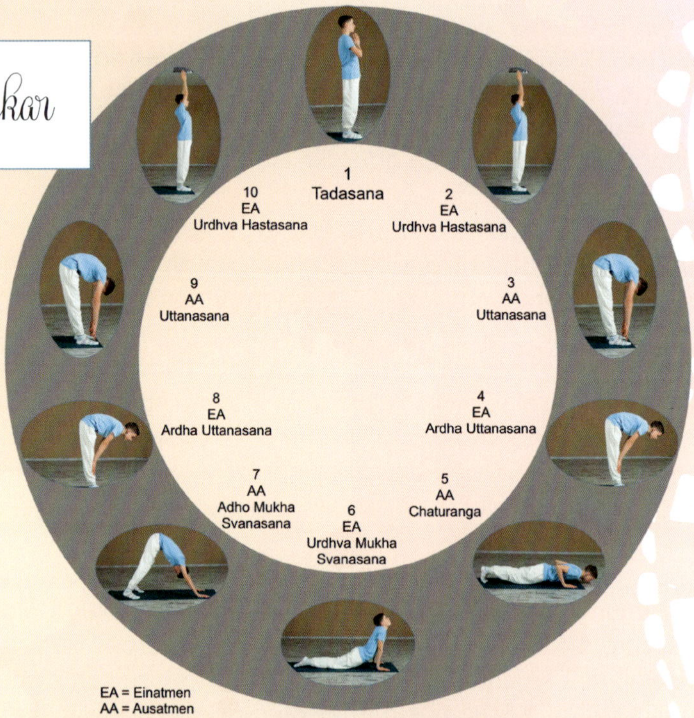

Urdhva Hastasana: Einatmend komme mit geradem Rücken nach oben in *Tadasana*. Die Arme kannst du über vorne oder die Seite nach oben heben. Lege deine Hände ins *Anjali Mudra* vor dein Herz.

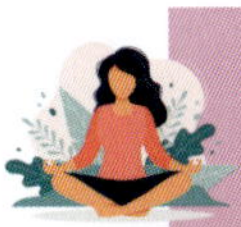

Tipp

Der Sonnengruß ist ein toller Flow, den du entweder langsam und kraftvoll oder etwas schneller üben kannst. So kann er sowohl vitalisierend als auch beruhigend wirken. In diesem Flow werden alle wichtigen Muskelgruppen gestärkt und gedehnt. Er dient zum Aufwärmen und auch zur Vorbereitung auf die Asanapraxis.
Den Sonnengruß gibt es in verschiedenen Variationen. Fühle dich frei, ihn nach deinem Empfinden abzuwandeln. So kannst du ihn „alleine" üben oder in deine Yogapraxis integrieren bzw. ihn zum Aufwärmen nutzen.

23.5 (D)Ein Ziel fokussieren

Sicherlich kennst du das auch, du möchtest etwas erreichen, schaffen oder es steht etwas an, das dir wichtig ist. In solchen Momenten, vor allem, wenn Aufregung und Unsicherheit auftauchen, kann eine Übung hilfreich sein, die dir hilft, dich ganz auf dein Ziel zu fokussieren und schon mal zu spüren, wie gut es sich anfühlt, es zu erreichen. Und das geht so:

Komme in die Heldenposition (Krieger II - *Virabhadrasana B*): Aus dem aufrechten Stand setzt du deinen linken Fuß nach hinten und drehst ihn circa 90 Grad auf, sodass dein Körper zur Seite geöffnet ist. Beuge dein vorderes rechtes Knie. Dein Knie sollte über dem Fußgelenk stehen und nicht nach innen fallen.

Achte darauf, dass du nicht ins Hohlkreuz fällst, gegebenenfalls kippe dein Becken etwas nach vorne. Deine Körpermitte ist aktiv. Hebe nun deine Arme in Schulterhöhe und lasse deine Schultern nach unten sinken. Stelle nun deinen rechten Daumen auf und fokussiere ihn.

Stelle dir vor, da ist dein Ziel, das du erreichen willst. Konzentriere dich auf dein Ziel. Lasse den Atem ruhig fließen. Wie fühlt es sich an, dieses Ziel zu erreichen? Nimm das gute Gefühl mit.

Wechsle die Seite.

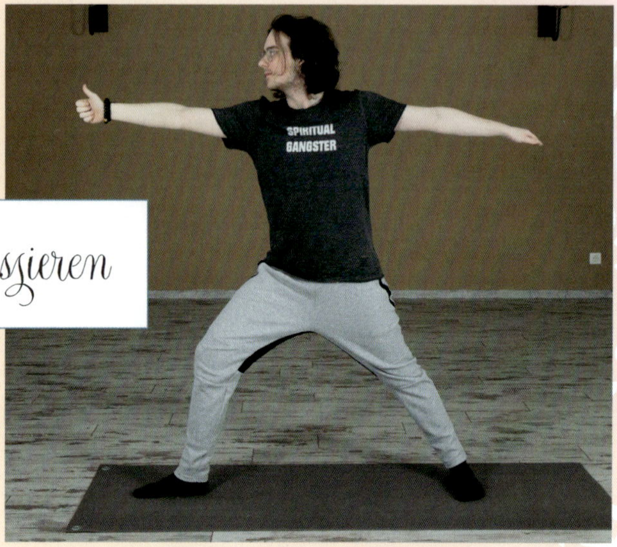

(V) Ein Ziel fokussieren

Tipp

Der Haltung des Helden wird zugeschrieben, dass sie Mut und Selbstvertrauen stärkt und den Geist stabilisiert. Auf körperlicher Ebene stärkt sie die Oberschenkel- und Gesäßmuskulatur sowie Schultern und Arme. Sie öffnet den Brustraum und somit auch die Lunge. Außerdem werden die Leisten gedehnt.
Die Fußstellung des hinteren Fußes wird unterschiedlich beschrieben, bei manchen dreht der hintere Fuß um circa 45 Grad aus und die Fersen sind auf einer Linie. Hier gilt wieder: Es kommt auf den jeweiligen Körper an!
Wenn dir nach mehr Bewegung ist, kannst du hier auch einen kleinen Krieger-Flow üben. Bleibe fokussiert bei deinem Ziel und nimm wahr, was sich in den unterschiedlichen Haltungen verändert.

Hier geht es zur Audiodatei

23.6 Ha-Übung – Anti-Stress- oder Wut-rauslass-Übung

Wer kennt das nicht? Momente, in denen wir richtig wütend sind und nicht so recht wissen, wohin damit!? Zuerst einmal ist es natürlich vollkommen okay, wütend zu sein. Es kann hierbei ganz interessant sein, einmal zu spüren, wo du die Wut fühlen kannst in deinem Körper.

Um die Wut rauszulassen, ohne jemanden dabei zu schädigen, gibt es eine tolle Übung, nämlich die HA-Übung, auch Holzhacker genannt. Wir nennen sie im Jugendyoga immer die Wut-rauslass-Übung. Sie kann aber auch in stressigen Situationen hilfreich sein, eigentlich immer dann, wenn du etwas loswerden willst. Und die geht so:

Du stehst in einem stabilen Stand, am besten stehen die Beine etwas breiter als hüftbreit auseinander, also in einer für dich angenehmen, leichten Grätsche, die Knie sind weich. Einatmend hebe deine Arme nach oben und verschränke die Finger miteinander. Mit dem Ausatmen lässt du deinen Oberkörper nach vorne schwingen und unterstützt das Ganze mit einem lauten „HA".

Das kannst du so oft wiederholen, wie es dir guttut bzw. bis die Wut weniger geworden ist.

Ha-Übung

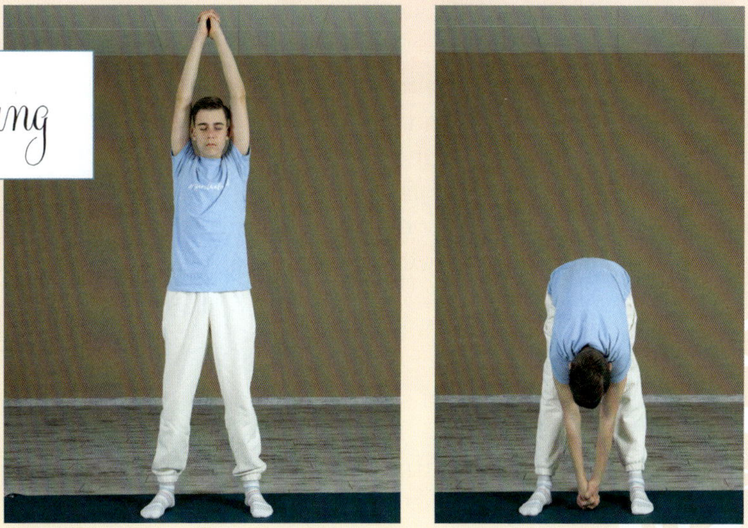

Tipp

Wie wir im Kapitel über unsere Emotionen und Bedürfnisse gesehen haben, ist Wut ein wichtiges Gefühl. Es gilt, den Jugendlichen Ideen an die Hand zu geben, wie sie mit der Wut umgehen können. Die Ha-Übung kann hier unterstützen, die Wut rauszulassen, ganz im Sinne von *ahimsa* – nicht schädigen. Zudem kann die Übung überall und ohne Hilfsmittel durchgeführt werden.
Diese Übung kann auch bei Stress hilfreich sein, oder wenn wir mit Menschen, Situationen, Ereignissen zu tun hatten, die uns belasten und/oder beschäftigen.

23.7 Die Handgelenke lockern und entspannen

Gerade nach einem langen Tag in der Schule oder am Computer merken wir bisweilen, dass unsere Handgelenke ganz schön angestrengt sind. Vor allem auch das viele Arbeiten an Tastatur und Maus ist nach einer Weile deutlich spürbar.

Die Übung zum Lockern und Entspannen der Handgelenke ist eine prima Übung für zwischendurch, um mal ein kleines Päuschen einzulegen oder auch nach einer Klassenarbeit. Du kannst sie auch nutzen nach einer längeren Yogapraxis, in der du deine Handgelenke stärker belastet hast (z. B. durch den herabschauenden Hund oder den Vierfüßlerstand).

Lege deine Handflächen aneinander. Schaue auf deine Hände und bleibe in der Beobachtung, während du deine Hände nun langsam öffnest wie ein Buch. Wenn sich die Handaußenkanten berühren, öffne die Hände weiter, bis sich (so weit möglich) die Handrücken berühren. Dann drehe deine Hände über unten so weit, dass sich nun die Handinnenkanten berühren und die Handflächen von dir wegzeigen.

Nun kannst du die Handflächen wieder zueinander bringen. Das kannst du einige Male wiederholen. Langsam und achtsam. Du kannst auch die Richtung ändern, indem du beginnst, die Handflächen nach vorne zu öffnen.

Anschließend mache ein paarmal eine Faust und öffne die Hände wieder. Bewege die Finger, als wolltest du Klavier in der Luft spielen.

Du kannst auch die Finger ineinander verschränken und so die Hände kreisen. Das lockert auch die Handgelenke.

Eine schöne Gegenbewegung im Vierfüßlerstand ist, die Handrücken auf der Matte abzulegen, die Finger zeigen zu dir. Das dehnt die Handgelenke. Wenn du die Hände nacheinander dehnst, ist das nicht so herausfordernd. Auch hier bleibe achtsam und langsam und nimm wahr, was dir guttut.

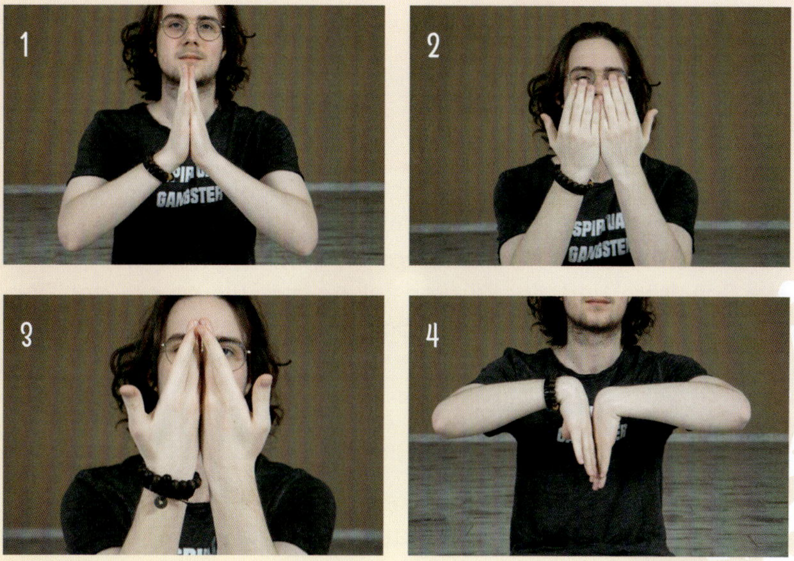

Tipp

Unsere Handgelenke sind häufig stärker belastet, als wir wahrnehmen. Durch das viele Arbeiten am PC, langes Schreiben und auch Spielen an PC oder Spielekonsolen mit Controlern, entstehen einseitige Belastungen, die auf Dauer unangenehm werden können. Deshalb ist es meist wohltuend, eine kleine Dehnung oder Lockerung zwischendurch einzubauen.

Hier geht es zur Audiodatei

23.8 Partneryoga

Die räkelnde Katze

Komme in den Vierfüßlerstand, der Partner legt sich nun rücklings auf deinen Rücken, sein Kopf ruht zwischen deinen Schulterblättern, die Beine sind bequem aufgestellt. Nun kannst du dich räkeln, verschiedene Bewegungen mit deinem Rücken machen, z. B. auch Katze-Kuh. Danach wechselt die Positionen.

Die lange Dehnung

Die Position bleibt gleich. Du kommst im Vierfüßlerstand auf deine Unterarme. Dein Partner streckt die Arme lang über den Kopf. Du fasst die Handgelenke deines Partners und kannst ihm so eine wunderbare Dehnung der Schultern und des Rückens schenken. Bleibe bei der Dehnung langsam, sanft und achtsam. Ggf. frage nach, ob es ok ist. Danach wechselt die Positionen.

Den Rücken spüren

Setze dich mit deinem Partner Rücken an Rücken in den Schneidersitz, spüre den Rücken deines Partners, den Atem, vielleicht kannst du sogar den Herzschlag spüren. Nimm wahr, wie und wo eure Rücken Kontakt zueinander haben.

Das Pendel

Hakt eure Arme unter, nun beginne, dich nach vorne zu beugen, der Partner liegt entspannt auf deinem Rücken. Nach einem Moment der Entspannung wechselt ihr. Versucht, euch ohne Worte zu verständigen.

Der Blick über die Schulter

Einatmend hebt eure Arme nach oben. Mit dem Ausatmen lasst die Arme sinken und mit einer sanften Drehung legt jeweils eure rechte Hand an das eigene linke Knie und die linke Hand an das rechte Knie des Partners. Die Rücken bleiben aneinander, aufgerichtet und stützen sich. Verweilt hier, atmet tief, gerne schließt die Augen. Wechselt die Seiten.

Rückenlaufen

Setze dich hinter deinen Partner, lasse dir die Hände nach hinten geben und greife die Handgelenke. Stelle deine Füße an den unteren Rücken, dann beginne, langsam den Rücken hinauf- und hinabzulaufen. Tue das achtsam und langsam. Frage nach, ob die Intensität des Fußdrucks ok ist.

ACHTUNG: Nicht auf der Wirbelsäule laufen! Bleibe auf dem Muskel rechts und links neben der Wirbelsäule.

Wechselt dann die Positionen.

Die Brezel

Setze dich deinem Partner gegenüber in den Schneidersitz, die Knie berühren sich. Lege deine rechte Hand hinter deinen Rücken, dann fasse von vorne mit deiner linken Hand die Hand deines Partners. Seit achtsam, sodass ihr euch nicht nach vorne zieht. Sollte die Armlänge nicht ausreichen für einen aufgerichteten Rücken, lasse die Übung weg. Bleibt hier, atmet tief. Wechselt die Seiten.

Verbundenheit

Bleibt voreinander sitzen. Lege deine rechte Hand auf dein Herz und die linke Hand auf die rechte Hand deines Partners. Schließe die Augen, spüre.

Tipp

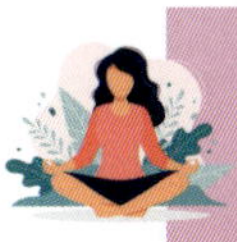

Partnerübungen eignen sich vor allem beim Thema Vertrauen, Miteinander und Gemeinschaft. Wichtig ist hierbei, dass die Jugendlichen sich kennen und vertrauen. Gerade solche „nahen" Übungen sollten immer freiwillig sein. Sollte das den Jugendlichen zu nah sein, lieber etwas anderes aussuchen.
Zudem bietet es sich an, solche Übungen in geschlechtergetrennten Gruppen anzubieten, da es für die Jugendlichen dann leichter ist, sich darauf einzulassen. Partnerübungen sind auch eine schöne Idee für Eltern-Teens-Workshops. Weiterführend können sich dann Übungen aus dem Thai-Teensyoga anschließen.

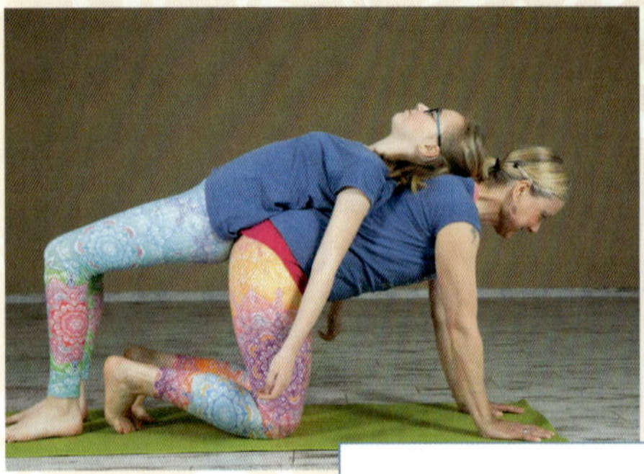

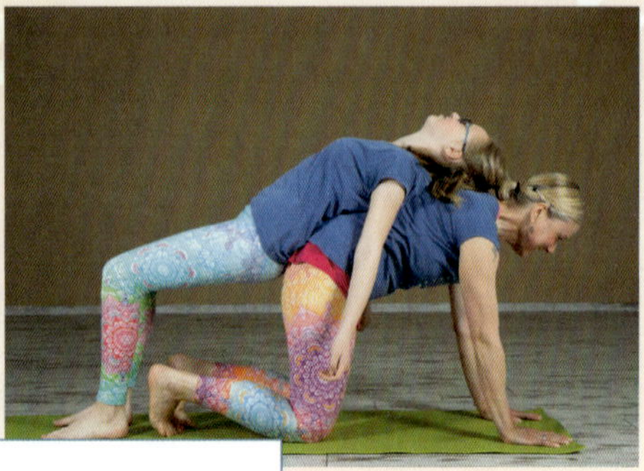

Die räkelnde Katze

Die lange Dehnung

Den Rücken spüren

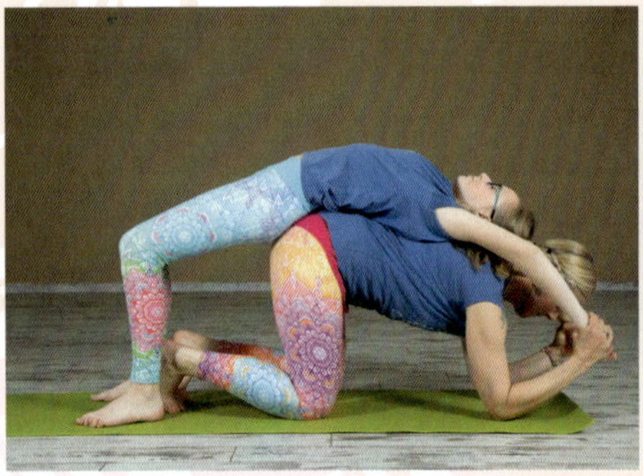

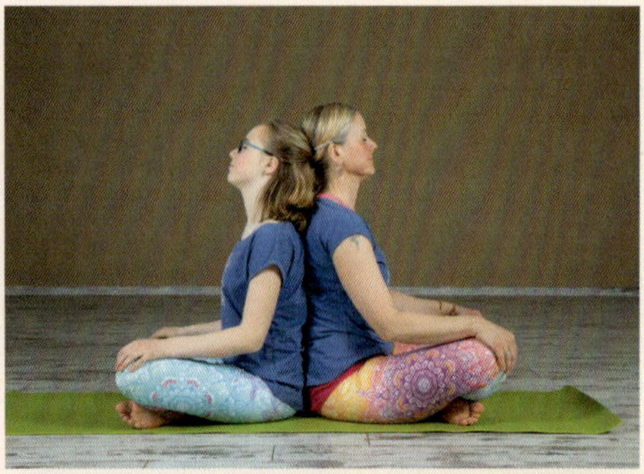

Das Pendel

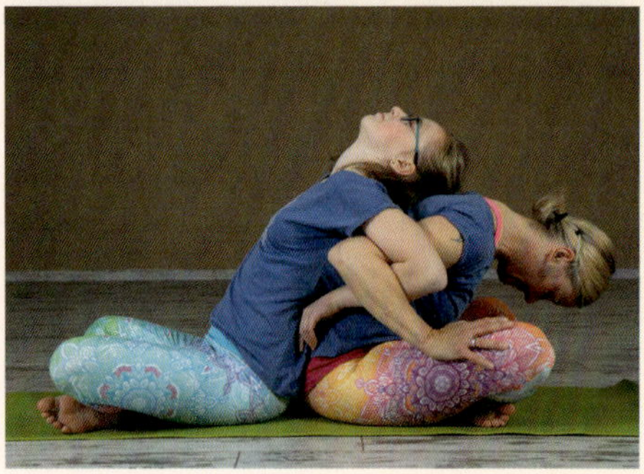

Partneryoga

Der Blick über die Schulter

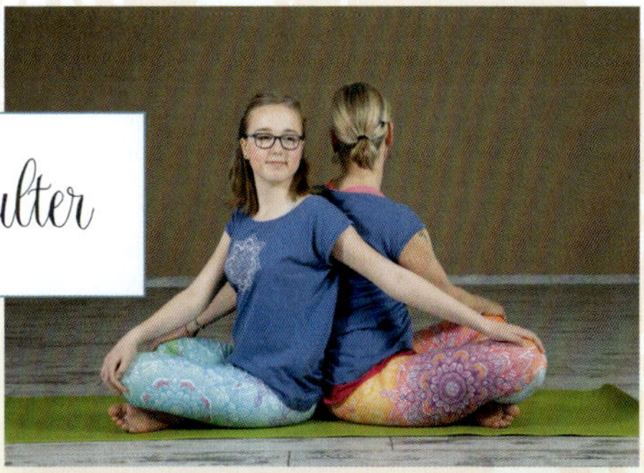

Rückenlaufen

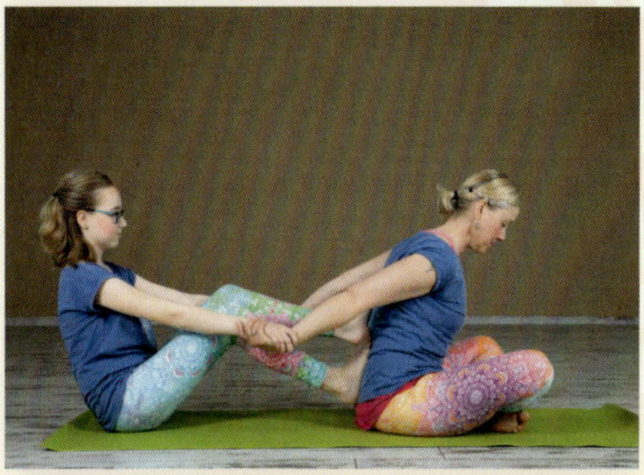

Die Brezel

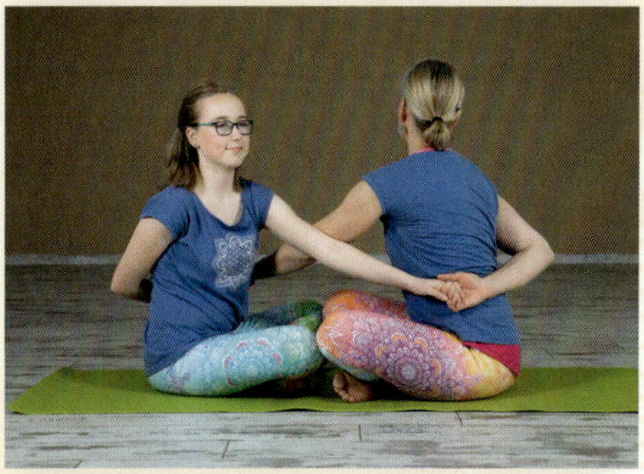

Verbundenheit

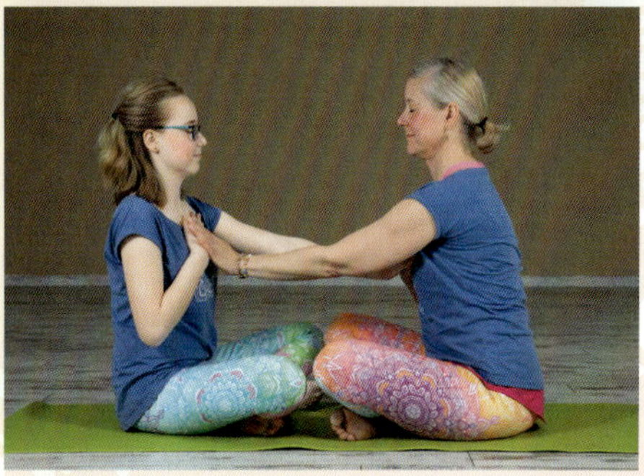

23.9 Leichtigkeit in der Stabilität erfahren

Das, was hier auf den ersten Blick widersprüchlich zu sein scheint, ist eine spannende Erfahrung, die wir im Yoga vor allem in der Asanapraxis erforschen und üben können, um sie dann auch in unseren Alltag zu integrieren. Es ist ein Sowohl-als-auch. Wir können Kraft und Stabilität erleben und trotzdem kann da Leichtigkeit und ganz viel Raum vorhanden sein.

Dieses Prinzip kannst du in allen Asanas erforschen, natürlich auch gerade in kraftvollen Haltungen sowie auch in Übungen des Gleichgewichts. Wir nehmen als Beispiel zwei beliebte Asanas aus den Kursen, nämlich den „Baum" (*Vrksasana*) und die „Krähe" (*Bakasana*).

Der „Baum" ist den meisten wohl bekannt. Du kannst den Baum in unterschiedlichen Varianten üben. Du kannst aus dem stabilen, aufrechten Stand beginnen und dir vorstellen, deinen linken Fuß mit der Erde zu verbinden (verwurzeln).

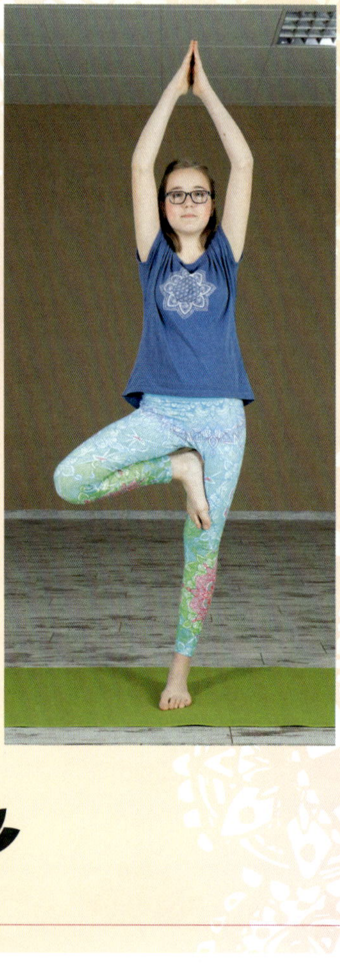

Suche dir einen Fixpunkt (*Drishti*-Punkt). Dann hebe deinen rechten Fuß nach oben an dein linkes Bein (du kannst den Fuß an den Knöchel stellen, an die Wade, an den Oberschenkel oder in die Leiste legen). Je höher du den Fuß an dein Standbein setzt, desto herausfordernder wird die Übung.

Auch bei der Armhaltung hast du unterschiedliche Möglichkeiten. Du kannst die Hände in der Geste von Namasté vor dein Herz legen oder auch die Arme nach oben über den Kopf heben (die Hände sind geschlossen oder geöffnet). Achte darauf, dass deine Schultern nach unten sinken dürfen.

Erforsche die Asana in unterschiedlichen Ausführungen und erlebe, was hier besser für dich ist. Wo erlebst du Stabilität und wo darf es leicht sein? Wechsle anschließend die Seite. Macht es einen Unterschied, welches Bein dein Standbein ist?

Zusatzinfo

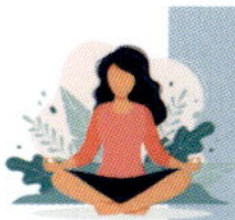

Der „Baum" aktiviert viele Muskeln im Körper und kräftigt die Beinmuskulatur sowie die Hüfte und die Füße. Er fördert das Gleichgewicht und stärkt die innere Ruhe.
ACHTUNG: Stelle deinen Fuß **nicht** ans Knie! Das Knie ist ein sogenanntes (Dreh-)Scharniergelenk und ist unser größtes Gelenk im Körper. Sein Aufbau ist sehr komplex und das macht es zugleich sensibel, so möchten wir keinen Druck von der Seite auf dieses Gelenk ausüben.

Die „Krähe" ist eine beliebte Asana. Manche sagen, man fühle sich frei und hätte das Gefühl, zu fliegen, wenn man sie erlebt. Zugleich ist sie aber auch herausfordernd, man braucht Kraft, Gleichgewicht und auch ein bisschen Mut. Wichtig ist, dass du dich vorher gut aufwärmst (z. B. mit einigen Sonnengrüßen).

Am leichtesten startest du aus der tiefen Hocke (*Malasana*). Setze deine Hände mit gespreizten Fingern vor dich auf der Matte auf. Wenn es dir angenehm ist, kannst du deine Hände auch ein wenig nach innen rotieren, sodass Daumen und Zeigefinger mehr zueinander zeigen.

Nun kannst du abwechselnd ein Bein nach dem anderen auf deinem Oberarm positionieren (wenn beide gleichzeitig funktionieren, auch fein). Schaukle dann ein wenig vor und zurück. Erlebe deine Kraft in deiner Körpermitte und die Stabilität deiner Arme. So kannst du ein bisschen mit der Asana spielen, bis sich vielleicht die Füße vom Boden abheben.

Wenn das klappt, kannst du noch den Blick nach vorne heben. Wenn es nicht klappt, auch gut. Es geht um nichts. Sei neugierig und probiere dich aus, ohne Druck und ohne dass etwas in einer bestimmten Art und Weise sein muss.

Die Krähe

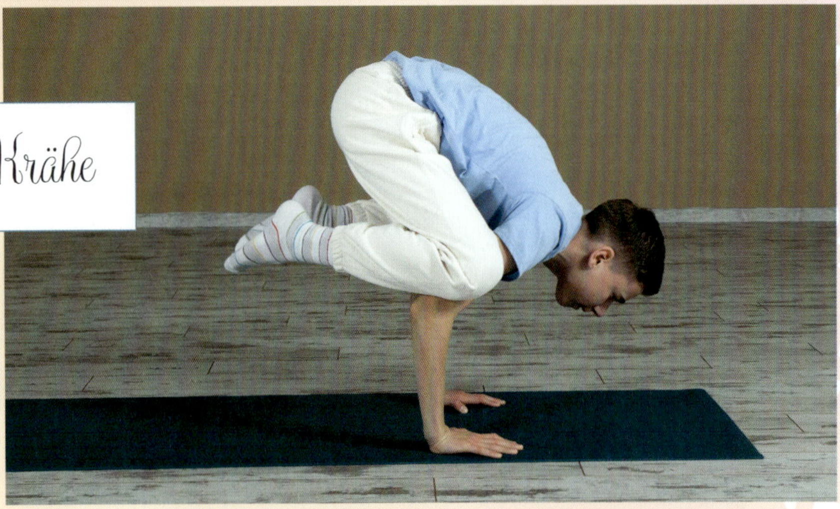

Zusatzinfo

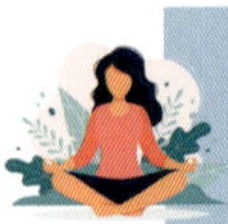

Die „Krähe" stärkt die Handgelenke, Arme und Schultern sowie die Bauchmuskeln. Sie fördert das Gleichgewicht und die Koordination. Die Rücken- und Gesäßmuskulatur wird gedehnt. Die Hüfte und die Leiste werden geöffnet. Man sagt, die Asana fördere Willenskraft, Mut, Konzentration und Selbstbewusstsein.

Falls du Lust hast, mit einem Video zu üben, findest du vielerlei Anleitungen im Netz. Eine bekannte Lehrerin ist Mady Morrison, die die Asanas einfach und leicht erklärt, die „Krähe" beispielsweise hier:
https://www.madymorrison.com/wp-content/uploads/2016/08/kraehe_yoga_bakasana_hilfsmittel.png

Wenn dich der sportliche Aspekt interessiert, findest du von Patrick Broome (Yogalehrer unserer Nationalmannschaft) viele schöne, kurze Sequenzen im Netz.

TIPP: Videos und Bücher sind eine tolle Unterstützung, doch am besten übst du (vor allem am Anfang) mit einem erfahrenen Yogalehrer, der dich unterstützt, ganz individuell für dich eine angemessene Praxis zu finden!

Tipp

Sthira Sukham Asanam kennen wir aus dem Yoga Sutra 2.46 und bedeutet so viel wie, die Asana soll stabil und doch leicht sein. Der Gegensatz von *sthira*, was wir mit fest, stabil und auch kraftvoll übersetzen können und *sukha* (angenehm, leicht) ist für Jugendliche ein spannendes Erleben. Es darf leicht sein und doch kann es auch stabil und kraftvoll sein. Eine Erfahrung, die für uns alle eine wertvolle im Bezug auf viele Bereiche unseres Lebens ist.

23.10 Von der Anspannung zur Entspannung

Kennst du PMR? Die progressive Muskelrelaxation kann eine gute Möglichkeit sein, um Entspannung zu erleben. Hierfür gibt es viele Möglichkeiten. Eine, die meinen Jugendlichen besonders guttut, möchte ich dir hier zeigen:

Vom Päckchen zum Stern

Für diese Übung ist es gut, eine Matte mit etwas Platz drum herum zu haben. Du benötigst so viel Raum, dass du bequem und sicher in einem X liegen kannst. Probiere es vorher einmal aus. Alternativ zur Matte tut es natürlich auch ein Teppich oder eine Decke. Hauptsache, es ist bequem und rutschsicher.

Du liegst auf dem Rücken und ziehst nun die Knie zur Brust heran. Schlinge deine Arme um die Beine und ziehe dein Kinn in Richtung Brust. Du liegst nun im Päckchen (*Apanasana*).

Nun beginne, alle Muskeln fest anzuspannen. Ziehe die Fußzehen zur Nase. Spanne die Beine an, die Wadenmuskulatur, den Oberschenkel. Ziehe den Bauchnabel nach innen. Spanne die Arme an. Oberarmmuskulatur, Unterarm, Hände. Mache ein Zitronengesicht. Halte die Spannung im ganzen Körper. Halte die Spannung weiter. Noch weiter.

So lange, bis du bemerkst, wie deine Muskulatur zu zittern beginnt. Wenn du das Gefühl hast, dass es nicht mehr länger geht, lasse los und lasse deinen Körper in ein X fallen. Schließe die Augen (oder halte sie geschlossen) und genieße das entspannte Gefühl.

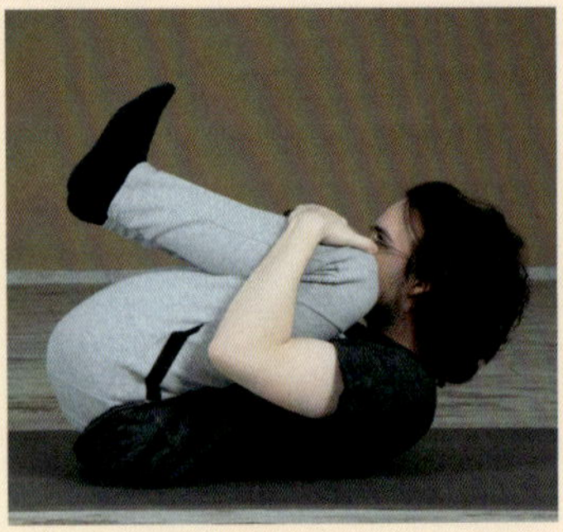

Vom Päckchen zum Stern

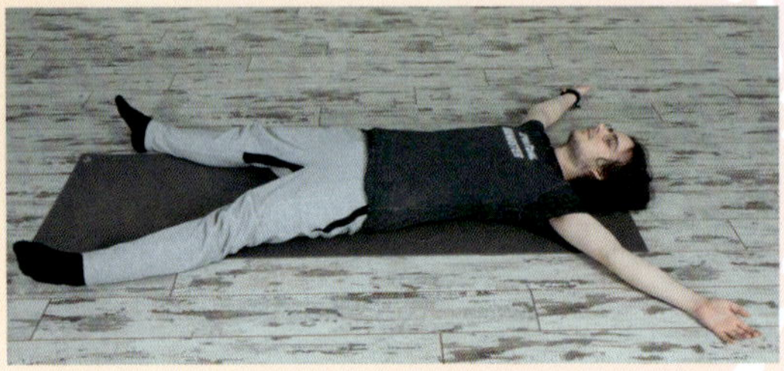

Tipp

Apanasana kann auch bei Rückenproblemen und -verspannungen hilfreich sein. Dann kannst du auch damit beginnen, einen kurzen Moment in dieser Haltung zu verweilen oder ein wenig hin und her zu schaukeln.
Von der Anspannung in die Entspannung zu kommen, ist für viele Jugendliche hilfreich, um überhaupt die Unterschiede wahrnehmen zu können. Durch die zuerst gefühlte Anspannung hat die darauf folgende Entspannung einen besonderen Charakter. Hieran lässt sich auch wunderbar eine Entspannungsgeschichte anschließen.

Zusatzinfo

PMR lässt sich ebenfalls leicht in den Alltag einbauen. So kann ein kurzes Anspannen einzelner Körperteile helfen, zu entspannen. Ebenfalls kann ein gestellter Timer (gibt es z. B. als kostenlose Apps) uns darin unterstützen, wahrzunehmen, ob wir im jeweiligen Moment angespannt sind (vor allem z. B. im Schulter-Nacken-Bereich).

Hier geht es zur Audiodatei

23.11 Asanas vor Klassenarbeiten – Mona Bekteši

Das Zitronengesicht

Mache mit der Einatmung ein Zitronengesicht. Dafür ziehst du Nase und Stirn kraus, kneifst die Augen zusammen, spitzt die Lippen und stellst dir vor, du beißt in eine Zitrone. Halte das Zitronengesicht und den Atem, solange du kannst. Wenn du wieder ausatmest, entspannst du dein Gesicht und lässt gleichzeitig alle Angst und Spannung los.

Tipp

Durch das Wechselspiel zwischen Anspannung und Entspannung kommst du automatisch zu deiner „Wohlspannung". Du kannst die Wirkung steigern, indem du bei der Einatmung noch die Schultern bis weit nach oben zu deinen Ohren ziehst und diese bei der Ausatmung wieder absenkst.

Schulterkreisen

Kreise danach deine Schultern sanft einige Male: Einatmend hebst du die Schultern nach oben und lässt sie mit der Ausatmung nach hinten und unten sinken. Lasse die Bewegung größer werden. Nimm dir den Platz, den du brauchst. Manche legen dabei gerne die Hände auf die Schultern, sodass die Daumen nach hinten schauen, die anderen vier Finger nach vorne.

Tipp

Deine Schultern werden sanft durchblutet, sodass die du sie besser bewegen kannst. So lockerst du Verspannungen in Schultern und Nacken und kannst besser schreiben. Diese Übung kannst du problemlos jederzeit während der Klassenarbeit durchführen. Du kannst die Schultern auch im Rhythmus deiner Atmung kreisen: einatmend nach oben und ausatmend nach hinten, sodass die Schulterblätter zusammengezogen werden.

Adlerarme

Strecke die Arme nach vorne, lege den rechten Ellbogen auf den linken und überkreuze so die Arme. Beuge die Ellbogen und winde den linken Arm um den rechten Arm. Wenn es dir möglich ist, bringe die Handinnenseiten zusammen und führe die Daumen an den Punkt zwischen den Augenbrauen. Halte und atme für drei Atemzüge tief ein und aus. Wechsle dann die Seite.

Tipp

Dieses Asana sorgt für bewegliche Schultern und fokussiert gleichzeitig deinen Geist.

Das Zitronengesicht

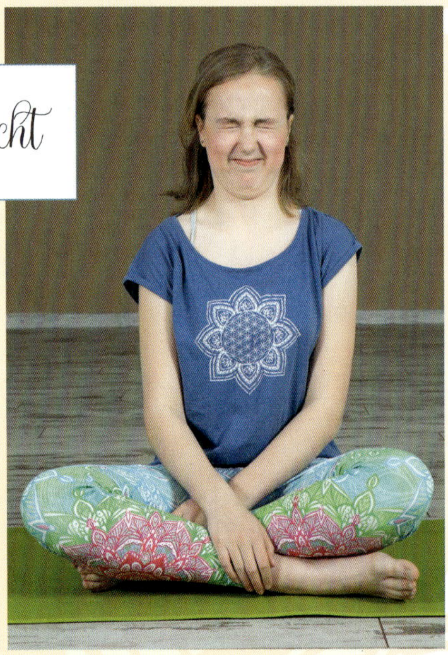

Schulterkreisen

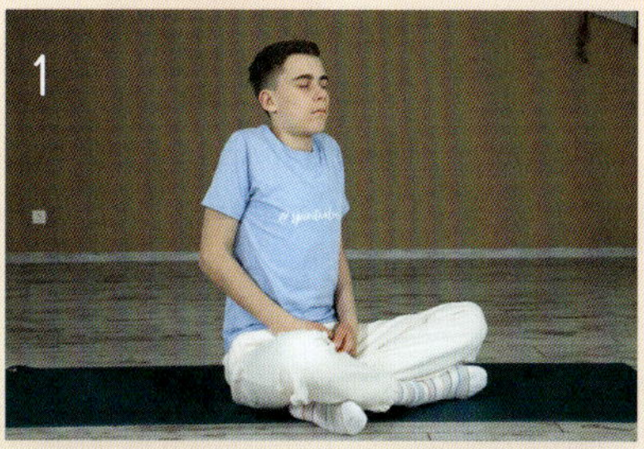

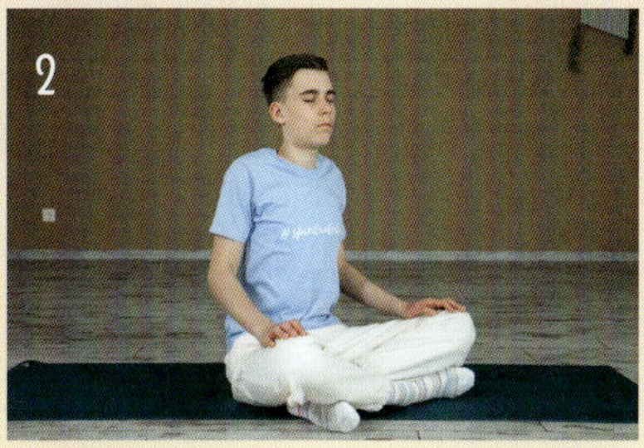

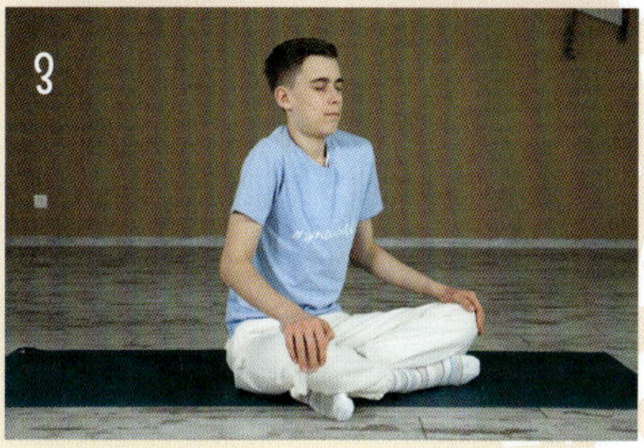

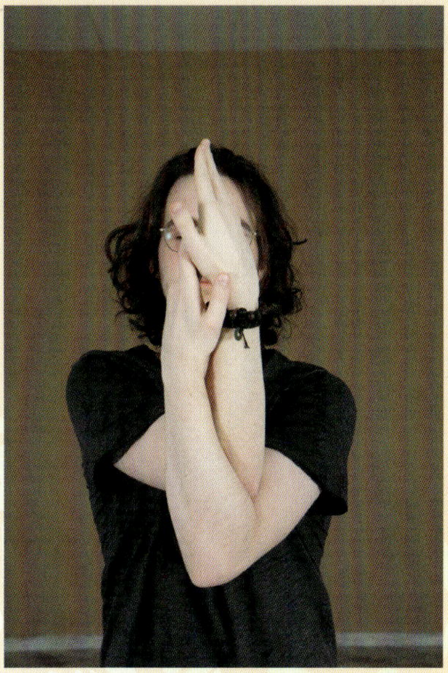

Adlerarme

23.12 Yin-Yoga für Jugendliche – Stefanie Arend

Du kannst die Übungen so lange halten, wie es für dich angenehm ist. Meistens hält man sie zwischen drei und fünf Minuten. Du kannst sie aber auch früher auflösen oder länger in den Positionen bleiben, wenn du möchtest. Schaue bitte, dass du alle Übungen so einnimmst, wie sie dir guttun.

Du darfst eine angenehme Dehnung spüren, aber es sollte kein Schmerzgefühl aufkommen. Wenn das der Fall ist, dann komme gerne sanfter in die Position hinein, indem du dir mehr Hilfsmittel, wie zum Beispiel Decken oder Kissen, hinzunimmst und somit deine Haltung etwas veränderst. Wenn du möchtest, dann beobachte deinen Atem in deinen Übungen. Vielleicht kannst du spüren, wie du alleine schon über die Atembeobachtung mehr zur Ruhe kommen kannst.

Wenn du nicht so viel Zeit hast, kannst du dir auch nur einzelne Positionen heraussuchen. Du kannst sie vor dem Schlafengehen ausführen oder jederzeit, wenn du dich gestresst fühlst oder eine kleine Auszeit brauchst.

Schmetterling

Setze dich auf deine Unterlage, nimm die Fußsohlen aneinander und ziehe die Füße an dein Becken heran. Lasse die Knie dabei locker nach außen sinken und lege dir zwei Blöcke oder Kissen unter deine Knie, wenn dir die Dehnung zu stark ist. Du kannst dir auch ein Kissen oder eine Decke unter dein Gesäß legen. Entspanne deinen Rücken und lasse deinen Oberkörper möglichst rund und passiv nach vorne sinken und lege die Arme bequem ab.

Wenn es im Nacken zu intensiv dehnt, dann lege dir gerne noch einen Block oder ein Kissen unter deine Stirn. Zum Herauskommen rolle dich langsam wieder auf und spüre in der Rückenlage ein paar Atemzüge nach.

Sphinx mit Adlerarmen

Komme in die Bauchlage und verlagere dein Gewicht ein wenig zur Seite, sodass du deine Arme verschränken kannst. Dazu legst du den rechten Ellbogen in die linke Ellenbeuge und kommst dann mit dem Oberkörper wieder zurück in die Mitte. Nimm dir gerne eine Decke unter deine Ellbogen, damit du bequemer liegen kannst. Lege deinen Kopf entspannt auf deinen gekreuzten Armen ab. Wechsle dann auch die Seite. Spüre danach einen Moment nach, indem du die Hände unter deiner Stirn ablegst.

Regenbogenbrücke

Lege dir eine Yogarolle und eine eingerollte Decke quer auf deine Unterlage. Wenn du keine Yogarolle hast, dann nimm dir alternativ eine Decke und ein Handtuch, sodass du eine größere und eine kleinere Rolle hast. Lege dich dann so mit dem Rücken auf den Rollen ab, dass sie dein Becken, deine Lendenwirbelsäule und deine Schulterblätter stützen. Dabei liegt die größere Rolle unter dem Becken und die kleinere Rolle unter der Brustwirbelsäule.

Lege deine Arme neben deinem Kopf ab. Zum Herauskommen drücke dich sanft wieder zurück nach oben, nimm die Rollen zur Seite und spüre in der Rückenlage nach.

Liegende Katze

Lege dich auf deine linke Seite und nimm deinen Kopf auf deinen linken Arm. Beuge dein rechtes Knie und winkle das Bein vor dir an. Beuge nun auch dein linkes Knie und fasse dein linkes Fußgelenk oder den Unterschenkel mit der rechten Hand hinter deinem Körper, sodass du in eine sanfte Drehung kommst. Du kannst auf der Seite liegen bleiben oder dein Gewicht etwas mehr nach hinten verlagern.

Wechsle auch die Seite und spüre dann auf dem Rücken oder auf dem Bauch noch etwas nach.

Entspannungspose

Lege dich auf den Rücken, beuge die Beine und öffne deine Füße mehr als hüftbreit. Lasse die Knie zueinander fallen. Nimm die Hände zusammen und lege die Daumen auf deiner Stirn ab. Hier liegt ein Entspannungspunkt, den du auf diese Weise sanft stimulieren kannst.

Bleibe hier so lange, wie es dir guttut und strecke danach nochmals die Beine aus und lasse die Arme neben deinem Körper ruhen, um noch einmal nachzuspüren.

Tipp

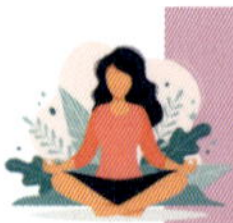

Jugendliche sind von der Energie her eigentlich in ihrer Yang-Phase. Da wir aber in einer sehr schnelllebigen Zeit leben und auch Kinder und Jugendliche heute schon häufig einem hohen Stresslevel ausgesetzt sind, können auch sie von einer nährenden Yin-Yoga-Praxis profitieren, um ihr zentrales Nervensystem wieder zu beruhigen.
Außerdem lässt sich beobachten, dass sich viele nicht mehr so häufig und natürlich bewegen, wie das früher der Fall war, als das Spielen im Freien noch an der Tagesordnung war. Auch aus diesem Grunde können sie aus der Praxis einen Nutzen ziehen, da die Übungen die Flexibilität im Körper fördern können.

Aus Sicht der TCM (Traditionelle Chinesische Medizin) empfiehlt es sich bei Jugendlichen, den Fokus auf das Erdelement und somit auf den Magen- und Milzmeridian zu legen. Je nach Anfälligkeit bezüglich Infektionserkrankungen kann man zusätzlich das Metallelement mit den Meridianen von Lunge und Dickdarm dazunehmen. Beides findet sich in dieser kurzen Sequenz wieder.

Schmetterling

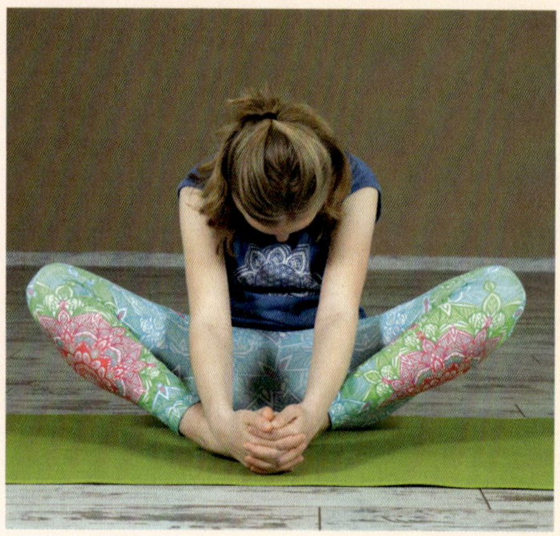

Sphinx mit Adlerarmen

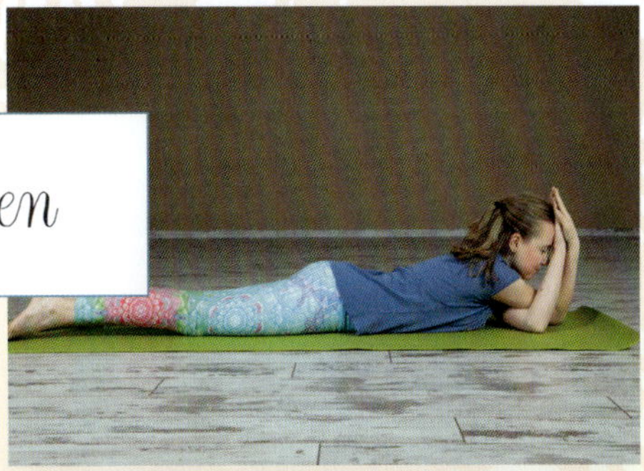

Regenbogenbrücke

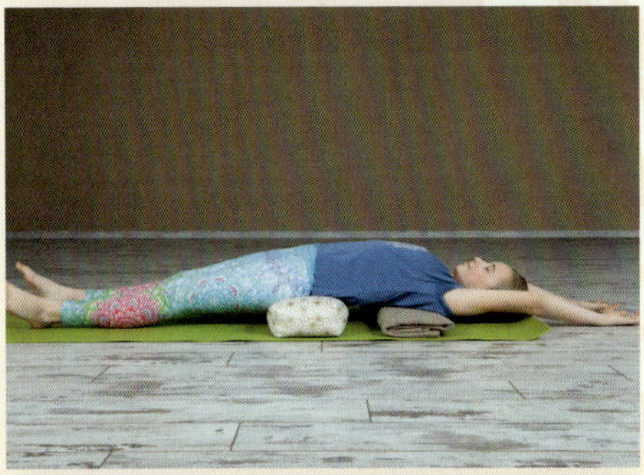

Liegende Katze

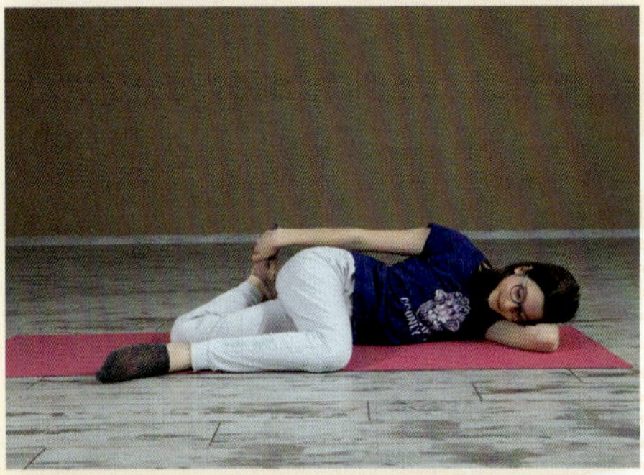

Entspannungspose

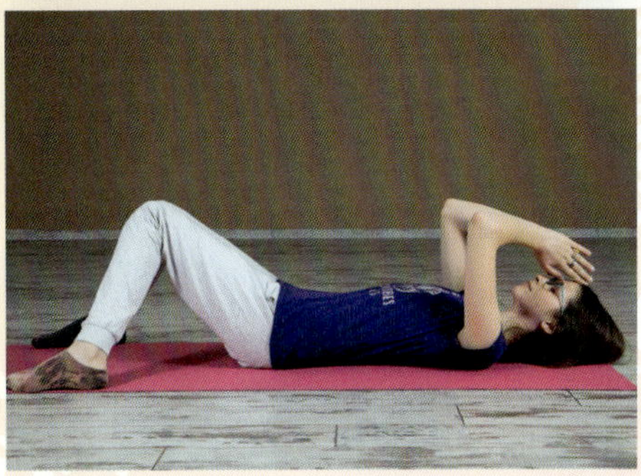

23.13 Stabilität erfahren

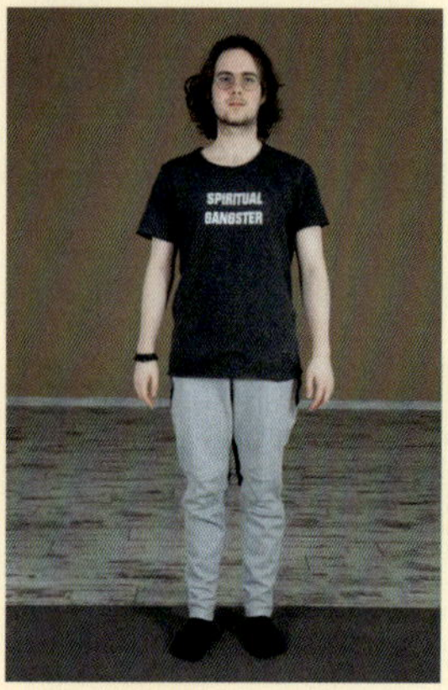

Grundposition

Stelle dich in einen aufrechten Stand. Die Füße stehen etwa hüftweit, sodass du sicher und bequem stehst.

Wenn es sich für dich okay anfühlt, kannst du deine Augen schließen. Wenn sich das gerade nicht okay anfühlt, dann schau mit weichem Blick vor dich, ohne etwas zu fokussieren.

Nun spüre erst einmal deinen Körper. Das ist quasi wie ein kleiner Check-in.

Beginne bei den Füßen, dann wandere mit deiner Aufmerksamkeit über die Unterschenkel, Knie, Oberschenkel nach oben bis zur Hüfte. Nimm den Oberkörper wahr, deine Schultern, die Arme, die Hände. Dann nimm auch den Kopf wahr. Du stehst aufrecht, fest und stabil und trotzdem darf da auch ein bisschen Bewegung und Leichtigkeit sein.

Dann komm mit deiner Aufmerksamkeit wieder zurück zu deinen Füßen.

Nimm die Kontaktpunkte deiner Füße zum Boden wahr.

Hebe einmal alle zehn Zehen von der Matte ab und lege sie, wenn es klappt (wenn nicht, auch nicht schlimm) nacheinander, beginnend mit den kleinen Zehen, wieder am Boden ab.

Stell dir nun vor, dass du unten an deiner Fußsohle ein Dreieck malen könntest. Ein Punkt ist dein Großzeh-Ballen, einer der Kleinzeh-Ballen und einer die Ferse. Dies drei Punkte schiebst du nochmal ganz aktiv in die

Matte. Vielleicht kannst du dabei spüren, wie sich dein Fußgewölbe etwas anhebt und du stabiler stehst.

Nun erforsche mal die Stabilität und beginne, leicht nach vorne und nach hinten zu schwanken, langsam und achtsam. Bleib ganz aufmerksam, was du in den Füßen wahrnehmen kannst. Wenn du dich sicher fühlst, kannst du auch etwas weiter schwanken, soweit, dass du nicht umfällst. Lote mal die Grenze aus, bis wohin du dich bewegen kannst und dich trotzdem sicher und stabil fühlen kannst. Das Gleiche kannst du anschließend nochmal nach rechts und links machen.

Auch eine kreisende Bewegung kann spannend sein. Wechsele dann auch mal die Drehrichtung.

Abschließend halte wieder in der Mitte an und spüre nochmal kurz nach.

Hat sich etwas verändert?
Wenn ja, was?

Tipp

Diese Übung kann wunderbare als kleine Übung zwischendurch (auch in der Schule als kleine Achtsamkeitsübung) gemacht werden, da sie keine Matte und auch nicht allzu viel Raum benötigt.

Unsere Füße sind ein wahres Wunderwerk, stecken doch in jedem Fuß 26 Knochen, 20 Muskeln und über 100 Bänder. Die Füße sind das Fundament unseres Körpers. Um eine stabile Basis zu haben, benötigen wir Aufmerksamkeit und Achtsamkeit. Deshalb bietet sich diese Übung auch sehr gut zum Beginn der Yogastunde an. Die Jugendlichen können erforschen und ergründen, wie sich ein stabiler Stand anfühlt und gleichzeitig auch ihre Grenzen ausloten.

Zudem kann man die Füße auch gut zwischendurch (auch im Yoga) trainieren, indem man auf die Fußzehen kommt (Zehenstand) und dann langsam wieder zurück auf den ganzen Fuß. Dies kann man zusätzlich noch mit dem Heben der Arme verbinden. Außerdem kann man diverse „Spiele" machen, z. B. etwas mit dem Fuß aufheben, weitergeben, etc.

Hier geht es zur Audiodatei

Kapitel 24
Pranayama
und Energieübungen

24.1 Den Atem beobachten

Setze oder lege dich bequem hin. Sitzen hat den Vorteil, dass du aufmerksamer bist und nicht so schnell einschläfst, aber im Liegen funktioniert die Übung auch.

Schließe deine Augen. Bringe nun deine Aufmerksamkeit zu deiner Nase. Nimm wahr, wie dein Atem durch die Nase einströmt. Die Atemluft wird angewärmt und befeuchtet.

◊ Wohin fließt dein Atem?

◊ Kannst du das in deinem Körper wahrnehmen?

Nun nimm wahr, wie der Atem bei der Ausatmung den Körper durch die Nase verlässt. Bleibe ganz aufmerksam bei deinem Atem. Wenn Gedanken auftauchen, ist das vollkommen okay. Schenke ihnen jetzt nicht so viel Beachtung und komme einfach wieder zurück zu deinem Atem.

Den Atem beobachten

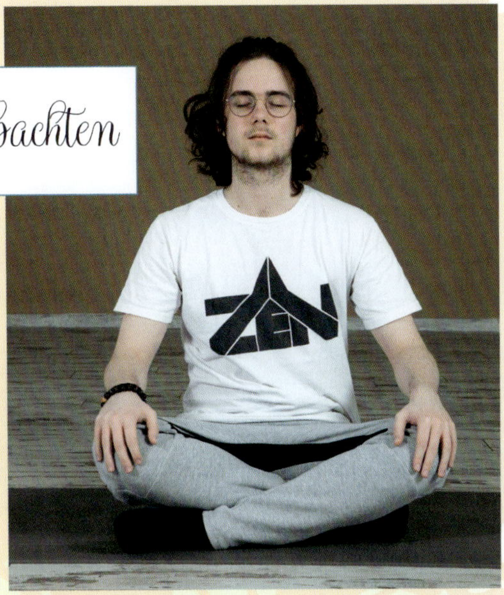

- ◊ Vielleicht kannst du wahrnehmen, wie lang die einzelnen Atemzüge sind?
- ◊ Gibt es einen Unterschied zwischen dem Einatmen und dem Ausatmen?
- ◊ Gibt es vielleicht kleine, natürliche Pausen dazwischen?

Es spielt keine Rolle, wie es gerade ist, denn so ist es okay. Es ist dein Atem, genau jetzt. Nimm ihn einfach wahr. Es gibt nichts zu verändern, nur wahrzunehmen. Bleibe einige Minuten in dieser Beobachtung.

Tipp

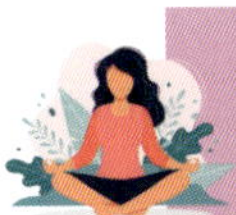

Den Atem zu beobachten, ist eine erste Form des Pranayama und zugleich auch eine Achtsamkeitsübung. Wahrzunehmen, wie der eigene Atem fließt, ist ein ganz praktisches Erleben, denn Atem bedeutet Leben. Diese Übung schult die Achtsamkeit und das Wahrnehmen des gegenwärtigen Zeitpunkts. Ich bin genau jetzt. Ich

atme genau jetzt. Das kann eine beruhigende Wirkung haben und helfen, sich zu fokussieren.
Wichtig hierbei ist immer, den Druck rauszunehmen. Wir können nicht nichts denken. Deshalb wahrnehmen „Aha, ein Gedanke" und die Aufmerksamkeit zurückbringen zu dem, was ist: der Atembeobachtung.
Nimm deinen Atem in alltäglichen Situationen wahr:
Wie atmest du in herausfordernden Situationen?
Wie in entspannten Situationen?
Welche Unterschiede kannst du feststellen?

Hier geht es zur Audiodatei

24.2 Die tiefe Bauchatmung

Wenn du die Atembeobachtung bereits ausprobiert hast, dann hast du wahrscheinlich schon gespürt, wo dein Atem in deinem Körper hinfließt. Im Groben unterscheiden wir zwischen der Brustatmung (auch Kostalatmung genannt) und der Bauchatmung (Zwerchfellatmung).

Vielleicht erst einmal zur Erklärung vorneweg, worin der Unterschied besteht. Natürlicherweise atmen wir eigentlich in den Bauch, das ist eine ruhige und tiefe Atmung. Wie kann das gehen, fragst du dich vielleicht zu Recht, wenn doch unsere Lunge gar nicht so weit herunterreicht?

In der Bauchatmung wird das Zwerchfell (das kannst du dir ein wenig wie ein Segel vorstellen und ist unser wichtigster Atemmuskel) beim Einatmen angespannt und nach unten gedrückt und schiebt somit deine Bauchorgane nach unten, der Bauch wölbt sich nach vorne. In der Einatmung wölbt sich also unser Zwerchfell nach unten und in der Ausatmung entspannt sich das Zwerchfell und dehnt sich wieder nach oben aus.

In der Bauchatmung verbrauchen wir weniger Energie und der Blutdruck sinkt, was zur Entspannung führen kann. Zudem können wir in der Bauchatmung unsere volle Lungenkapazität nutzen.

Die Brustatmung hingegen ist etwas oberflächlicher, wir werden in der Übung der yogischen Vollatmung ein bisschen genauer spüren, worin die Unterschiede liegen.

Für die tiefe Bauchatmung setze oder lege dich bequem hin. Wenn du möchtest, kannst du deine Hände auf den Bauch legen, um die Atmung auch über die Hände zu spüren. Atme nun ganz entspannt und ruhig.

Versuche nicht, den Bauch extra nach vorne zu schieben, sondern spüre, wie sich die Bauchdecke bewegt, indem du ganz natürlich tief und ruhig atmest. Mit geschlossenen Augen lässt es sich häufig besser spüren, da wir nicht so abgelenkt sind. Du kannst hier so lange verweilen, wie es dir angenehm ist.

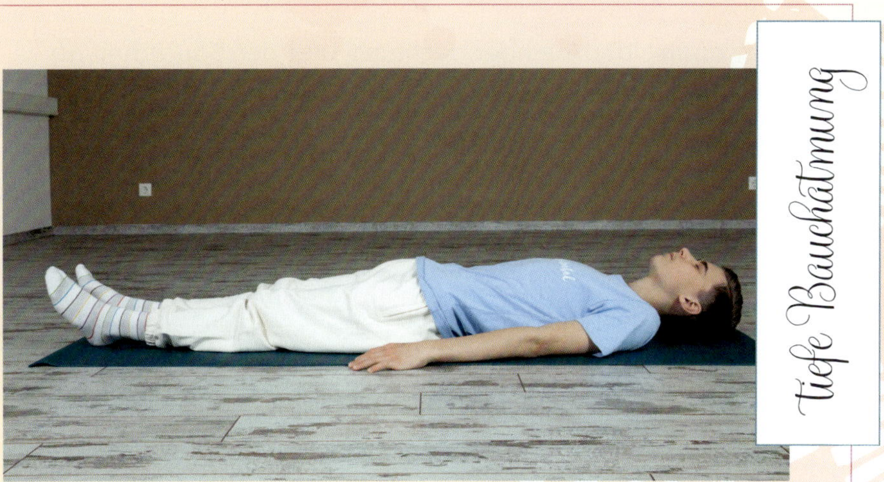

Tipp

Die tiefe Bauchatmung ist, gerade zu Beginn im Liegen meist leichter, da die Körpermitte entspannter ist. Diese Atmung kann helfen, zur Ruhe zu kommen, gerade auch in stressigen Situationen oder vor dem Einschlafen.
Ich persönlich finde es immer hilfreich, den Jugendlichen auch Wissen über ihren Körper an die Hand zu geben, denn verstehe ich die Funktionsweise, kann ich auch mich besser verstehen und leichter spüren, welche Unterschiede es in den Empfindungen, z. B. in unterschiedlichen Situationen etc. gibt.

Hier geht es zur Audiodatei

24.3 Die yogische Vollatmung

Nachdem du mit der Atembeobachtung und der Bauchatmung vertraut bist, kannst du nun die sogenannte *yogische Vollatmung* ausprobieren. Dieser Atemtechnik sagt man nach, dass sie hilfreich sein kann gegen Kopfschmerzen, Müdigkeit und Konzentrationsschwierigkeiten, da sie energetisierend und trotzdem beruhigend wirkt. Durch die Vollatmung kann unser Körper die optimale Menge Sauerstoff aufnehmen, die Lunge wird komplett belüftet.

„Bei der vollen Yoga-Atmung befindet sich der ganze Atemmechanismus, also der untere, mittlere und obere Flügel der Lunge, gleichmäßig in Bewegung" (Haich & Yesudian, 2012, S. 154).

In der yogischen Vollatmung gibt es drei Atembereiche:

◊ Die **Bauchatmung**, die wir im vorangegangenen Kapitel bereits kennengelernt haben.

◊ Die **Brustatmung** ist die Atmung, die wir, unbewusst, häufig nutzen. In dieser Atmung nutzen wir nur einen Teil unserer Lungenkapazität, nämlich ungefähr bis zur mittleren Lunge. In der Brustatmung heben sich in der Einatmung die Rippen und der Brustkorb dehnt sich dreidimensional aus. Unser Atem ist im Vergleich zur Bauchatmung hier etwas schneller und flacher.

◊ Die **Schlüsselbeinatmung** ist eine sehr flache und meist schnelle Atmung und reicht bis in die Lungenspitzen. Dadurch hebt sich der obere Brustkorb und die Schlüsselbeine. Diese Atmung ist uns oftmals bekannt aus stressigen Situationen oder Situationen, in denen wir Angst verspüren.

Für die yogische Vollatmung kannst du dich auf den Rücken legen, du kannst aber auch eine bequeme Sitzhaltung einnehmen, je nachdem, was gerade für dich passt.

Lege nun deine Hände auf deinen Bauch und atme ganz entspannt in den Bauch, wie du es aus der Bauchatmung kennst. Spüre, wie es sich anfühlt. Bleibe hier für etwa fünf ruhige Atemzüge.

Lege nun die Hände seitlich an deine Rippen. Atme nun in den Brustkorb, sodass du spürst, wie sich der Brustkorb weitet und in der Einatmung deine Hände etwas auseinandergehen. Mit der Ausatmung geht der Brustkorb wieder in seine ursprüngliche Form zurück. Auch hier spüre für ca. fünf Atemzüge.

Anschließend lege deine Fingerspitzen auf deine Schlüsselbeine. Atme nun zu deinen Fingerspitzen und nimm wahr, wie sich deine Schlüsselbeine mit der Einatmung heben und mit der Ausatmung wieder senken. Auch hier verweile für etwa fünf Atemzüge.

Nun kannst du die drei Atemtechniken miteinander verbinden. Wenn du magst, kannst du die Hände auf den Bauch legen. Oder eine Hand auf den Bauch und eine an die Rippen oder das Schlüsselbein. Oder du legst sie bequem neben dich oder in deinen Schoß, was immer du magst.

Atme nun ein und nimm wahr, wie sich nun zuerst die Bauchdecke hebt, dann wird der Brustkorb weit und die Schlüsselbeine heben sich. Natürlicherweise beginnt der Atem in der Ausatmung aus dem Bauch nach oben zu fließen. Lasse das Ausatmen einfach ganz natürlich geschehen und mache dir keinen Druck.

Bleibe in der yogischen Vollatmung für 3-5 Minuten. Dann kehre zu deiner natürlichen Atmung zurück und nimm wahr, ob du einen Unterschied zu vorher spürst.

Tipp

Die yogische Vollatmung lässt sich auch wunderbar in der Schule, z. B. vor einer Prüfung, durchführen. Oder in anderen Situationen, in denen du Energie und Ruhe benötigst.

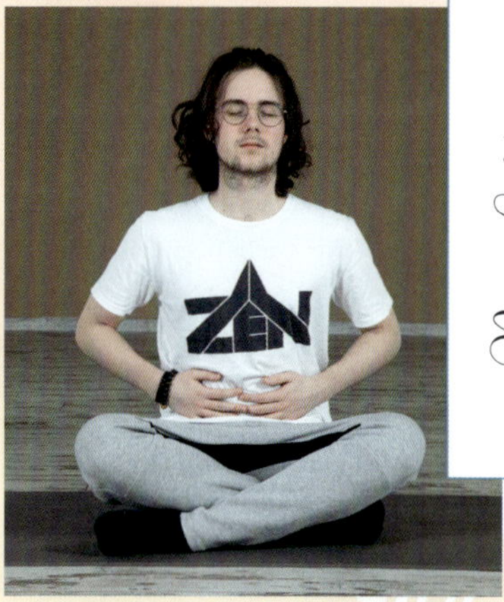

Bauchatmung

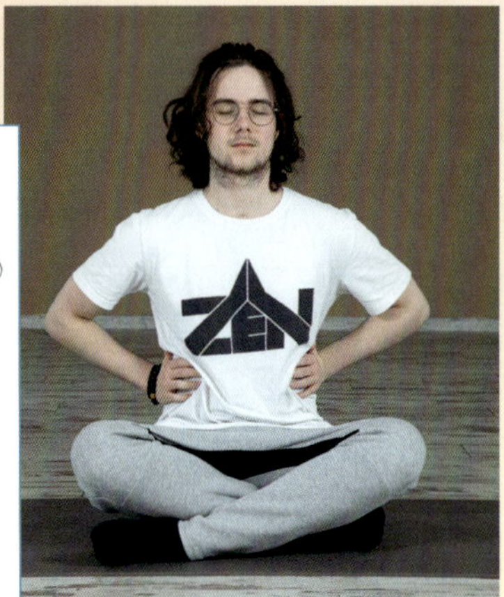

Brustatmung

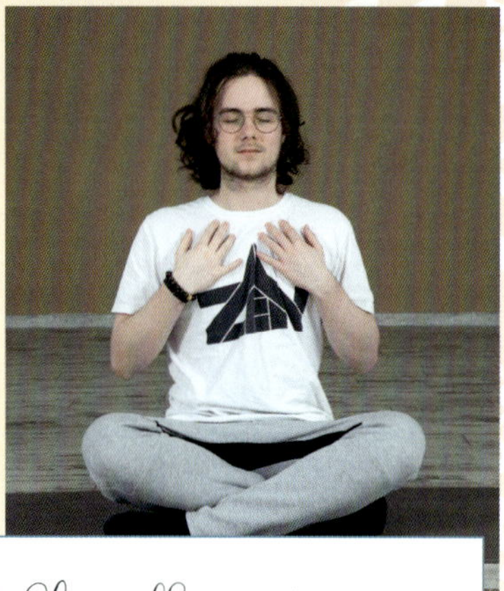

Schlüsselbeinatmung

24.4 Anuloma Viloma/Nadi Sodhana – Dr. Maria Wolke

Sich mit geradem Rücken auf einen Stuhl oder in den Schneidersitz setzen.

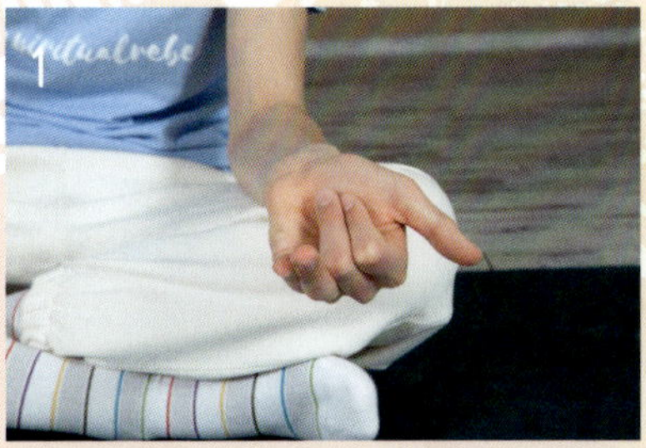

Mit der Aufmerksamkeit in die rechte Hand gehen. Kurz in den Körper hineinspüren.

Zeigefinger und Mittelfinger beugen.

Ausatmend die Hand zur Nase bringen und die Nase mit Daumen und Ringfinger verschließen.

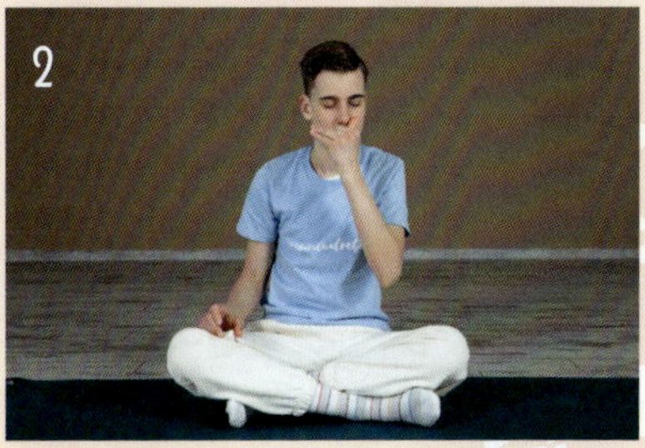

Den Daumen vom rechten Nasenloch lösen - mit dem Ringfinger das linke Nasenloch zuhalten - rechts einatmen.

Den Daumen zurück zum rechten Nasenflügel bringen - das rechte Nasenloch schließen.

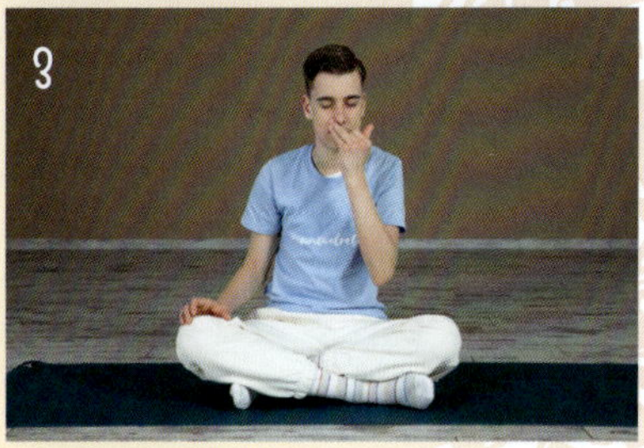

Den Ringfinger vom linken Nasenloch lösen - links ausatmen.

Links einatmen, mit dem Ringfinger das linke Nasenloch verschließen.

Den Daumen vom rechten Nasenloch lösen - rechts ausatmen.

Rechts einatmen etc.

Die Atmung 5-10 Minuten lang wiederholen. Die Augen, wenn möglich, geschlossen halten. Die gesamte Aufmerksamkeit sollte auf der Atmung sein, auf allem, was gespürt und wahrgenommen werden kann: kalte vs. warme Luft, der Druck in der Lunge. Die kalte Luft an der Nasenspitze beim Einatmen, die Entspannung der Lunge und warme Luft beim Ausatmen.

Tipp

Das Ziel dieser Fokussierung ist es, die Bewegungen des Geistes so gut wie möglich zu minimieren. *Anuloma Viloma* gilt als *Kriya* – sprich als eine Vorbereitungsübung auf die *Pranayama*. Es bringt Gleichgewicht in das Gehirn und in die Funktionen des autonomen Nervensystems und bereitet den Organismus auf weitere Pranayama, wie die verlängerte Atmung, vor.

Zusatzinfo

In der Asanareihe „Ankommen und sich bewegen" findest du eine Variation von Anuloma Viloma (Nasen-Wechsel-Atmung) im Liegen. Da unser Teenager auf dem Bild Linkshänder ist, verschließt er sein linkes Nasenloch mit dem Daumen und das rechte mit dem Ringfinger. In der Beschreibung ist es die rechte Hand, die genutzt wird. Du kannst es einfach mit deiner „Gebrauchshand" üben oder auch, um dein Gehirn zu trainieren, die Hände mal abwechseln.

24.5 Verlängertes Ein- und Ausatmen – Dr. Maria Wolke

Sich mit geradem Rücken auf einen Stuhl oder in den Schneidersitz setzen.

Mit der Aufmerksamkeit in die Nasenspitze gehen. Einige Momente die Kälteempfindung beim Einatmen wahrnehmen und die Wärmeempfindung an der Nasenspitze beim Ausatmen = *Ana Pana Sathi*.

Langsam, bewusst und kontrolliert in acht Sekunden die Lunge leeren. Nach dem Ausatmen eine Sekunde anhalten (*Khumbaka*).

Langsam, bewusst und kontrolliert in acht Sekunden die Luft in die Lunge ziehen - einatmen. Nach dem Einatmen die Luft eine Sekunde anhalten.

Diese Atemform sollte ebenfalls 5-10 Minuten mit geschlossenen Augen und einer nach innen gewandten Aufmerksamkeit praktiziert werden.

Tipp

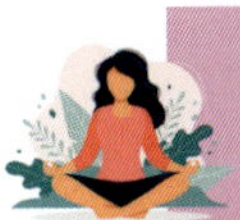

Das verlängerte Ein- und Ausatmen verbessert die kognitive Kontrolle des Organismus dadurch, dass es durch die bewusste Atemführung eine stärkere Beteiligung des hirninternen Kontrollzentrums, des präfrontalen Kortex (PFK), voraussetzt. Der bewusste Impuls aktiviert den PFK, modifiziert nach und nach seine Struktur und unterstützt ihn, kognitive und emotionale Prozesse besser zu koordinieren.

Verlängertes Ein- und Ausatmen

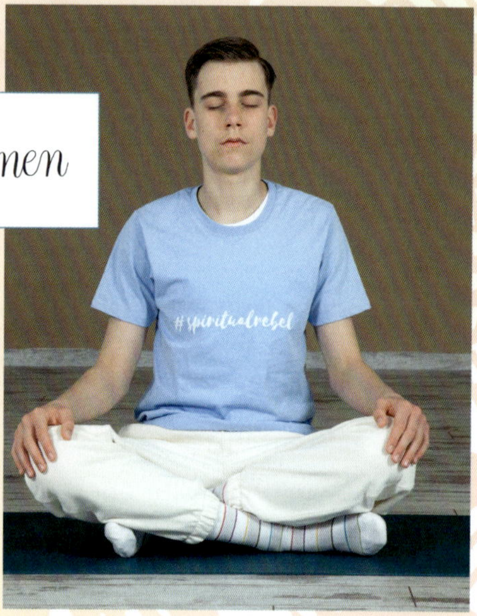

24.6 Pranayama vor Klassenarbeiten – Mona Bektešì

Wechselatmung

Setze dich aufrecht hin. Lege deine linke Hand auf deinen linken Oberschenkel. Deine rechte Hand lenkt den Atem: Lege den Daumen auf dein rechtes Nasenloch und den Ringfinger auf dein linkes; verschließe die Nasenlöcher noch nicht, sondern atme ein paar Mal entspannt durch beide Nasenlöcher ein und aus. Zeigefinger und Mittelfinger legst du auf den Punkt zwischen deinen Augenbrauen.

Verschließe mit dem Daumen der rechten Hand das rechte Nasenloch und atme lang und tief durch das linke Nasenloch ein. Verschließe nun auch das linke Nasenloch. Halte kurz. Öffne dann das rechte Nasenloch und atme aus. Atme rechts ein, verschließe beide Nasenlöcher, halte, dann öffne links und atme aus ...

Wiederhole den gesamten Zyklus 5-7-mal. Wenn du fertig bist, legst du auch die rechte Hand auf den rechten Oberschenkel, schließt die Augen und spürst nach. Beobachte deinen Atem.

Wechselatmung

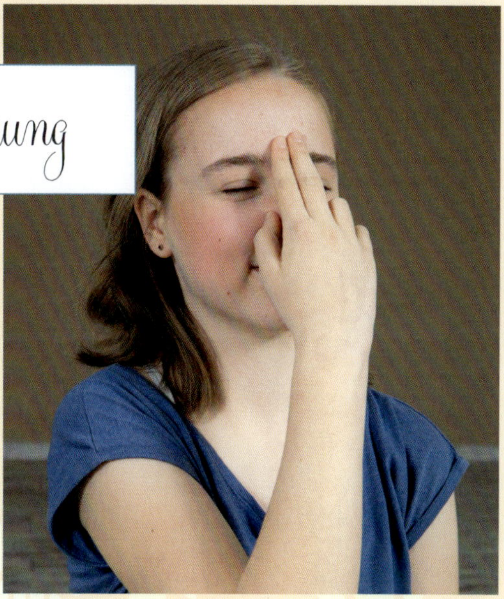

Tipp

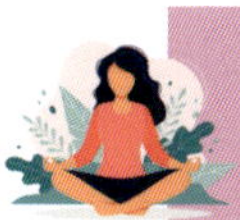

Die Wechselatmung fördert deine Konzentrationsfähigkeit und wandelt innere Unruhe in Ruhe um. Der Geist wird still und der Affe im Kopf, der manchmal mit tausend Gedanken hin- und herspringt, wird ruhig. Du erweiterst dein Lungenvolumen und kannst so mehr Sauerstoff aufnehmen.

Langer, tiefer Atem mit verdoppelter Ausatmung

Atme ganz normal durch die Nase ein, atme dann aber länger aus als ein. Allmählich wird es gelingen, doppelt so lange aus- wie einzuatmen.
Atme ein 1, 2, 3, 4. Atme aus 1, 2, 3, 4, 5, 6. Atme ein 1, 2, 3, 4.
Atme aus 1, 2, 3, 4, 5, 6, 7, 8. Irgendwann wird der Atem ruhiger und gleichmäßiger und du kannst dich besser konzentrieren.

Tipp

Durch das lange Ausatmen wird dein Parasympathikus angeregt, der Teil des Nervensystems, der für Beruhigung verantwortlich ist.

Pranayama mit Mudra und Mantra

Führe Daumenkuppe und Zeigefingerkuppe zusammen und sprich laut: *Ich*

Bringe dann die Daumenkuppe mit der Mittelfingerkuppe zusammen und sprich laut: *werde*

Dann berühren sich Daumenkuppe und Ringfingerkuppe, während du sagst: *es*

Und schließlich trifft die Kuppe des Daumens auf die des kleinen Fingers und du sagst: *schaffen*

Wiederhole das dreimal laut, flüstere es dreimal und wiederhole es dreimal leise im Geiste.

Tipp

Die Übung fördert deine Konzentration. Gleichzeitig baust du eine positive Haltung auf.

24.7 Vagus-Atmung (Brahmari- oder Bienen-Atmung)

Setze dich in einen bequemen Sitz. Das kann auf deiner Matte oder auch auf einem Stuhl oder Sessel sein.

Du kannst bei dieser Übung, wenn du magst, die Augen schließen. Zusätzlich kannst du auch deine Ohren verschließen. Dazu hebst du die Ellenbogen nach außen und drückst mit deinen Zeigefingern sanft deinen Knorpel am Ohr zur Ohrmuschel, um sie so zu verschließen.

Alternativ kannst du auch die Haltung auf dem Bild einnehmen (Pratyahara, das zurückziehen der Sinne, s. Kapitel Philosophie).

Es ist aber genauso gut, einfach nur die Atemübung zu machen, ohne die Sinneskanäle zu verschließen.

Atme nun ein und mit einem summenden Geräusch wieder aus. Möglicherweise spürst du ein Brummen oder eine andere Art der Vibration im Kopf.

Das kannst du einige Atemzüge wiederholen.

Tipp

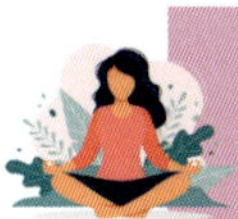

Brahmari wird als Pranayama-Technik bereits in der Hatha Yoga Pradipika beschrieben. *Brahmara* ist eine schwarze Biene in Indien und daher leitet sich der Name ab. Zudem klingt das summende Ausatmen wie ein Bienensummen. Diese Atemtechnik wirkt auf unser parasympathisches System und hier vor allem auf den Vagusnerv. Sie kann die Konzentration fördern und die Gedächtnisleistung stärken. Sie wirkt beruhigend und soll das Selbstvertrauen stärken. Ebenso wird ihr nachgesagt, bei regelmäßiger Praxis, die Stimme zu verbessern und Heiserkeit vorzubeugen. Ob dem so ist, kann nur jeder ganz individuell für sich erforschen...

Wissen zum Vagusnerv: Der Parasympathikus hat als größten Nerv den Vagus (von *vagari* = umherschweifen), den 10. Hirnnerv und wird daher auch umherschweifender Nerv genannt. Neben Entspannung und Ruhe ist er an der Regulation fast aller innerer Organe beteiligt.

> „Der Vagusnerv schickt viele Zweige sensibler Fasern in den Rest des Körpers – vom Hirnstamm zu Herz, Lunge, Genitalien und so weiter und so fort. Er verbindet jedes größere Organ mit dem Gehirn."
> *Le Pera, 2021, S.134 ff.*

Da sich der Vagusnerv verzweigt, kann er mit unterschiedlichen Methoden stimuliert werden, u. a. durch eine sanfte Massage seitlich am Hals entlang. Neben Atemübungen ist auch Singen eine gute Stimulation.

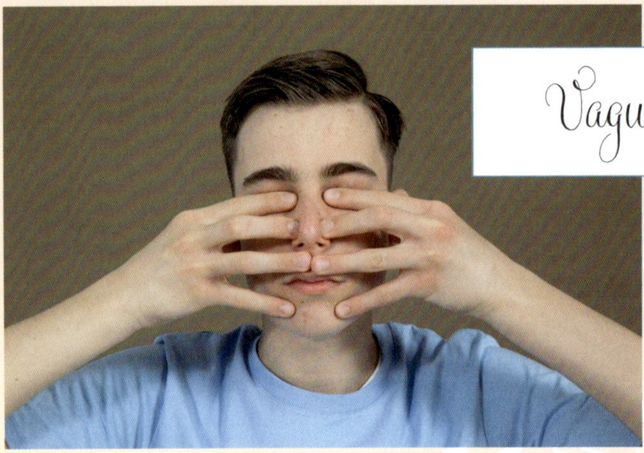

Vagus-Atmung

Hier geht es zur Audiodatei

Anhang

1 Literaturverzeichnis

1.1 Bücher

Antonovsky, A. (dt. Hrsg.: Franke, A.). (1997). *Salutogenese. Zur Entmystifizierung der Gesundheit*. Tübingen: dgvt-Verlag.

Arend, S. (2016). *Gesund durch Yin Yoga* (1. Auflage). München: Südwest Verlag.

Arend, S. (2011). *Yin Yoga. Der sanfte Weg zur inneren Mitte*. (2. Auflage). Darmstadt: Schirner Verlag.

Bainbridge, D. (2010). *Teenager. Naturgeschichte einer seltsamen Spezies*. Heidelberg: Spektrum Akademischer Verlag.

Bauer, J. (2019). *Wie wir werden, wer wir sind*. München: Karl Blessing Verlag.

Beck-Texte (2019). *BGB* (83. Auflage). München: dtv.

Bekteši, M. (2020). *Yoga in der Schule. Einfache Übungen für mehr Gelassenheit und Konzentration*. Aachen: Meyer & Meyer Verlag.

Bekteši, M. & Walkenhorst, S. (2023). *Achtsamkeit und Entspannung in der Schule: Praktische Übungen für den Unterricht. Das 4-Wochen-Programm für alle Schulstufen*. Aachen: Meyer & Meyer Verlag.

Blättner, B. & Waller, H. (2018). *Gesundheitswissenschaft. Eine Einführung in Grundlagen, Theorie und Anwendung* (6. Auflage). Stuttgart: Kohlhammer.

Bowlby, J. (1975). *Bindung - Eine Analyse der Mutter-Kind-Beziehung*. München: Kindler Verlag.

Campbell, J. (2011). *Der Heros in tausend Gestalten*. (eBook) Berlin: Insel Verlag.

Casey, B. J., Duhoux, S. & Cohen, M. M. (2010). Adolescence: What do transmission, transition, and translation have to do with it? *Neuron, 67*, 749-60.

Chein, J., Albert, D., O'Brien, L., Uckert, K. & Steinberg, L. (2011). Peers increase adolescent risk taking by enhancing activity in the brain's reward circuitry. *Developmental Science*, 14, F1-F10.

Christiansen, A. (2014). *Mudras. Yoga für die Hände*. (2. Auflage). München: Irisana Verlag.

Clark, B. (2018). *Dein Körper - Dein Yoga*. München: Riva Verlag.

Cohen, D. L., Wintering, N., Tolles, V., Townsend, R. R., Farrar, J. T., Galantino, M. L. & Newberg, A. B. (2009). Cerebral blood flow effects of yoga training: Preliminary evaluation of 4 cases. *The Journal of Alternative and Complementary Medicine, 15*, 9-14.

Crone, E. (2011). *Das pubertierende Gehirn. Wie Kinder erwachsen werden*. München: Droemer.

Damour, L. (2019). *Under pressure: Confronting the epidemic of stress and anxiety in girls*. (Englisch). London: Atlantic Books.

Damour, L. (2016). *Wenn Töchter erwachsen werden*. München: Kösel-Verlag.

Easwaran, E. (2012). *Die Bhagavad Gita. Die Quelle der indischen Spiritualität*. (8. Auflage). München: Goldmann.

Eaton, D. K., Kann, L., Kinchen, S. et al. (2005). Youth risk behavior surveillance—United States. *Morbidity and Mortality Weekly Report. Surveillance Summaries, 55*, 1-108.

Fatke, R. (Hrsg.). (2016). *Jean Piaget: Meine Theorie der geistigen Entwicklung*. (4. Auflage). Weinheim: Beltz Verlag.

Flammer, A. & Alsaker, F. (2011). *Entwicklungspsychologie der Adoleszenz. Die Erschließung innerer und äußerer Welten im Jugendalter* (4. Nachdruck). Bern: Verlag Hans Huber.

Frijda, N. H. (1986). *The emotions*. Cambridge, England: Cambridge University Press.

Fromm, E. (2005). *Haben oder Sein: Die seelischen Grundlagen einer neuen Gesellschaft*. (51. Auflage) dtv.

Garber, J. & Dodge, K. A. (2004). Domains of emotion regulation. In J. Garber & K. A. Dodge (Eds.), *The development of emotion regulation and dysregulation* (pp. 3-11). Cambridge: Cambridge University Press.

Garz, D. (2008). *Sozialpsychologische Entwicklungstheorien: Von Mead, Piaget und Kohlberg bis zur Gegenwart*. (4. Auflage). Wiesbaden: VS Verlag für Sozialwissenschaften.

Gaschler, K. & Buchheim, A. (Hrsg.). (2012). *Kinder brauchen Nähe. Sichere Bindungen aufbauen und erhalten*. Stuttgart: Schattauer.

von Glasenapp (Hrsg.). (2008). *Bhagavadgita*. Stuttgart: Reclam.

Gupta, A., Sinha, S., Pribesh, S. & Maira, S. (2014). A fresh Breath into Students Achievement: Pranayama and educational outcomes. *International Journal of Humanities and Social Science Invention, 8* (10), 38-46.

Häfelinger, U. & Schuba, V. (2013). *Koordinationstherapie, Propriozeptives Training*. Aachen: Meyer & Meyer Verlag.

Haich, E. & Yesudian, S. (2012). *Sport und Yoga* (1. Auflage). Grafing: Aquamarin Verlag.

Hattie, J. (2020). *Lernen sichtbar machen für Lehrpersonen* (4. unveränderte Auflage). Baltmannsweiler: Schneider Verlag Hohengehren.

Hauch, Dr. med., M. (2017). *Kindheit ist keine Krankheit. Wie wir unsere Kinder mit Tests und Therapien zu Patienten machen* (3. Auflage). Frankfurt: Fischer Taschenbuch.

Hawley, J. (Hrsg.). (2002). *Bhagavad Gita. Der Gesang Gottes* (14. Auflage). München: Goldmann.

Heller, J. (2013). *Resilienz*. (3. Auflage) München: Gräfe und Unzer Verlag GmbH.

Herpertz-Dahlmann, B., Resch, F., Schulte-Markwort, M. & Warnke, A. (Hrsg.). (2003). *Entwicklungspsychiatrie*. Stuttgart: Schattauer Verlag.

Hesse, H. (1974). *Siddharta* (74. Auflage). Berlin: Suhrkamp Verlag.

Hüther, G. (2010). *Bedienungsanleitung für ein menschliches Gehirn*. Göttingen: Vandenhoeck & Ruprecht.

Jung, C. G. (2020). *Archetypen – Urbilder und Wirkkräfte des kollektiven Unbewussten*. (4. Auflage). Ostfildern: Patmos Verlag.

Knödler, B. & Knödler, C. (2020). *Young Rebels. 25 Jugendliche, die die Welt verändern!* (1. Auflage). München: Carl Hanser Verlag.

Kobs, A. (2012). *Die zehn Lebensempfehlungen des Yoga. Bewusst leben mit den Yamas und Niyamas*. (1. Auflage). Oberstdorf: Windpferd Verlagsgesellschaft.

Krishnamurti, J. (2010). *Einbruch in die Freiheit*. (32. Auflage). München: Lotos Verlag.

Krishnamurti, J. (2015). *Das Licht in uns: Über wahre Meditation*. (Neubearbeitung). Berlin: edition steinrich

Kubesch, S. (Hrsg.). (2016). *Exekutive Funktionen und Selbstregulation* (2. aktualisierte und erweiterte Auflage). Bern: Hogrefe.

Lang, F. R., Neyer, F. J. & Asendorpf, J. B. (2006). Entwicklung und Gestaltung sozialer Beziehungen. In S.-H. Filipp & U. M. Staudinger (Hrsg.). *Enzyklopädie der Psychologie, Themenbereich C, Serie 5, Band 6: Entwicklungspsychologie des mittleren und höheren Erwachsenenalters* (S. 377-416). Göttingen: Hogrefe.

Leitzgen, A. (2017). *Das sind Deine Rechte! Das Kinder-Rechte-Buch*. Weinheim: Verlagsgruppe Beltz.

Le Pera, L. (2021). *Heile.Dich.Selbst*. (1. Auflage). München: Arkana.

Naninck, E. F., Lucassen, P. J. & Bakker, J. (2011). Sex differences in adolescent depression: Do sex hormones determine vulnerability? *Journal of Neuroendocrinology, 23,* 383-392.

Ott, U. (2019). *Meditation für Skeptiker*. (3. Auflage). Knaur MensSana TB.

Palzinsky, F. (2009). *Wie ein Fremder im Paradies*. Edition innsalz.

Renz-Polster, H. (2009). *Kinder verstehen. Born to be wild: Wie die Evolution unsere Kinder prägt* (9. überarbeitete Auflage). München: Kösel-Verlag.

Ricard, M. (2011). *Meditation*. München: Droemer Knaur.

Rosenblum, G. D. & Lewis, M. (2003). Emotional development in adolescence. In G. R. Adams & M. D. Berzonsky (Eds.). *Blackwell handbook of adolescence* (pp. 269-289). Cornwall: Blackwell Publishing.

Rosenberg, M. (2007). *Erziehung, die das Leben bereichert. Gewaltfreie Kommunikation im Schulalltag* (3. Auflage). Parderborn: Junfermannsche Verlagsbuchhandlung.

Saxena, K., Verrico, K. D., Saxena, J. et al. (2020). An evaluation of yoga and meditation to improve attention, hyperactivity and stress in high-school students. *The Journal of Alternative and Complementary Medicine*, 1-7.

Schnack, D. & Neutzling, R. (2011). *Kleine Helden in Not* (vollständig überarbeitete Neuauflage). Hamburg: Rowohlt Verlag.

Schulz von Thun, F. (2019). *Miteinander reden 1-4* (1. Auflage). Hamburg/Berlin: Rowohlt Taschenbuch.

Singer, W. (2011). *Dynamic formation of functional networks by synchronization. Neuron*, *69*, 191-193.

Singer, W. & Ricard, M. (2022). *Jenseits des Selbst: Dialoge zwischen einem Hirnforscher und einem buddhistischen Mönch*. (2. Auflage). Berlin: Suhrkamp Verlag.

Skeen, S., Laurenzi, C. A, Gordon, SL., du Toit, S. (2019). Adolescent mental health program components and behavior risk reduction: Aa meta-analysis. *Pediatrics, 144* (2).

Skuban, R. (2011). *Patanjalis Yogasutra* (2. Auflage). München: Arkana.

Skuban, R. (2020). *Die Bhagavad Gita. Das Weisheitsbuch fürs 21. Jahrhundert* (6. Auflage). München: dtv Verlagsgesellschaft.

Soccalingam, A., Ramanathan, M, & Bhavanani, Ananda Balayogi (2020). Yoga Therapy on Cognitive Function in Neurodevelopmental Disorders, *Interdisciplinary Approaches to Altering Neurodevelopmental Disorders*. IGI global.

Sriram, R. (2006). *Patanjali - das Yogasutra* (2.Auflage). Bielefeld: Theseus.

Statistisches Bundesamt, (2010). *Unfälle, Gewalt, Selbstverletzung bei Kindern und Jugendlichen*. www.ec-destatic.de

Steinberg, L. (2008). A social neuroscience perspective on adolescent risk-taking. *Developmental Review, 28*, 78-106.

Sukumar (Bärr, E. Hrsg.). (2020). *Upasana - das gute Gefühl*. München: O. W. Barth.

Thieme, P. (2011). *Upanischaden*. Stuttgart: Reclam.

Trökes, A. & Knothe, B. (2014). *Neuro-Yoga. Wie die alte Weisheitspraxis auf unser Gehirn wirkt*. München: O. W. Barth.

Walkenhorst, S. (2019). *Thai-Kinderyoga. Entspannen durch achtsame Berührung und Blockaden lösen*. Aachen: Meyer & Meyer Verlag.

Walkenhorst, S. & Walkenhorst, M. (2020). *Yoga trifft Coaching. Psychologisches Basiswissen und Tools für Lehrende*. Aachen: Meyer & Meyer Verlag.

Walkenhorst, M. & Walkenhorst, S. (2022). *Coaching für Kinder und Jugendliche: Methoden gegen Stress und Leistungsdruck aus schulenübergreifender Perspektive*. Aachen: Meyer & Meyer Verlag.

Watzlawick, P. (2016). *Man kann nicht nicht kommunizieren* (2. Auflage). Bern: Horgrefe Verlag.

Weiß, E. (2021). *Early Life Stress: Wie frühkindlicher Stress das Gehirn beeinflusst*. (1. Auflage). Bremen: Apollon University Press.

Wolke, M. (2017). *Resilient durch Yoga*. Paderborn: Junfermann Verlag.

1.2 Zeitungsquellen

GEOkompakt (2015) Heft Nr. 45. *Pubertät. Chaos! Krisen! Chancen!*

GEO Wissen (2014) Heft Nr. 54. *Wie Erziehung gelingt*.

Psychologie bringt dich weiter, Ausgabe Januar/Februar 2021, *Lass mich in Ruhe. Stress bei Kindern*.

1.3 Internetseiten

www.duden.de

www.aerzteblatt.de/nachrichten/77981/Fast-jeder-zweite-Schueler-leidet-unter-Stress (Studie zum Thema Stress bei Schülern)

https://lir-mainz.de/home#

https://www.rki.de/DE/Content/Gesundheitsmonitoring/Studien/Adipositas_Monitoring/Psychosoziales/HTML_Themenblatt_Stressbelastung.html (Artikel zu Stress bei Kindern/Jugendlichen)

https://idw-online.de/de/news610349 (Artikel zur Melationin-Ausschüttung bei Jugendlichen) https://www.goethe.de/de/m/spr/unt/kum/jug/jla/20392161.html (Melatonin bei Jugendlichen)

https://www.wissenschaft.de/gesellschaft-psychologie/die-uebermuedung-beginnt-mit-elf/ (Schlaf und Melatonin im Jugendalter)

https://www.t-online.de/leben/familie/schulkind-und-jugendliche/id_75582708/pubertaet-jugendlichen-fehlt-eine-stunde-schlaf-pro-nacht.html (Melatonin und Schlafmangel)

www.wertesysteme.de (Alles rund ums Thema Werte)

https://www.kiggs-studie.de/deutsch/home.html (Langzeitstudie des Robert Koch-Instituts zur gesundheitlichen Lage der Kinder und Jugendlichen in Deutschland)

https://www.daserste.de/information/wissen-kultur/w-wie-wissen/sendung/2009/welt-in-zahlen-das-gehirn-100.html (spannende Fakten über unser Gehirn)

www.geo.de/wissen/gesundheit/20894-bstr-fotograf-laesst-teenager-ihre-bilder-selbst-bearbeiten-und-nennt-das (Reportage: „Selfie Harm" von Fotograf Rankin)

www.abraham-maslow.de (Informationen zu Maslow und seiner Bedürfnispyramide)

www.lern-psychologie.de/kognitiv/piaget.htm (Das Entwicklungsstufenmodell nach Piaget)

https://gedankenwelt.de/die-8-entwicklungsphasen-nach-erik-erikson/ (Die Entwicklungsphasen nach Erikson einfach erklärt)

www.dasgehirn.info/denken/emotion/die-wurzeln-der-gefuehle (Die Basisemotionen und die Forschung von Paul Ekman)

https://www.euro.who.int/de/about-us/partners/news/news/2018/12/health-is-a-human-right (Seite der WHO)

https://www.t-online.de/leben/familie/schulkind-und-jugendliche/id_88752716/-jugendwort-des-jahres-2020-ist-lost-das-ist-die-bedeutung.html (Artikel zu Jugendsprache und dem Jugendwort 2020)

https://www.t-online.de/leben/familie/schulkind-und-jugendliche/id_18055098/cringe-cornern-und-co-kleines-woerterbuch-der-jugendsprache.html (Kleines Wörterbuch der Jugendsprache)

https://de.wikipedia.org/wiki/Stress

https://de.wikipedia.org/wiki/Angst

https://de.wikipedia.org/wiki/Resilienz_(Psychologie)

https://www.neurologen-und-psychiater-im-netz.org/kinder-jugend-psychiatrie/warnzeichen/aengstlichkeit-anzeichen-fuer-behandlungsbeduerftige-aengste/aengstlichkeit-und-normgerechte-aengste/ (Tabelle der entwicklungsbedingten Ängste im Kindes- und Jugendalter)

https://www.gefuehlsmonster.de/ (Gefühlsmonsterkarten, Seminare und mehr) https://www.kindergartenpaedagogik.de/fachartikel/psychologie/779 (Thema Gehirn)

https://www.ipzf.de/gehirnentwicklung.html (Gehirnentwicklung)

https://www.geo.de/magazine/geo-magazin/15641-rtkl-atemuebung-richtig-atmen-so-gelingt-es (interessanter Artikel zum Thema Atem)

https://www.playcentral.de/top-10-groessten-youtube-kanaele-deutschland/ (Liste der grössten YouTube Kanäle in Deutschland)

https://www.dasgehirn.info/grundlagen/pubertaet/summer-69 (Interessanter Artikel über die Pubertät)

https://spinatmaedchen.com/2017/12/25/if-you-can-dream-it-you-can-do-it-zitat-walt-disney/ (Zitat von Disney oder dich Fitzgerald, es gibt noch mehr Seiten im Netz, die sich mit dieser Frage auseinander setzen, die meisten jedoch auf Englisch)

https://aktuelles.uni-frankfurt.de/forschung/bundesweite-studien-jugend-und-corona-stellen-weitere-ergebnisse-vor/ (Studie „Jugend und Corona", passend zu A. Heltens Artikel)

https://www.aerztezeitung.de/Politik/Wie-die-Corona-Pandemie-Kinder-psychisch-belastet-417124.html (aus A. Heltens Artikel)

https://www.kinderrechte.de/kinderrechte/un-kinderrechtskonvention-im-wortlaut/#c3253
(abgerufen am 30. März 2021)

www.kinderyoga-mit-fee.de (Seite von Fee Bachmann, die die Helden gezeichnet hat, hier findest Du auch ihre Produkte und Bücher)

https://www.langenscheidt.com/jugendwort-des-jahres

https://www.forschung-und-lehre.de/forschung/meditation-und-wissenschaft-194

https://www.tk.de/techniker/magazin/life-balance/aktiv-entspannen/meditationsexperte-ulrich-ott-interview-2007132?tkcm=ab

https://magazin.spiegel.de/EpubDelivery/spiegel/pdf/62236076

https://www.youtube.com/watch?v=ye9KL8xLgNE

https://www.quarks.de/gesundheit/medizin/darum-kommt-die-pubertaet-immer-frueher/

1.4 Filme

Alles steht Kopf, Disney Pixar, 2015.

Finde dich, Dokumentarfilm von Patrick Takaya Solomon, 2010.

2 Bildnachweis

Coverfoto: © AdobeStock

Covergestaltung: Isabella Frangenberg

Innenlayout: Isabella Frangenberg

Satz: Guido Maetzing, www.mmedia-agentur.de

Bearbeitung 2., überarbeitete Neuauflage: Katerina Georgieva

Fotos: Stefan Gutmann

Fotos „Mudra-Flow“: Sandra Walkenhorst

Foto Seite 11: Michael Walkenhorst, mit freundlicher Genehmigung von SEOM

Fotos Seite 142 & 195: Silke Schuster

Foto Seite 198: Sandra Walkenhorst

Foto Schüttelmeditation: © AdobeStock

Graphiken Seite 62, 95, 182: Peter Lobenstein

Layout des Heldenreisetagebuchs (S. 170-171): Peter Lobenstein

Asana-Zirkel (S. 204 & 206): Peter Lobenstein

Zeichnungen der Helden: Fee Bachmann

Lektorat: Dr. Irmgard Jaeger, Alexa Deutz

Abonnieren Sie unseren kostenlosen Newsletter unter **www.dersportverlag.de**

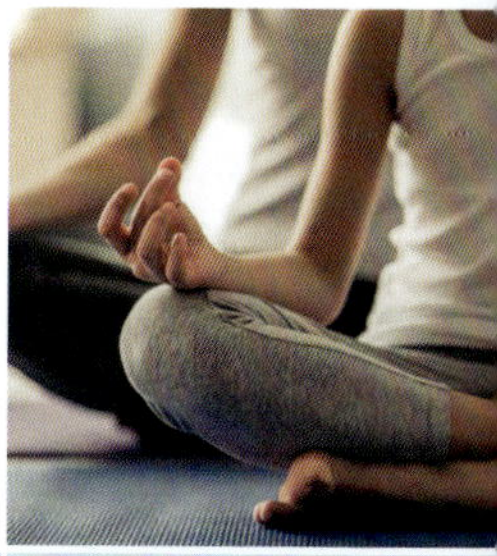

WEITERE WERKE DER AUTORIN

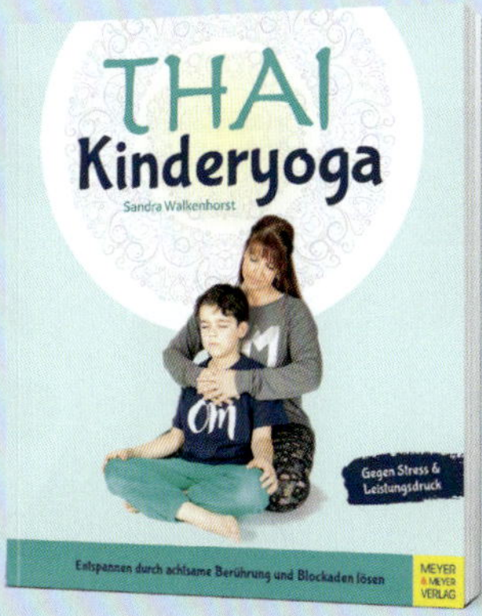

ISBN 978-3-8403-7662-7
€ (D) 24,00/(A) 24,70

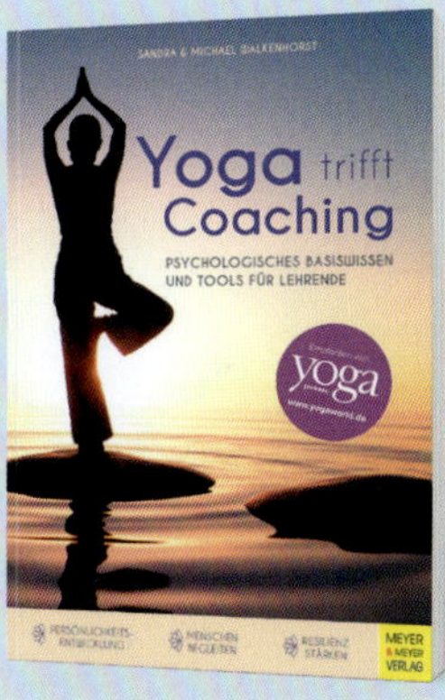

ISBN 978-3-8403-7722-8
€ (D) 26,00/(A) 26,80

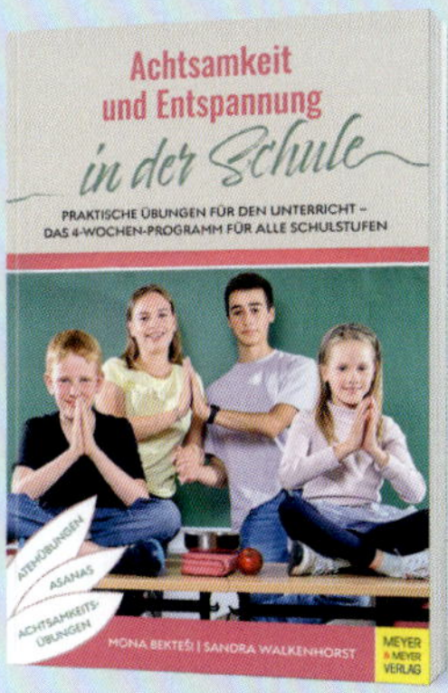

ISBN 978-3-8403-7862-1
€ (D) 22,00/(A) 22,70

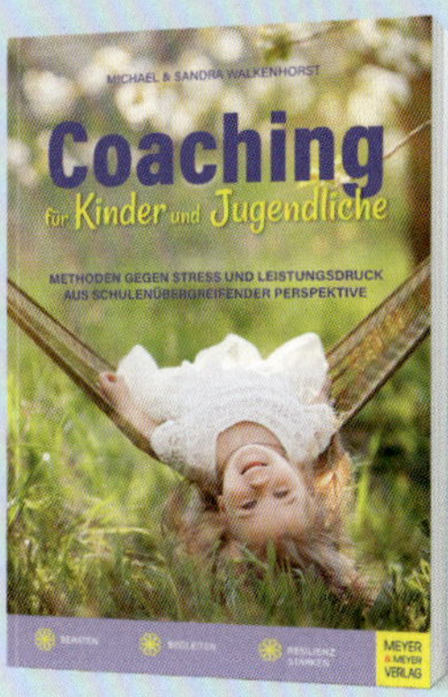

ISBN 978-3-8403-7820-1
€ (D) 32,00/(A) 32,90

* Preisänderungen vorbehalten und Preisangaben ohne Gewähr! © AdobeStock

MEYER & MEYER
Fachverlag GmbH
Von-Coels-Str. 390
52080 Aachen

Telefon 02 41 - 9 58 10 - 13
Fax 02 41 - 9 58 10 - 10
E-Mail vertrieb@m-m-sports.com
Webseite www.dersportverlag.de

MEYER & MEYER VERLAG

Abonnieren Sie unseren kostenlosen Newsletter unter **www.dersportverlag.de**

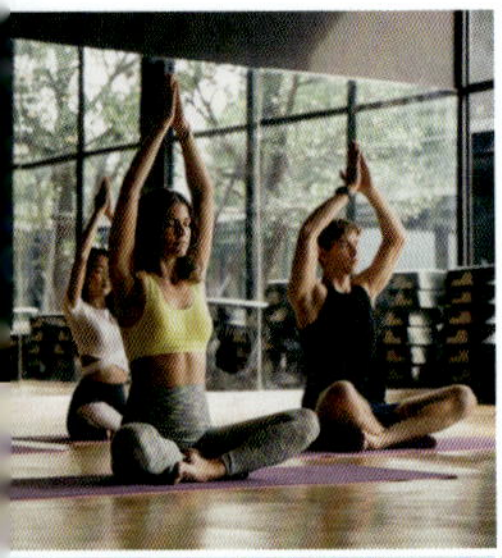

YOGA UND ENTSPANNUNG

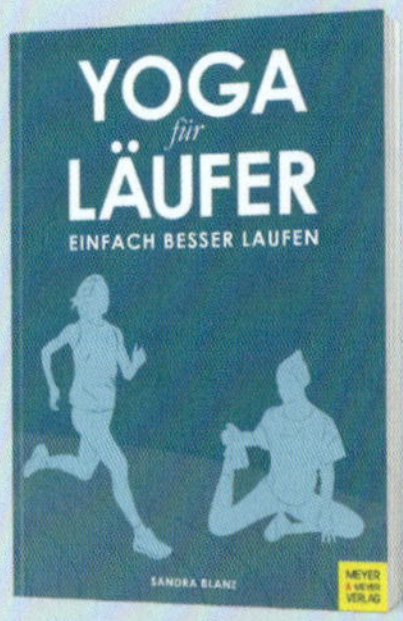

ISBN 978-3-8403-7729-7

€ (D) 22,00/(A) 22,70

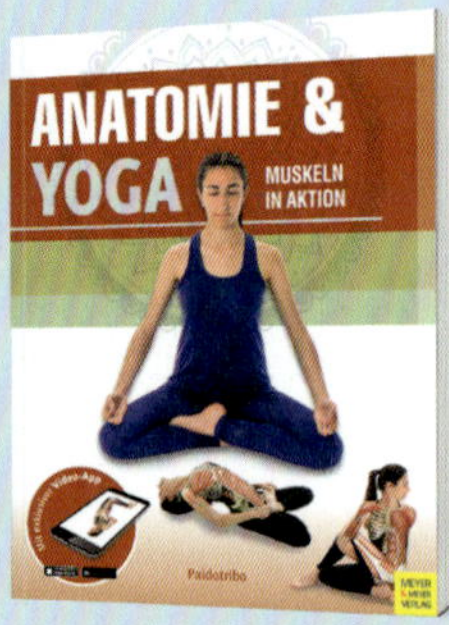

ISBN 978-3-8403-7606-1

€ (D) 25,00/(A) 26,00

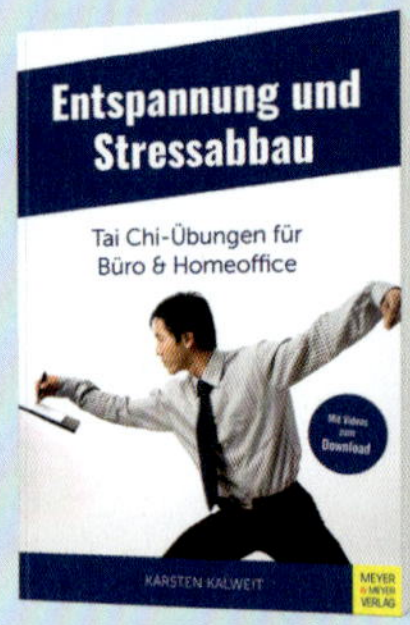

ISBN 978-3-8403-7818-8

€ (D) 20,00/(A) 20,60

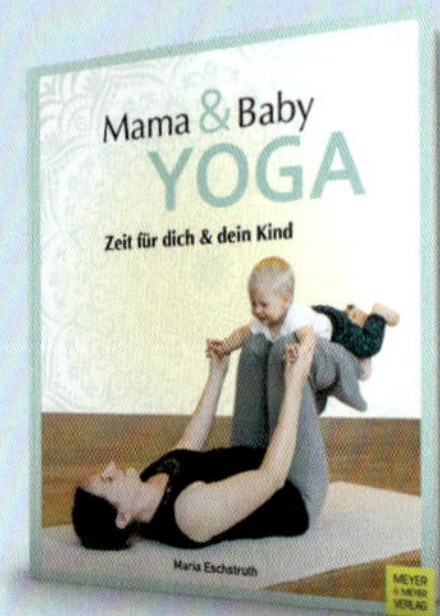

ISBN 978-3-8403-7845-4

€ (D) 22,00/(A) 22,70

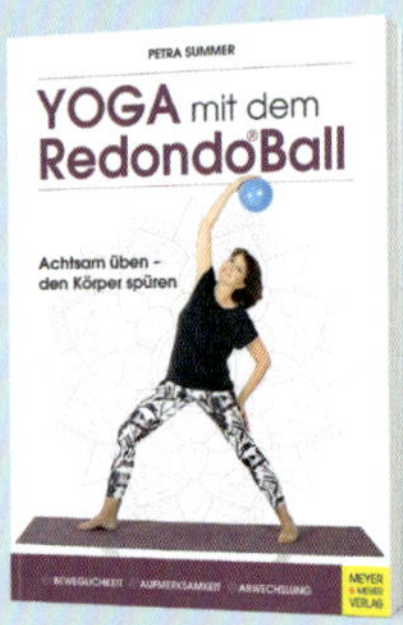

ISBN 978-3-8403-7852-5

€ (D) 22,00/(A) 20,70

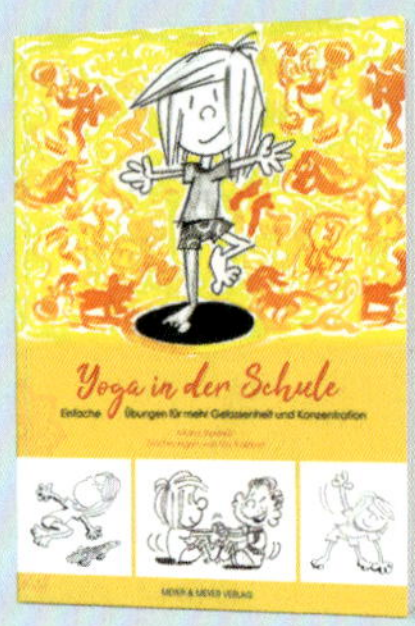

ISBN 978-3-8403-7697-9

€ (D) 24,00/(A) 24,70